Christian Weymayr / Nicole Heißmann

Die Homöopathie-Lüge

Christian Weymayr / Nicole Heißmann

Die Homöopathie-Lüge

So gefährlich ist die Lehre von den weißen Kügelchen

Piper München Zürich

Mehr über unsere Autoren und Bücher:
www.piper.de

MIX
Papier aus verantwortungsvollen Quellen
FSC® C014889
www.fsc.org

ISBN 978-3-492-05536-9

Satz: Kösel, Krugzell
Druck und Bindung: Pustet, Regensburg
Printed in Germany

Für Tanja und für Jan

Inhalt

Vorbemerkungen

Wer sich nicht eingehend mit der Homöopathie beschäftigt, dem muss sie als feste und gesicherte medizinische Größe erscheinen, die je nach Situation die herkömmliche Medizin unterstützen, ergänzen oder sogar ersetzen kann – sozusagen als Partner auf Augenhöhe. Der Eindruck von der Homöopathie als einer gut etablierten Richtung innerhalb der Medizin kommt nicht von ungefähr: Wie wir in diesem Buch zeigen werden, gibt es keinen Bereich des Gesundheitswesens, in dem sie nicht verankert wäre.

Wer aber stutzig wird und sich darauf besinnt, dass die in homöopathischen Arzneimitteln gar nicht oder nur in verschwindend geringen Mengen vorhandenen Wirkstoffe nichts bewirken können, weil von nichts nichts kommt, dem erscheint das Gedankengebäude der Homöopathie als Kartenhaus, als große Illusion, die nur aufrechterhalten wird, weil viele gut damit fahren. Wer das realisiert, fühlt sich von Ärzten und Apothekern, Politikern und Journalisten belogen und betrogen. So geht es offenbar auch Menschen, die sich bereitwillig auf die Homöopathie einlassen. So fragte die Nutzerin eines Internetforums in die Runde: »Homöopathie – alles Lüge???« Sie schilderte ihre vergeblichen Versuche, ihr Kind mit Globuli zu behandeln, und stellte fest: »Also von Homöopathie bin ich erst mal (leider) super enttäuscht!!! Habe mir etwas mehr davon erhofft.« Und sie beklagte: »Warum hilft das ganze Zeug nichts?«

Uns sind fundierte Kenner der Homöopathie bekannt, die zwar an sie glauben, aber dennoch Schwachstellen und Grenzen der Lehre benennen und auch Mitläufer und Profiteure in den »eigenen Reihen« kritisieren, die sich die Lehre nach ihrem Gutdünken zurechtformen, bis von der Homöopathie kaum mehr übrig bleibt als der prestigeträchtige Name. Diesen Experten bewusste Täuschungsabsichten unterstellen zu wollen, wäre wohl falsch. Doch indem sie sich ernsthaft und wissenschaftlich mit der Homöopathie auseinandersetzen, helfen gerade sie mit, die Homöopathie salonfähig zu machen.

Begriffe und Definitionen

Wir vermeiden die Unterscheidung in Schulmedizin auf der einen und Alternativ- oder Komplementärmedizin auf der anderen Seite. Die Begriffe sind zwar gebräuchlich, aber unzutreffend. Gerade die »Schulmedizin« folgt weit weniger einer »Schule« als die Homöopathie. Auch »Alternativmedizin« und »Komplementärmedizin« treffen den Sachverhalt nicht, weil die Homöopathie unserer Ansicht nach weder als Alternative noch als Ergänzung zur »Schulmedizin« zu sehen ist. Wir bringen die Homöopathie stattdessen eher mit Attributen wie Erfahrung, Glaube, wissenschaftlich nicht fundiert oder den Naturgesetzen widersprechend in Verbindung, die »Schulmedizin« mit Attributen wie evidenzbasiert, überprüfbar und wissenschaftlich fundiert. Wir wollen damit jedoch nicht behaupten – das sei an dieser Stelle ausdrücklich betont –, dass jedes von »Schulmedizinern« praktizierte Verfahren wirklich wissenschaftlich gesichert ist. Auch sie berufen sich allzu oft auf ihre Erfahrung.

An vielen Stellen ist von »Wirkung« die Rede. Meist grenzen wir den Begriff ein. Wenn wir das nicht tun, meinen wir mit »Wirkung« den spezifischen biochemischen Effekt eines Arzneimittels auf den Stoffwechsel eines Patienten, wobei Auswirkungen des Effekts stichhaltig überprüfbar wahrgenommen werden können. Beispiel: Eine Kopfschmerztablette kann nachweislich Schmerzen lindern. Wir sind uns bewusst, dass in der medizinischen Forschung zwischen Wirkung, Wirksamkeit, Nutzen und Nettonutzen unterschieden wird. Es würde jedoch in einem populärwissenschaftlichen Buch wie diesem zu weit führen, die wissenschaftlichen Definitionen streng einzuhalten.

Wenn wir von »Homöopathika« sprechen und nicht genau kennzeichnen, welche Potenzen wir meinen, gehen wir grundsätzlich von Hochpotenzen aus, die kein Wirkmolekül mehr enthalten, sowie von solchen Niederpotenzen, die keine Wirkung im oben definierten Sinne haben.

Schließlich verwenden wir durchgehend nur die männlichen Bezeichnungen wie Apotheker, Ärzte und Politiker, schließen damit jedoch auch Apothekerinnen, Ärztinnen und Politikerinnen ein.

Wir haben auf Fußnoten und dezidierte Quellenverzeichnisse verzichtet und unsere Quellen stattdessen direkt im Text so weit kenntlich gemacht, dass man sie ohne große Mühe im Internet identifizieren kann. Am Ende des Buches haben wir noch einmal Quellen zusammengestellt, die für eine vertiefende Lektüre geeignet sind.

Wir danken allen, die uns zu diesem Buch ermutigt und uns mit Rat und Tat unterstützt haben. Ebenso danken wir allen Befürwortern, neutralen Betrachtern und Kritikern der Homöopathie, die uns Rede und Antwort gestanden haben.

Christian Weymayr und Nicole Heißmann, August 2012

1 Ohne Substanz: Warum Homöopathie Hokuspokus ist

Luigi Marcello Monsellato ist Orthopäde im italienischen Ferrara. Dem Dottore, obwohl konventionell ausgebildet, haben es besonders die unkonventionellen Verfahren angetan. Seit über 20 Jahren studiert, praktiziert und lehrt er diese sogenannten alternativen oder komplementären Heilmethoden, besonders auch die Homöopathie. Dabei hat er sie nicht nur eingesetzt, sondern – angeregt durch seine eigenen Erfahrungen – auch weiterentwickelt. So kreierte er die »Homöosynergetik«, die er im Jahr 2005 in seinem Buch *L'infiammazione e il simile – lezione di medicina omeosinergetica* der Öffentlichkeit vorstellte. Offenbar mit Erfolg, denn inzwischen gibt es eine »Akademie für Homöosynergetische Medizin«, deren Ehrenpräsident Dr. Monsellato ist.

Im Oktober 2011 starb Monsellatos vierjähriger Sohn Luca unter tragischen Umständen. Er wurde mit hohem Fieber ins Krankenhaus gebracht, doch es war bereits zu spät, der Junge reagierte nicht mehr auf die Notfallmaßnahmen. Die Frage, wie es so weit kommen konnte, dass ein Kind aus einem Arzthaushalt zu spät in eine Klinik eingeliefert wird, beschäftigte die italienische Justiz – und weltweit die Medien. Dr. Monsellato gab an, die Beschwerden seines Sohnes drei Wochen – wie nach der homöopathischen Lehre üblich – mit Fenchel behandelt zu haben. Einer Schuld war sich der Doktor nicht bewusst. Im Gegenteil: Er klagte die Klinik an, nicht genug für die Rettung des Sohnes getan zu haben.

Auch die Kollegen der Homöosynergetischen Medizin sprachen Monsellato von jeder Schuld frei: Der Doktor sei absolut integer und habe schon vielen Menschen aufopferungsvoll geholfen. Die Stellungnahme des »Deutschen Zentralvereins homöopathischer Ärzte« (DZVhÄ) dagegen fiel distanzierter aus. Den *Homöopathischen Nachrichten* sagte Cornelia Bajic, die Erste Vorsitzende des DZVhÄ: »Die Selbstbehandlung einer Pneumonie ist generell unverantwortlich, ob mit Homöopathika oder anderen Medikamenten.« Der Beitrag warnte auch vor »selbst ernannten Spezialisten in der Homöopathie« – schließlich sei Monsellato »in Italien nicht als Homöopath registriert«.

Die reine Lehre von der Überlegenheit

Offenbar ist der DZVhÄ der Ansicht, wenn Monsellato die Homöopathie fachgerecht angewandt hätte, wäre Lucas Tod vermeidbar gewesen. Wer weiß. Drei Aspekte jedenfalls sollten auch den DZVhÄ nachdenklich stimmen. Zum Ersten gilt Lungenentzündung durchaus als Fall für die Homöopathie. In einem Grundsatzpapier des »European Committee for Homoeopathy« von 1994, an dem auch der namhafte deutsche Homöopath Harald Walach, heute Leiter des Instituts für transkulturelle Gesundheitswissenschaften an der Universität Frankfurt an der Oder, mitgearbeitet hat, wird die Lungenentzündung zu den Krankheiten gezählt, die »mit homöopathischen Arzneien erfolgreich behandelt werden können«. Zum Zweiten ist Luca kein Einzelfall. So listet beispielsweise das Internetportal *whatstheharm.net* 437 Fälle (Stand 12.08.2012) von Menschen auf, die starben oder geschädigt wurden, weil ihr Arzt an Homöopathie festhielt, statt rechtzeitig bei Methoden der evidenzbasierten Medizin Hilfe zu suchen. Und zum Dritten finden sich in der homöopathischen Literatur viele Stellen, an denen behauptet wird, die Homöopathie sei der »Schulmedizin« grundsätzlich überlegen.

Diese Ansicht vertreten dabei keineswegs Außenseiter, sondern sowohl frühere als auch heutige Vorbilder der Zunft. So schrieb bereits der Begründer der Homöopathie Samuel Hahnemann in einem seiner Hauptwerke, dem *Organon der Heilkunst* (6. Auflage, marixverlag, 2005, nach der Ausgabe Leipzig 1921, § 53): »Die reine homöopathische Heilart ist der einzig richtige, der einzig durch Menschenkunst mögliche, geradeste Heilweg, so gewiß zwischen zwei gegebenen Punkten nur eine einzige gerade Linie möglich ist.« Er verbat sich auch vehement jede Vermischung der Homöopathie mit der von ihm »Allopathie« genannten wissenschaftsbasierten Medizin (§ 52) und schloss dies auch für die Zukunft kategorisch aus: »Jede steht der anderen gerade entgegen und nur wer beide nicht kennt, kann sich dem Wahne hingeben, daß sie sich je einander nähern könnten oder wohl gar sich vereinigen ließen, kann sich gar so lächerlich machen, nach Gefallen der Kranken, bald homöopathisch, bald allopathisch in seinen Kuren zu verfahren; dies ist verbrecherischer Verrat an der göttlichen Homöopathie zu nennen!«

Was die Auslegung seiner Lehre anging, war Hahnemann nicht gesprächsbereit. Er gestand seinen Anhängern nicht einen Millimeter Interpretationsspielraum zu, sondern verlangte unbedingte Gefolgschaft in jedem Wort. Abweichler hat er zeitlebens verdammt, beschimpft und bekämpft. Nur er selbst durfte seine Lehre erweitern und modifizieren. Auch heute, gut 200 Jahre nach Hahnemanns erster Niederschrift seiner Heilslehre im Jahr 1810, folgen sogenannte klassische Homöopathen der Lehre ihres Meisters, und einige postulieren wie er die Überlegenheit der Homöopathie. Deutliche Worte findet beispielsweise einer der profiliertesten Vertreter seiner Zunft, der griechische Ingenieur und spätere Homöopath Georgos Vithoulkas, in seinem Buch *Medizin der Zukunft* (Georg Wenderoth Verlag, 1979, S. 169): »Die chemisch-mechanistisch ausgerichtete Allopathie war ein Irrweg der Wissenschaft.« Die Zukunft könne deshalb nur einer Lehre gehören: »Ein neues Zeitalter der Medizin, in der die Homöopathie die Allopathie ablöst, wird zugleich ein neues Zeitalter der Menschheit sein.«

Der DZVhÄ bezeichnet auf seiner Homepage (Stand 08.03.2012) Vithoulkas als einen »weltweit bekannten Lehrer, dessen SchülerInnen bereits in vielen Ländern der Welt homöopathische Ausbildungsstätten und Kliniken leiten«. Nach Lehraufenthalten in den USA gründete Vithoulkas in Griechenland die »International Academy for Classical Homeopathy« und unterrichtete mit Lehraufträgen an den Universitäten in Kiew und Barcelona. Höchste Weihen erhielt er im Jahr 1996: Für seine »außergewöhnlichen Beiträge zur Wiederbelebung des homöopathischen Wissens und der Unterrichtung von Homöopathen nach den höchsten Standards« bekam er den »Right Livelihood Award« verliehen, besser bekannt als »alternativer Nobelpreis«. In der Laudatio wird davon geschwärmt, dass Vithoulkas »eine fundamentale Kritik der konventionellen allopathischen Medizin« entwirft.

Nach der reinen homöopathischen Lehre ist es also nur konsequent, wie Dr. Monsellato bei seinem kranken Sohn bis zuletzt auf eine homöopathische Behandlung zu setzen. Das ist eine der Gefahren, vor denen wir warnen möchten: Wer die Homöopathie ernst nimmt, droht erwiesenermaßen nützliche Maßnahmen zu versäumen.

Pragmatisches Verwässern der Hahnemann'schen Lehre

Ärzte, die ihre Patienten grundsätzlich mit wissenschaftsbasierter Medizin behandeln und ihnen nur bei Bagatellerkrankungen oder auf ausdrücklichen Wunsch zu homöopathischen Kügelchen und Tropfen raten, sind also vom Standpunkt Hahnemanns und einiger klassischer Homöopathen aus als Abweichler anzusehen. Von diesen pragmatischen Abweichlern gibt es eine ganze Menge: So bietet einer Umfrage des CGM-Gesundheitsmonitors von 2010 bei 440 Ärzten zufolge etwa jeder zweite niedergelassene Arzt in Deutschland häufig oder gelegentlich Homöopathie an, aber nur die Hälfte dieser Ärzte ist von der Lehre auch überzeugt oder hat gute Erfahrungen damit gemacht. Diese Gelegenheitshomöopathie, auf deren Sympathiewelle so gut wie alle Apotheker sowie etliche Pharmafirmen schwimmen, hätte Hahnemann zu wilden Schimpftiraden gereizt.

Der DZVhÄ nimmt eine Art Zwischenposition ein: Einerseits bezeichnet etwa Cornelia Bajic, die Erste Vorsitzende des DZVhÄ, in einem Interview im Jahresprogramm des DZVhÄ mit dem Titel *Ärztliche Homöopathie 2012* Samuel Hahnemann als den »Meister«, andererseits pochen sie und der Zentralverein auf eine solide medizinische Ausbildung der Homöopathen. So schreibt der Arzt für innere Medizin Ulf Riker, ebenfalls im Jahresprogramm 2012: »Therapiesicherheit für den einzelnen Patienten muss immer oberste Priorität haben!« Und weiter: »Stets muss es darum gehen, schnell, sanft und dauerhaft zu heilen und Komplikationen und Chronifizierungen vorzubeugen. In vielen Fällen ist dabei auch fachärztliches Wissen erforderlich.« Die Zweite Vorsitzende des DZVhÄ, Silvia Nuvoloni-Buhl, sieht im selben Interview, in dem auch Bajic zu Wort kam, die Homöopathie gar »als gleichberechtigte Therapiemethode neben anderen«, die »nach bestem ärztlichem Wissen eingesetzt wird, wo immer sie indiziert ist«. Dass sich Homöopathie und evidenzbasierte Medizin, wie wir noch zeigen werden, in beinahe allen Grundsätzen widersprechen und sich deshalb nach den Gesetzen der Logik ausschließen, scheint dabei weder den DZVhÄ noch die praktizierenden Homöopathen zu stören.

Es gibt also, wenn man die heutigen Homöopathen grob einteilen möchte, drei große Gruppen: die klassischen Homöopathen, die Hahnemanns reine Lehre hochhalten und sie bestenfalls in Nuancen weiterentwickeln, wie etwa Georgos Vithoulkas; die kreativen Homöopathen, die nur Grundzüge übernehmen und darauf eigene Gedankengebäude errichten, um etwa Pflanzen zu behandeln oder um bestimmte Zeichen auf kranke Körper zu malen; und schließlich die pragmatischen Abweichler, die sich mit Elementen der wissenschaftsbasierten Medizin eine Art »Homöopathie light« oder »Homöopathie-to-go« zusammenbasteln und nur das verwenden, was ihnen plausibel oder zumindest vertretbar erscheint. Das Frappierende daran: Alle drei Gruppen, die mit ihren unterschiedlichen Produkten unter dem gemeinsamen Markennamen »Homöopathie« auf Patientenfang gehen, berufen sich auf einzigartige Heilerfolge. Es scheint also unerheblich zu sein, was im Paket drin ist, Hauptsache, es steht »Homöopathie« drauf.

Heroische Ärzte

Als Hahnemann vor 200 Jahren den Grundstein für die Homöopathie legte, war sein rigoroses Ablehnen medizinischer Maßnahmen nur zu verständlich. Es darf als sein größtes Verdienst angesehen werden, denn es war damals sicher ein wahrer Segen für unzählige Menschen. Dieses scheinbare Paradoxon, dass heute falsch sein soll, was damals richtig war, löst sich auf, wenn man die Zeitumstände bedenkt, unter denen Hahnemann lebte. Als er in den Jahren nach 1790 die Homöopathie entwickelte, war die Medizin auf einem aus heutiger Sicht schauderlich primitiven Stand. Sie war mehr von Mythen als von Fakten und mehr von den Dogmen der antiken Ärzte wie Galen als von nachprüfbaren Erkenntnissen geprägt.

Damals galt beispielsweise noch das Prinzip, dass organische Substanzen, die Bausteine des Lebens, grundsätzlich nicht künstlich hergestellt werden können, sondern dafür eine »Lebenskraft« nötig sei. Dieses Prinzip wurde jedoch bereits 1828, also noch zu Lebzeiten Hahnemanns, von Friedrich Wöhler mit der Synthese von Harnstoff widerlegt. Wenn schon die unbelebte organische Chemie damals noch in den Kinderschuhen steckte, wie wenig wussten Hahnemann und seine Zeitgenossen dann von den ungleich komplexeren Vorgängen im lebendigen Menschen. Man kannte zwar den »Makrokosmos Mensch« mit seinen Knochen, Muskeln, Sehnen und Blutgefäßen aus Anatomiestudien bis in erstaunliche Details, aber warum das Herz schlägt, wozu man atmet, wie man sehen, tasten und fühlen kann, wie der Mensch also funktioniert, war ein großes Rätsel. So wusste Hahnemann, als er seine Homöopathie begründete, noch nicht, dass Lebewesen aus Zellen bestehen, dass es Bakterien und Viren gibt, dass körperliche Merkmale vererbt werden können, dass das Immunsystem uns vor Krankheitserregern schützt und dass wir verschiedene Blutgruppen haben. Auch waren heute selbstverständliche Errungenschaften wie Röntgenstrahlen, Insulin, Narkosemittel, Penicillin und viele andere noch in weiter Ferne.

Doch nicht die Unwissenheit der damaligen Mediziner war das Problem, sondern die fehlende Einsicht in ihre Unwissenheit. Die Ärzte zeigten vielmehr ein von Medizinhistorikern »heroisch« genanntes Draufgängertum: Sie ließen die Patienten bei jeder Gelegenheit zur Ader, zwangen sie zu Durchfällen, Schweißausbrüchen und Erbrechen, flößten ihnen Quecksilber und andere Gifte ein und brannten ihre Wunden aus. Solche Torturen im Namen Äskulaps überlebten nur die Robustesten.

Unwissend, aber überzeugt

Wie kam es zu diesem krassen Missverhältnis von Unwissenheit und Handlungseifer? Wie konnten die damaligen Ärzte ihre Patienten nur so martern? Die Antwort klingt banal, hat aber weitreichende Implikationen auch für die Medizin der Gegenwart: Die Mediziner waren überzeugt davon, das Richtige zu tun. Sie unternahmen in ihren Augen das Menschenmögliche, um ihren Patienten zu helfen. Je schlechter es den Kranken ging, desto intensiver – aus heutiger Sicht gewalttätiger – mussten folglich die Therapien sein.

Zweifel kamen offenbar den wenigsten. Warum auch? Erstens hielten sie sich an die Lehren der als unfehlbar geltenden Ärzte der Antike, zweitens taten sie das, was alle Kollegen taten, und drittens sahen sie ja immer wieder, dass ihre Behandlungen zum Erfolg führten: Wenn ein Patient die Torturen überlebte, werteten sie das als Beweis für die Nützlichkeit ihrer Therapie. Wenn er starb, war die Krankheit wohl doch so stark gewesen, dass selbst ihre Therapie nichts ausrichten konnte. Ihnen wäre vermutlich nie in den Sinn gekommen, dass es genau umgekehrt war: Dass die meisten Patienten überlebten, obwohl sie behandelt wurden, und dass sie starben, weil sie behandelt wurden. Der Historiker David Wootton bringt es auf den Punkt, wenn er sagt (*Bad Medicine*, Oxford University Press, 2006): »Seit 2400 Jahren glauben die Menschen, dass Ärzte ihnen Gutes tun. 2300 Jahre lang irrten sie sich.«

Die Überzeugung, das Richtige zu tun, war so stark, dass Gelegenheiten, innezuhalten und das eigene Tun grundsätzlich infrage zu stellen, immer wieder ungenutzt verstrichen. So entdeckte bereits im Jahr 1537 der junge französische Feldarzt Ambroise Paré durch ein Versehen, dass man Wunden nicht, wie es damals Stand der Kunst war, mit kochendem Öl ausbrennen, sondern besser nur mit einem kühlenden Umschlag verbinden sollte. Trotz dieser auch für ihn bestürzenden Erkenntnis war er ansonsten ein »aktiver« Arzt. So riet er bei Zahnschmerzen, eine Knoblauchzehe in Asche zu erhitzen und so heiß wie möglich auf den wehen Zahn und ins Ohr zu legen sowie Urin zu trinken, der über Nacht in einer Barbierschüssel gestanden hatte. Auch ein Zeitgenosse Parés, der legendäre Arzt Paracelsus, warnte davor, Wunden auszubrennen, doch statt generell behutsamer vorzugehen, schwor er auf ein Einreiben der Wunde mit »Mumienbalsam«, einer Salbe aus Frauenmilch und Leichenteilen.

Zweifel und Selbstkritik in der Medizin

Es ist durchaus nachvollziehbar, wenn ein Arzt sein bisheriges Tun mit Zähnen und Klauen verteidigt. Denn es ist für ihn, der ständig über Wohl und Wehe oder gar Leben und Tod entscheidet, tatsächlich ein gewaltiger Schritt, einen Fehler einzusehen und den Gedanken an sich heranzulassen, einem Menschen geschadet oder gar seinen Tod verantwortet zu haben. So ist die mangelnde Fehlerkultur heute ein immer wieder thematisiertes, großes Problem in der Medizin. Und wie viel schwerer muss ein grundsätzlicher Irrtum wiegen. Schließlich hat ein Fehler zwar unter Umständen verheerende Konsequenzen für einen einzelnen Patienten, unter einem grundsätzlichen Irrtum in der Medizin leiden aber Unzählige.

Wie sehr das Einsehen eines Irrtums einen Arzt erschüttern kann, zeigt das Beispiel des Frauenarztes Gustav Adolf Michaelis. Er nahm sich das Leben, als er erkannte, dass er – jedoch unwissentlich – den Tod vieler Patientinnen, darunter den seiner eigenen Nichte, verschuldet hatte: Sein Zeitgenosse Ignaz Semmelweis hatte nachgewiesen, dass bereits bloßes Händewaschen der Ärzte vor der Untersuchung von Wöchnerinnen diese vor tödlichen Infektionen bewahrt. Nicht jeder ist wie Michaelis bereit, sich solch bitteren Wahrheiten zu stellen. Es ist auch heute noch menschlich nachvollziehbar, wenn ein Arzt den Beweisführungen der Wissenschaft, wenn sie sein Tun infrage stellt, misstraut, die »eigene Erfahrung« über alles stellt und nur sie als letzte Entscheidungsinstanz gelten lässt. Wie wenig ihn das jedoch vor Irrtümern schützt, darauf werden wir vor allem in

Kapitel 3 zurückkommen. Zunächst aber möchten wir festhalten, dass sich über all die Jahrhunderte Mediziner auf ihre »eigenen Erfahrungen« beriefen, auch wenn sie ihre Patienten zu Tode marterten.

Es gab jedoch auch Ärzte, die kritisch und vor allem selbstkritisch genug waren, den ärztlichen Aktionismus zu hinterfragen und sich eher an dem geflügelten Wort des französischen Philosophen Voltaire zu orientieren, dass ein guter Arzt den Kranken bei Laune halten solle, während die Natur ihn heile. Einer von ihnen war der 1850 geborene Arzt Ernst Schweninger. Weil er erkannte, wie sehr die Patienten unter den ärztlichen Maßnahmen litten und wie wunderbar die menschliche Natur mit Krankheiten offenbar allein zurechtkam, erhob er die Zurückhaltung zum obersten Prinzip. Das brachte ihm von Zeitgenossen prompt den Vorwurf des Nihilismus ein, was insofern nicht stimmte, als Schweninger keineswegs jede Behandlung für sinnlos erklärte, sondern sehr wohl die Methoden der Medizin anwandte, aber eben extrem behutsam.

Hahnemanns Streben nach Höherem

Ein anderer Arzt, der das Tun seiner Zunft kritisch sah, war Christian Friedrich Samuel Hahnemann, geboren im Jahr 1755 in Meißen. Er stammte aus einfachen Verhältnissen und musste mehr als sein halbes Leben in bitterer Armut verbringen. Dennoch besaß er, wie Zeitzeugen berichten, ein unerschütterliches Selbstvertrauen. Er pfiff auf die Ärzte der Antike und ihren seit Jahrhunderten oder gar Jahrtausenden »bewährten« Wissensschatz, er misstraute seinen akademischen Lehrern und verachtete seine Kollegen. Doch so sehr er an anderen zweifelte, so wenig zweifelte er an sich selbst: an seinen Fähigkeiten und daran, auf dem richtigen Weg zu sein.

Mit 24 Jahren war seine medizinische Ausbildung, vor

allem an den Universitäten in Leipzig, Wien und Erlangen, beendet, er heiratete und ließ sich als Arzt an wechselnden Orten nieder. Auf diese Weise fristeten er und seine immer größer werdende Familie 25 Jahre lang ein karges Dasein. Er hatte wenige Patienten und daher kaum Geld, dafür aber umso mehr Zeit zum Grübeln. Und das tat er ausgiebig. Er analysierte die Misere der Medizin messerscharf und erkannte ihre meist verheerende Wirkung auf die Patienten. Doch bloße Zurückhaltung, wie Schweninger sie später predigte, befriedigte sein Ego offenbar nicht. Er strebte nach der »großen Lösung«, dem großen Wurf, nach nichts Geringerem, als die gesamte etablierte Medizin hinwegzufegen und eine gänzlich neue zu erschaffen.

Er fand den Hebel, mit dem er die Medizin aus den Angeln heben konnte, als er ein Medizinbuch übersetzte – eine zwar ungeliebte, aber einigermaßen einträgliche Arbeit, mit der er sich und seine Familie mehr schlecht als recht über Wasser halten konnte. So sollte er eines Tages übersetzen, dass Extrakte aus der Rinde des südamerikanischen Chinabaums, kurz Chinarinde genannt, als Arznei für Malariakranke deshalb wirksam seien, weil sie deren Magen stärken. Er zweifelte nicht an der Wirkung, denn er hatte selbst einige Jahre zuvor eine Malaria-Infektion mit Chinarinde kuriert, aber die Begründung wollte ihm nicht einleuchten. Sein Widerspruchsgeist regte sich, und so probierte er das Mittel kurzerhand an sich selbst aus. Das Fieber, das er dann an sich beobachtete, erinnerte ihn an die Fieberschübe während der Krankheit. Dieser Moment war, wenn man so will, die Geburtsstunde der Homöopathie.

Chinarinde, Malaria und das Simile-Prinzip

Der Vorfall musste für Hahnemann eine Art Erweckungserlebnis gewesen sein. Endlich meinte er den Grund für das kolossale Scheitern der Medizin gefunden zu haben: Sie ging, so war er sich nun sicher, Krankheiten völlig falsch an, nämlich nach dem Prinzip des »contraria contrariis«, indem sie Krankheiten mit Mitteln behandelte, die den Symptomen entgegenwirkten und sie zu unterdrücken versuchten. Richtig war vielmehr, wie es sein Selbstversuch nahelegte, dass sich eine Krankheit durch ein Mittel heilen lässt, das bei einem Gesunden eine »künstliche Krankheits-Affektion«, also eine Art »Arzneikrankheit« mit ganz ähnlichen Symptomen, hervorruft. Das Erlebnis war offenbar so befreiend für ihn, dass er, der sonst so kritisch dachte, seine Beobachtung nicht weiter hinterfragte oder gar überprüfte. Er erhob sie vielmehr zum allgemeingültigen Prinzip, zur unumstößlichen, gottgegebenen Wahrheit. Er nannte das Prinzip »similia similibus curentur«, was so viel meint wie »Ähnliches mit Ähnlichem heilen«.

Dieses Simile-Prinzip ist eine der Säulen der Homöopathie und eines der Merkmale, durch die sie sich von anderen »alternativen« Verfahren wie Bach-Blütentherapie, Anthroposophie, Phytotherapie oder traditioneller chinesischer Medizin (TCM) unterscheidet. Für Hahnemann war das Simile-Prinzip absolut stimmig: Wie damals üblich, glaubte auch er an einen Lebensgeist oder eine Lebenskraft, also an etwas, das ein Lebewesen erst lebendig macht (*Organon*, § 10): »Der materielle Organismus, ohne Lebenskraft gedacht, ist keiner Empfindung, keiner Tätigkeit, keiner Selbsterhaltung fähig; nur das immaterielle, den materiellen Organismus im gesunden und kranken Zustande belebende Wesen (das Lebensprinzip, die Lebenskraft) verleiht ihm alle Empfindungen und bewirkt seine Lebensverrichtungen.« So lag auch die Vorstellung nahe, dass Krankheit erst entstehen kann, wenn die Lebenskraft »verstimmt« ist. Wenn also der eine Patient über Kopfschmerzen und der andere über Bauchweh klagte, dann waren das für Hahnemann nicht zwei verschiedene Krankheiten, sondern verschiedene Verstimmungen der jeweiligen Lebenskräfte.

In Hahnemanns Vorstellung sollte das bei Krankheit »dynamisch verstimmte Lebensprinzip« durch die Simile-Mittel von einer etwas »stärkern, ähnlichen, künstlichen Krankheits-Affektion ergriffen« werden. Die Folge: Der Lebenskraft »entschwindet dadurch das Gefühl der natürlichen (schwächeren) dynamischen Krankheits-Affektion, die von da an nicht mehr für das Lebensprinzip existiert«. Das Lebensprinzip werde dann nur noch von der Arzneikrankheit beherrscht, »die aber bald ausgewirkt hat und den Kranken frei und genesen zurück lässt« (*Organon,* § 29).

Eine homöopathische Behandlung muss also, will man Hahnemann gerecht werden, in zwei Schritten erfolgen: Im ersten Schritt hat der Arzt alle Ausprägungen der Lebenskraft eines Patienten abzufragen und zu notieren. Jede scheinbare Nebensächlichkeit kann für den Homöopathen von Bedeutung sein. So fragt etwa der zehnseitige Anamnesebogen einer homöopathischen Praxis – unabhängig vom konkreten Anlass des Praxisbesuchs – danach, ob »Neigungen« zu bestimmten Beschwerden bestehen, ob man zu »Feuchtigkeit hinter den Ohren« neigt, ob die Absonderung bei Schnupfen »zäh, wässrig oder fadenziehend« ist, bei welchen Gelegenheiten man vermehrten Speichelfluss bemerkt, ob ein »häufiges Hitzegefühl in Händen und Beinen« besteht, ob man die Sonne liebt, ob man kalte oder warme Getränke bevorzugt und welche Ängste einen plagen. Das akribische Abfragen hat einen praktischen Grund: Im zweiten Schritt muss der Arzt das richtige, also das einzig passende Mittel finden, das genau jene Anzeichen bei einem Gesunden zeigt. Je seltener – man könnte auch sagen je skurriler – die Beobachtungen dabei sind, desto wertvoller erweisen sie sich für den Homöopathen, denn Allerweltssymptome wie Schwindel oder Fieber helfen bei der Suche nach dem einzig passenden Mittel nicht wirklich weiter. Auffallende Schweißbildung an ungewöhnlichen Körperpartien ist da wesentlich hilfreicher, weil seltener.

Nebenwirkungen und das Prinzip des Potenzierens

Aufbauend auf dem Fundament des Simile-Prinzips probierte Hahnemann viele Substanzen aus und setzte sie, sobald er ihre Wirkung an einem Gesunden, oft auch an sich, penibel notiert hatte, bei Patienten ein. Dabei ergab sich zwangsläufig ein Problem: Da die Mittel die Symptome verstärken sollten und so etwa die Körpertemperatur eines Fieberkranken noch weiter erhöhten, brachte er manche Patienten wohl ernsthaft in Gefahr. Bald war ihm klar: Er musste die Mittel verdünnen – nur dass dann leider auch ihre Wirkungen nachließen. Schließlich hatte schon etwa 300 Jahre zuvor Paracelsus gelehrt, dass nur die Dosis das Gift macht, was heißt, dass eine größere Menge Mittel auch mehr und unter Umständen sogar zu viel Wirkung bedeutet und eine entsprechend kleinere Menge weniger Wirkung.

So kam es zu Hahnemanns zweitem Geistesblitz: Er hatte eine Art Eingebung, wie er die Arznei verdünnen könnte, ohne dass sie an Wirkkraft einbüßen würde. Durch Reiben und Schütteln sollte eine »wahre Aufschließung der Natur-Stoffe und Zu-Tage-Förderung und Offenbarung der in ihrem inneren Wesen verborgen gelegenen, spezifischen Arzneikräfte bewirkt« werden (*Organon,* § 269), was er »Dynamisierung« nannte und vom bloßen Verdünnen ohne Reiben und Schütteln abgrenzte. Alles passte plötzlich zusammen: Losgelöst von stofflich-irdischen Dingen spielten sich Gesundheit, Krankheit und jetzt auch die Arzneiwirkung und Heilung allesamt in geistigen Sphären ab: »Nur durch geistartige Einflüsse der krankmachenden Schädlichkeit kann unsere geistartige Lebenskraft erkranken, und so auch nur durch geistartige (dynamische) Einwirkungen der Arzneien wieder zur Gesundheit hergestellt werden« (*Organon,* Inhaltsangabe zu § 16).

Man müsse, um die geistartigen Heilkräfte aus ihrem stofflichen Karzer zu befreien, strikt folgende Prozedur einhalten (*Organon,* § 270): Man verreibe eine Stunde lang ein Gran (etwa 64 Milligramm) der trockenen oder öligen Ursubstanz mit 100 Gran Milchzucker, um eine Mischung mit einem Anteil von 1/100 Arzneisubstanz zu erhalten. Man wiederhole die Prozedur noch zweimal, sodass man zu einer Mischung mit 1/10000 und einer mit 1/1000000 der Arzneisubstanz gelangt. »Dies sind die drei Grade der trockenen Pulver-Verreibung, welche wohl vollführt, schon einen guten Anfang zur Kraftentwicklung (Dynamisation) der Arzneisubstanz bewirkt haben.«

Vom letzten Pulvergemisch nehme man 1 Gran und löse es in 500 Tropfen (je Tropfen etwa 50 Milligramm) einer Flüssigkeit aus 1 Teil Weingeist und 4 Teilen destilliertem Wasser. Von dieser Lösung, in der die Arzneisubstanz noch etwa in einer Konzentration von 1/500000000 enthalten ist, fülle man 1 Tropfen in ein Fläschchen und gebe 100 Tropfen Weingeist hinzu. Dieses Fläschchen, in dem sich die Arzneisubstanz in einer Konzentration von 1/50000000000 befindet, pfropfe man zu und gebe ihm »100 starke Schüttelstöße mit der Hand gegen einen harten, aber elastischen Körper geführt, etwa auf ein in Leder gebundenes Buch«. Dies ist, schreibt Hahnemann, »die Arznei im ersten Dynamisations-Grade«. In Hahnemanns Arzneiarsenal besitzen also selbst die konzentriertesten Mittel eine kaum vorstellbare Verdünnung von einem Milliliter auf 50 Millionen Liter. Das ist so viel wie der Inhalt eines Fingerhuts verteilt auf die Gesamtmenge an Glühwein, die im Jahr 2010 in Deutschland getrunken wurde.

Die eigentliche Verdünnungsprozedur nimmt hier aber erst ihren Anfang. In der 6. und letzten Auflage des *Organon* hat Hahnemann den weiteren Weg der Arzneizubereitung überarbeitet, indem er die Lösung »im ersten Dynamisations-Grade« nicht mehr in 10er- oder 100er-Schritten verdünnt, sondern in 50000er-Schritten. Er distanziert sich explizit von seinen bisherigen Anweisungen: »... nach der anfänglichen Vorschrift ... war dies Verhältnis des Verdünnungs-Mediums zu der, darin zu dynamisierenden Arznei-Menge, (100 zu 1) viel zu eng beschränkt, als dass eine Menge solcher Schüttel-Schläge, ohne große Gewalt anzuwenden, die Kräfte der angewendeten Arznei-Substanz gehörig und in hohem Grade hätten entwickeln können«. Er begründet seinen Sinneswandel nicht theoretisch, sondern empirisch: Die nach dem verbesserten Verfahren hergestellten Präparate habe er »nach vielen mühsamen Versuchen und Gegenversuchen als die kräftigsten und zugleich mildest wirkenden, d.i. als die vollkommendsten befunden«.

Seine neue Anweisung: Mit der homöopathischen Urarznei »im ersten Dynamisations-Grade« befeuchte man »feine Zucker-Streukügelchen«, die vom Zuckerbäcker aus Stärkemehl und Rohrzucker gefertigt werden und jeweils etwa 1/100 Gran wiegen, breite sie schnell auf Fließpapier aus und trockne sie. Diese Kügelchen stellen den »ersten Potenz-Grad« dar. Davon nehme man ein Kügelchen, löse es in einem Tropfen Wasser und verschüttele es mit 100 Stößen in 100 Tropfen Weingeist und benetze weitere Kügelchen, die dann den »zweiten Potenz-Grad« darstellen. Die Verdünnung von 1:50000 ergibt sich, weil etwa 500 Kügelchen nur einen Tropfen Flüssigkeit aufnehmen können. Nach 30 solcher Potenzierungsrunden entstünden aus der »rohen Arzneisubstanz« dann »geistige Arznei-Flüssigkeiten« mit ganzer Wirkkraft.

Die Prozedur befreit dabei laut Hahnemann nicht nur Kräfte, die bereits bei der rohen Substanz sichtbar sind: Das Verreiben und Schlagen setze geistartige Arzneikräfte auch bei Substanzen frei, die in »rohem Zustand nicht die geringste Arzneikraft in menschlichen Körpern äußern« (*Organon,* § 269). So erklärt sich auch, warum prinzipiell alles, ob Pflanze, Tier, Mineral oder jeder x-beliebige Gegenstand, als homöopathische Arznei infrage kommt. Manche Homöopathen schwärmen deshalb von der Homöopathie als der dynamischsten aller Heilslehren, weil täglich viele neue

Mittel hinzukämen und der Vorrat an noch nicht erfassten Mitteln grenzenlos sei.

Diese beiden Grundlagen, das Simile-Prinzip und das Dynamisieren oder Potenzieren, sind so fundamental und charakteristisch für die Homöopathie, dass sie selbst von Strömungen, die sich weit von der klassischen Homöopathie entfernt haben, beherzigt werden. So steht auch hinter den von manchen Ärzten und Patienten bevorzugten geringen Verdünnungen, sprich »niederen Potenzen«, der Gedanke, dass beim Schütteln oder Verreiben geistartige Wirkkräfte frei werden.

Weitere Regeln der Homöopathie

Für Hahnemann war mit diesen beiden Prinzipien aber noch lange nicht Schluss. Jahrelang zimmerte er um sein Fundament weitere Ideen, bis er sein Gedankengebäude für stimmig hielt:

- *Erstverschlimmerung:* Es sei durchaus möglich, ja sogar zu erwarten, so Hahnemann, dass es einem Kranken, der ein homöopathisches Mittel einnehme, zunächst schlechter gehe. Schließlich würden die Symptome, die das Mittel beim Gesunden hervorruft, ja auch beim Kranken hervorgerufen werden. Da der Kranke die Symptome aber ohnehin schon zeigt, verstärkt das Mittel sie noch. Für die Praxis bedeutet das: Wenn es dem Patienten zunächst noch schlechter geht, ist das keinesfalls ein Hinweis auf ein Versagen des Mittels oder gar der Homöopathie, sondern im Gegenteil eher ein Hinweis darauf, dass das richtige Mittel gefunden ist. Diese »Erstverschlimmerung« ist also etwas Begrüßenswertes.
- *Ursprung von Krankheit:* Hahnemann führte alle Krankheiten ursprünglich auf eine Verstimmung der Lebenskraft zurück. Deshalb wollte er nicht einzelne Krankheiten,

sondern einzelne Menschen behandeln. Zwar orientiert sich die Homöopathie deshalb nur an den sichtbaren Beschwerden und strebt danach, sie zu beseitigen, glaubt aber dennoch, damit auch die Verstimmung der Lebenskraft zu beheben und so den eigentlichen Grund der Krankheit aus der Welt zu schaffen. Die Regel Hahnemanns von dem Ursprung der Krankheiten wird heutzutage nicht beherzigt, wenn ein homöopathisches Mittel wie jedes Medikament der wissenschaftsbasierten Medizin nur passend zur Krankheit und nicht zum Kranken ausgesucht wird.

- *Einzelmedikament:* Da Hahnemann überzeugt war, dass es immer nur ein passendes Mittel gibt, forderte er, dass auch jeweils nur ein Mittel gegeben werden darf. Erst wenn dieses nicht anschlägt, kann der Homöopath ein weiteres ausprobieren. Patient und Arzt müssen bei dieser Prozedur allerdings manchmal viel Geduld aufbringen, wie Hahnemann im *Organon* (§ 149) festhielt: »Die alten (und besonders die komplizierten) Siechtume, erfordern zur Heilung verhältnismäßig mehr Zeit.« Diese Regel wird nicht befolgt, wenn mehrere Mittel gleichzeitig oder bereits bunt zusammengewürfelte Mischungen, sogenannte Komplexmittel, eingesetzt werden. Wie schon beim Ursprung der Krankheiten vermischen sich dann homöopathisches und medizinisches Gedankengut: Simile-Prinzip und Potenzieren steuert die Homöopathie bei, und die Vorstellung, wie Wirkstoffe auf molekularer Ebene ins Krankheitsgeschehen eingreifen, die evidenzbasierte Medizin.
- *Arzneiprüfung am Gesunden:* Hahnemann sah sich selbst als sorgfältigen, analytischen, unbestechlichen Wissenschaftler, der akribisch prüfte, wie Substanzen wirken. Eine Arzneiprüfung an Gesunden ist heute auch Bestandteil der Medizin: Wenn Wirkstoffe im Labor in Zellkulturen und in Tierversuchen gezeigt haben, dass sie eine erwünschte Wirkung haben und sich zudem toxische,

krebserregende und andere unerwünschte Eigenschaften in Grenzen halten, wird das Mittel in einer sogenannten klinischen Phase 1 an wenigen Gesunden getestet. Dabei geht es allerdings nicht darum, die erwünschten Eigenschaften abzufragen, sondern nur die unerwünschten. Erst in Phase 2 und Phase 3, in denen das Mittel zunächst an wenigen, dann an vielen Kranken getestet wird, untersucht man auch die erwünschten Eigenschaften. Bei dieser Entwicklung moderner Arzneimittel bleiben die allermeisten Wirkstoffkandidaten auf der Strecke. Selbst in Phase 3, wenn eine Pharmafirma bereits viele Millionen Euro investiert hat, scheitern noch etliche. Hahnemann und die heutige homöopathische Wirkstoffprüfung haben mit diesem aufwendigen Verfahren allerdings nichts gemein: In der Welt der Homöopathie gilt auch heute noch ein Mittel als »wirksam«, wenn der Prüfling irgendwelche Veränderungen an sich zu bemerken glaubt. Aufwendige klinische Studien werden nicht für nötig erachtet.

- *Störung durch allopathische Mittel:* Mediziner waren Hahnemanns Feindbild Nummer eins, was angesichts der brachialen Methoden seiner akademischen Kollegen auch nicht verwundert. Er verstieg sich zu der Vorstellung, dass ein allopathisch misshandelter Organismus für homöopathische Wohltaten weniger empfänglich sei. Auch heute noch neigen viele Homöopathen zu einer feindlichen Haltung gegenüber der wissenschaftsbasierten Medizin und zu der Vorstellung, dass ein solches Medikament die wohltätige Wirkung des Homöopathikums schwächt oder gar blockiert.
- *Dokumentation:* Eines der großen Verdienste Hahnemanns war, dass er aufschrieb, was ihm Patienten erzählten und was er beobachtete. So konnte er später nachlesen, was mit den Kranken passierte, wenn er ihnen ein bestimmtes Mittel gab. Diese Niederschriften sind für die klassischen Homöopathen nach wie vor eine Schatzkammer ihrer

Erfahrungen. Erst mit diesen penibel angehäuften Notizen soll ein Homöopath über das nötige Wissen verfügen, um aus den vielen Einzelinformationen über die Lebenskraft und das Wesen eines Patienten das einzig passende Mittel herauszufinden. Eine Dokumentation des Krankheitsverlaufs, eine Krankenakte, ist heute auch in der evidenzbasierten Medizin unentbehrlich.

Nachdem wir nun die Umstände, unter denen die Homöopathie entstanden ist, sowie die Regeln in Hahnemanns Gedankengebäude besprochen haben, stellt sich die Gretchenfrage der Medizin: Was ist dran an der Homöopathie? Hat da ein genialer Mann eine unantastbare Heilslehre entwickelt, die so revolutionär ist, dass sich die Medizin auch heute noch schwer mit ihr tut? Oder hat Hahnemann wesentliche Dinge richtig erkannt, sich in manchem aber auch geirrt? Oder ist die Homöopathie von vorn bis hinten esoterischer Hokuspokus?

Um sich der Frage nach einer möglichen Wirkung der Homöopathie zu nähern, halten wir es für hilfreich, drei grundsätzlich verschiedene Ansätze zu unterscheiden und auch getrennt zu diskutieren:

- *Der klassische Ansatz:* Hahnemann führte die Wirkung seiner Arzneien auf geistartige Heilkräfte zurück, die durch Rühren und Schütteln frei werden.
- *Der pharmakologische Ansatz:* Die eigentliche Arzneisubstanz wirkt auch in hoher Verdünnung.
- *Der ganzheitliche Ansatz:* Eine homöopathische Arznei ist nicht mehr als ein Scheinpräparat. Die heilende Wirkung entsteht durch das »Gesamtpaket« Homöopathie.

Erklärungsmodell 1: Der klassische Ansatz

Hahnemanns Annahme, man könne – wie weiland Aladin mit der Wunderlampe – durch Reiben und Schütteln eine geistartige Kraft freisetzen, die im Weingeist erhalten bleibt und sich auf Zuckerkügelchen überträgt, lässt selbst Homöopathen ratlos zurück. So schreibt der damalige Zweite Vorsitzende des DZVhÄ Curt Kösters in den *Homöopathischen Nachrichten* vom November 2007: »Die spannendste Frage in der Homöopathieforschung ist die nach dem Wirkmechanismus.«

So spannend ist die Frage allerdings gar nicht, denn bei Licht betrachtet ist Hahnemanns Annahme schlicht unmöglich. Der simple Grund: Sie widerspricht geltenden Naturgesetzen. So schreibt etwa der Pharmakologe Wolfgang H. Hopff in seinem Buch *Homöopathie kritisch betrachtet* (Thieme, 1991): »Es ist in der Tat nur möglich, an eine Wirkung der homöopathischen Präparate zu glauben, wenn sämtliche Naturgesetze, deren Erkenntnis sich die Menschheit erworben hat, über Bord geworfen werden.« Naturgesetze sind jedoch nicht verhandelbar, sie bilden vielmehr das immer und überall gültige Fundament unseres Lebens: Sie bestimmen, dass ein Apfel immer nach unten fällt und ein Auto in der Kurve immer nach außen getragen wird, sie lassen Ingenieure berechnen, ob ein Flugzeug fliegen wird, und sie erklären, wieso ein Mensch nicht an zwei Orten gleichzeitig sein kann. Naturgesetze sind sozusagen auch einklagbar: Wer etwa behauptet, der Geist eines anderen habe ihm einen Mord befohlen, darf – gottlob – nicht damit rechnen, dass er freigesprochen wird und man stattdessen den anderen zur Fahndung ausschreibt. Der Angeklagte kommt vielmehr in die Psychiatrie.

Hahnemanns Vorstellung von der Wirksamkeit potenzierter Arzneimittel ist konkret aus drei Gründen unmöglich:

1. *Es gibt keine geistartigen Heilkräfte.* Auch für uns unsichtbare Kräfte, wie Strahlungsenergie, elektromagnetische Felder oder die Schwerkraft, lassen sich messen, also »sichtbar« machen. Sie folgen den Gesetzen der Physik und haben nichts »Geistartiges«. Viele Menschen sind trotzdem davon überzeugt, selbst »geistartige« Kräfte zu besitzen, etwa dass sie die Zukunft vorhersagen, Wasseradern entdecken oder durch Handauflegen heilen können. Die Gesellschaft zur wissenschaftlichen Untersuchung der Parawissenschaften, kurz GWUP, bietet solchen Menschen am Biozentrum der Universität Würzburg die Gelegenheit, ihre Fähigkeiten unter kontrollierten Bedingungen unter Beweis zu stellen. Falls ihnen das gelingt, können sie obendrein ein Preisgeld von einer Million US-Dollar einstreichen, das der Magier James Randi 1988 ausgelobt hat. Das Erstaunliche an der mittlerweile seit Jahren laufenden GWUP-Aktion ist nicht, dass das Preisgeld bislang nicht abgerufen wurde, sondern dass sich die meisten Probanden nicht beirren lassen, obwohl ihre vermeintlichen Kräfte in den Versuchen, die sie vorher selbst als aussagekräftig eingestuft haben, kläglich versagen. Dann schieben sie es eben auf die widrigen Umstände. Nur ganz wenige lassen den Gedanken zu, dass sie die Fähigkeiten vielleicht gar nicht besitzen. Wir werden darauf in Kapitel 3 zurückkommen, da sich homöopathische Ärzte ganz ähnlich verhalten.
2. *Eine Flüssigkeit hat kein Erinnerungsvermögen.* Damit die immateriellen Heilinformationen der Ausgangssubstanzen auf die homöopathischen Präparate übertragen werden können, müssen die Lösemittel irgendwie in der Lage sein, die Informationen zu speichern. So werden selbst die an sich immateriellen Informationen in einem Computer oder die Gedanken in einem Gehirn materiell gespeichert. Die Flüssigkeiten Wasser und Alkohol, die bei den Verdünnungsschritten als Lösemittel dienen,

müssten also Strukturen mit einer gewissen Stabilität aufweisen, um diese materielle Speicherung bewerkstelligen zu können. Dem ist jedoch nicht so. Forschungen bestätigen vielmehr, dass sich Flüssigkeiten auch im atomaren Bereich viel zu dynamisch verhalten, um irgendeine Information speichern zu können.

3. *Beim Reiben und Schütteln müssten immer die Heilkräfte mehrerer Substanzen frei werden.* Hahnemann ging davon aus, dass sich die geistartigen Heilkräfte einer Substanz durch Verreiben mit Milchzucker und Verschütteln in Wasser und Alkohol freisetzen und potenzieren lassen. Was aber ist mit den Substanzen, die bereits im Milchzucker und in den Lösemitteln vorhanden sind? 1 Kilogramm reinster Milchzucker enthält neben vielen anderen Elementen beispielsweise 1 Mikrogramm Blei, 1 Liter reinster Alkohol enthält 100 Mikrogramm Blei und 1 Liter reinstes Wasser 0,015 Mikrogramm Blei (zitiert nach Hopff, 1991). Blei wird jedoch auch als homöopathisches Arzneimittel »Plumbum metallicum« verwendet. Warum wird also nicht bei jeder Arzneimittelherstellung auch die Heilkraft von Blei freigesetzt und potenziert? Es ist kein Mechanismus denkbar, der es dem Reiben oder Schütteln erlaubt, in einem Substanzgemisch nur aus der momentan erwünschten Substanz die geistartigen Heilkräfte freizusetzen.

Erklärungsmodell 2: Der pharmakologische Ansatz

Wiederholtes Verdünnen führt dazu, dass die Konzentration eines Wirkstoffs immer weiter abnimmt, und zwar so lange, bis kein Wirkmolekül mehr vorhanden ist. So verdünnt, werden auch die schwersten Gifte unwirksam, wie schon Paracelsus erkannte: »Nur die Dosis macht das Gift« ist von ihm überliefert. Heute nennt man dieses Verhältnis auch Dosis-Wirkungs-Beziehung, das besagt: je mehr Wirkstoff, desto höher die Wirkung. Dem muss sich auch die Pharmaindustrie beugen: Wenn eine neue Substanz in Versuchen keine Dosis-Wirkungs-Beziehung zeigen kann, sondern eine Wirkung unabhängig von der Dosis eintritt, kann man daraus schließen, dass die Wirkung offenbar nichts mit der Substanz zu tun hat. Ein Präparat der wissenschaftsbasierten Medizin, das die Dosis-Wirkungs-Beziehung nicht erfüllt, hat keine Chance auf Zulassung.

Natürlich gibt es in gewissen Grenzen Ausnahmen von dieser Regel, aber die widersprechen der Dosis-Wirkungs-Beziehung nicht, sondern sind dann mit den besonderen biochemischen oder immunologischen Umständen zu erklären. Jeder verantwortungsbewusste Arzt, auch wenn er zusätzlich Homöopathika einsetzt, hat die Dosis-Wirkungs-Beziehung verinnerlicht: Er wird selbstverständlich blutdrucksenkende Mittel, Antibiotika und so weiter nach diesem Prinzip verschreiben.

Wie bereits erwähnt, wird beim Herstellen eines homöopathischen Präparats die trockene oder ölige Ursubstanz zunächst verrieben und dann mehrmals nacheinander in 10er- oder 100er-Schritten, nach Hahnemanns aktuellster Vorschrift auch in 50 000er-Schritten, verdünnt. Homöopathische Verdünnungen werden dann D-, C- oder LM-(auch Q-)Potenzen genannt. Eine Zahl hinter den großen Buchstaben gibt die Anzahl der Verdünnungsschritte an. Bei dieser Prozedur ist ab einer Verdünnung von $1/10^{23}$ (eine 1 mit 23 Nullen) kein Wirkmolekül mehr vorhanden – gemäß der sogenannten Loschmidt'schen Zahl, die 22 Jahre nach Hahnemanns Tod ermittelt wurde. Das bedeutet: Bis zu dieser Grenze ist zumindest theoretisch eine Wirkung möglich, danach nicht mehr. Praktisch liegt die Wirkgrenze um viele Zehnerpotenzen darunter, denn selbst starke Gifte müssen in einer gewissen Mindestkonzentration eingenommen werden, um im Organismus in so nennenswerten Mengen an die Zielorte zu gelangen, dass sie dort eine wahrnehmbare Wirkung erzielen können – etwa um die Enden von Nervenzellen zu blockieren und so einen Herzstillstand auszulösen. Der Pharmakologe Hopff gibt die Grenze mit $1/10^{10}$ oder 1/10 000 000 000 an, das ist so viel wie der Inhalt eines Fingerhuts verteilt auf die Gesamtmenge an Glühwein, die in Bayern im Jahr 2010 getrunken wurde.

Laut *Organon* liegt im ersten Dynamisations-Grad die Konzentration der Wirksubstanz bei 1/50 000 000 000, also bereits um das Fünffache unter der Wirkgrenze, die Hopff angibt – unabhängig von einer weiteren Potenzierung in 10er-, 100er- oder 50 000er-Schritten. Aus der Warte der Pharmakologen ist es also bereits ab dem ersten Dynamisations-Grad vollkommen irrelevant, welche Ausgangssubstanz verwendet wird, weil ohnehin keine nennenswerte Menge davon übrig ist. Wie eine leere Wand einfach nur eine leere Wand ist, unabhängig davon, ob dort zuvor ein Rembrandt oder ein Kalenderblatt hing, so ist ein Zuckerkügelchen, in dem praktisch keine Acetylsalicylsäure, kein Quecksilber oder kein Zinkcyanid mehr enthalten ist, einfach nur noch ein Zuckerkügelchen. (Wie es sich mit pflanzlichen Ursubstanzen verhält, wird ausführlich in Kapitel 6 besprochen.)

Wenn keine Wirkung zu erwarten ist, hat das den Vorteil, dass man auch keine Nebenwirkungen befürchten muss – zumindest keine direkten. Indirekte Nebenwirkungen oder Schäden sind sehr wohl denkbar. Eine haben wir bereits eingangs erwähnt, nämlich die Gefahr, dass sinnvolle medizinische Maßnahmen unterbleiben. Eine weitere Gefahr droht eher vom gegenteiligen Effekt: Ganz im Geiste Hahnemanns vermittelt die Homöopathie den Eindruck, dass ein Mensch nur mithilfe von Pillen gesund werden kann. Manche gehen sogar so weit, sich auch ohne konkrete Beschwerden mit homöopathischen Kügelchen »einstellen« zu lassen – sie halten eine prophylaktische Dauermedikation offenbar für notwendig. Wenn Mütter ihren Kindern bei jeder Gelegenheit homöopathische Kügelchen verabreichen, erziehen sie die Kinder zu einer Medikamentengläubigkeit, die selbst beinhart auf den Kurs der evidenzbasierten Medizin getrimmte Mütter so wohl nicht hinbekommen würden. Die Botschaft: Auch bei kleinen Wehwehchen schluckt man Medizin.

Erklärungsmodell 3: Der ganzheitliche Ansatz

Wenn es heute heißt, »die Homöopathie wirkt«, wird meist das »Gesamtpaket« Homöopathie gemeint. Eine Wirkung der Medikamente und eine Wirkung des »Drumherums« werden nicht sauber getrennt. Dabei kann es keine Zweifel geben, wie Hahnemann die Homöopathie verstanden hat: als eine Arzneimittellehre. Er war, wenn man es nüchtern betrachtet, kein Alternativmediziner im heutigen Sinne, sondern ein überzeugter Pillenadvokat. Es ist also ein weitverbreiteter Irrtum, die Homöopathie als sanfte, ganzheitliche Methode anzusehen, die vor allem dadurch charakterisiert ist, dass der Arzt in aller Ruhe auf den Patienten und seine wahren Probleme eingeht. Tatsächlich ist die Zuwendung des Arztes eher notwendiges Übel als therapeutisches Prinzip: Sie dient primär dem Zweck, die richtige Substanz zu finden. Das ist mühsam und dauert eben, und so braucht der Homöopath eine oder zwei Stunden, bis er alle Lebenskraft-Symptome des Patienten abgefragt hat.

Hahnemann wäre wohl nie auf die Idee gekommen, dass die Suche selbst einen positiven Effekt haben könnte. Doch inzwischen steht fest: Die intensive Zuwendung des homöopathischen Arztes und die anderen »weichen« Faktoren tun den Patienten einfach gut. Schließlich ist längst ausreichend belegt, dass die menschliche Psyche einen Einfluss auf den Verlauf einer Krankheit hat. In Kapitel 2 werden diese Effekte noch genauer beschrieben. Hier nur so viel: Fühlt sich der Mensch in guter Obhut, hat er Vertrauen und kann er selbst etwas tun, etwa ein Medikament einnehmen, dann geht es ihm messbar besser.

Viele Faktoren im Arzt-Patienten-Kontakt haben deshalb einen positiven Einfluss: In erster Linie die Zuwendung und die Persönlichkeit des Arztes, die manche ohnehin für die stärkste Medizin halten, aber auch scheinbare Nebensächlichkeiten wie das bloße Betreten der Praxis, das ehrfürchtige Verhalten der Praxismitarbeiter, die – unabhängig vom tatsächlichen akademischen Abschluss – immer noch übliche Ansprache »Herr Doktor«, die weiße Kluft, das Ritual des Mittel-Verschreibens, der feste, Zuversicht signalisierende Händedruck und so weiter. Will man diese »weichen« Effekte speziell der Heilslehre der Homöopathie zuschreiben, dann kann es keinen Zweifel geben: Homöopathie wirkt!

Das Problem ist nur: Diese Erkenntnis bringt einen keinen Millimeter weiter, denn dann müsste man absolut jeder Therapie, wenn sie nur mit Inbrunst und Tamtam vorgetragen wird, ebenfalls eine Wirkung bescheinigen. Diese Drumherum-Effekte sind inzwischen gut erforscht, und man fasst sie unter dem Begriff »Placebo-Effekte« zusammen. Gibt man sich bereits mit diesen Placebo-Effekten zufrieden, wenn man nach der Wirkung einer Maßnahme fragt, könnte man getrost alle Medizinbücher zuklappen und die therapeutische Anarchie ausrufen nach dem Motto: Alles wirkt!

Da die über die Psyche wirkenden Placebo-Effekte unabhängig von der rein stofflichen Wirkung der Medikamente, Operationen oder anderer Maßnahmen auftreten, tut natürlich auch die wissenschaftsbasierte Medizin gut daran, sie sich zunutze zu machen und ihre Maßnahmen damit zu verstärken. Vor allem die sogenannte sprechende Medizin bleibt jedoch im Praxis- oder Klinikalltag oft auf der Strecke. Ärzte haben dabei das Handicap, dass sie sich nicht die Zeit nehmen können, in aller Ruhe mit dem Patienten zu reden, weil sie in ein Finanzierungssystem eingebunden sind, das ihnen diesen Spielraum nicht lässt. Trotz dieser

Mängel ist unbestritten, dass eine pharmakologisch wirksame Pille an sich bereits über einen Placebo-Effekt verfügt, der zu der spezifischen Wirkung sozusagen noch »obendrauf« kommt. Ein wirkstofffreies Kügelchen hat dagegen nur den Placebo-Effekt.

Zusammenfassend können wir über die Wirkung der Homöopathie festhalten: Homöopathische Arzneimittel haben meist auch schon in niederen Potenzen keine Wirkung im Menschen, und so ist es vollkommen unerheblich, welche Substanz, welche Pflanze oder welches Tier verrieben und verschüttelt wird. Wenn Apotheken verschiedene Präparate in diversen Potenzen auf Lager haben, wenn Ärzte über Büchern grübeln, welche Substanz wohl die richtige ist, und wenn Firmen die Präparate stundenlang schütteln und verrühren, dann schneidern sie des Kaisers neue Kleider, das heißt, sie geben nur vor, etwas Sinnvolles zu tun. In Wirklichkeit aber sind homöopathische Präparate Esoterik in Reinkultur. Die Zuwendung des Arztes und andere weiche Faktoren dagegen können sehr wohl eine Heilung unterstützen, doch diese Feststellung trifft auf jede Behandlung zu. Homöopathie lässt sich also in einem Satz wie folgt charakterisieren: Nichts drin, nichts dran, aber viel Drumherum.

Warum die Homöopathie unplausibel ist

Da weder der klassische noch der pharmakologische Ansatz begründen können, warum homöopathische Arzneien wirken sollen, ist das Gedankengebäude Hahnemanns widerlegt. Es braucht keine weiteren Argumente, und wir könnten die Diskussion hier abschließen. Dennoch möchten wir – der Vollständigkeit halber – noch einige weitere Argumente erwähnen, die die Homöopathie zumindest höchst unplausibel erscheinen lassen:

- *Eine »Lebenskraft« ist aus heutiger Sicht entbehrlich.* Auch wenn es dem Selbstbild des Menschen und seinem Sehnen, im Leben einen göttlichen Funken zu sehen, widerstrebt, so können wir heute aus unserem Wissen über den Mikrokosmos, das Zusammenspiel von Genen, Enzymen, Nervenzellen und Botenstoffen, sehr gut schließen, dass man keine »Lebenskraft« braucht, um das Phänomen »Leben«, selbst das bewusste Leben des Menschen, erklären zu können. Für Hahnemann war die Existenz einer Lebenskraft auch deshalb plausibel, wie er im *Organon* (§ 11, 2. Fußnote) schreibt, weil schließlich auch der Mond mit unsichtbarer Kraft Ebbe und Flut bewirkt und ein Magnetstab ein Stück Eisen anzieht. Heute sind die Ursachen von Schwerkraft und Magnetismus längst bekannt, eine Lebenskraft aber kennt man nicht.
- *Für das Simile-Prinzip gibt es keine stichhaltige Begründung.* Tausende Studien haben vielmehr gezeigt, dass das von Hahnemann verteufelte Prinzip des »contraria contrariis«, eine Krankheit heilen zu können, indem man ihren Ursachen entgegenwirkt, zutrifft. Bemerkenswert ist in diesem Zusammenhang, dass Homöopathen ausgerechnet Impfungen meist kritisch sehen. Sie sind eine der ganz wenigen Ausnahmen, die dem Simile-Prinzip zumindest nahekommen, weil man mit ihnen einer Krankheit vorbeugen kann, indem man Gesunden etwas gibt, das die Symptome der Krankheit hervorruft.
- *Die Arzneiprüfung, wie die Homöopathie sie betreibt, ist weitgehend subjektiv.* Allgemeingültige Aussagen über die tatsächliche Wirkung der Arzneisubstanzen sind kaum möglich. Hahnemann empfahl im *Organon*, für eine Arzneiprüfung über mehrere Tage »4 bis 6 Kügelchen der 30sten Potenz« zu sich zu nehmen (§ 128). Der Prüfer, der solche wirkstofffreien Mittel einnimmt, mag vieles an sich beobachten, aber es hat gewiss nichts mit der Arznei zu tun. Auch die Einnahme realer Mengen von Wirk-

stoffen schützt nicht vor Fehldeutungen: So registrierte Hahnemann nach der Einnahme von Chinin, dass sein Körper von Fiebern geschüttelt wurde. Dazu schreibt der Pharmakologe Wolfgang H. Hopff: »Von den toxischen Eigenschaften des Chinins wissen wir, dass eine Untertemperatur erzeugt wurde, welche einen ›Schüttelfrost‹ zur Folge haben mag. Was auch immer Hahnemann fühlte, es kann sich nicht um Fieber gehandelt haben.« So war bereits die Mutter aller homöopathischen Arzneimittelprüfungen, die die Geburtsstunde der Homöopathie einläutete, ein Irrtum.

- *Ein Merkmal der Homöopathie ist ihre Beliebigkeit.* Während die evidenzbasierte Medizin durch das Ringen nach der einen Wahrheit gekennzeichnet ist, scheint es in der Homöopathie viele »Wahrheiten« zu geben. Selbst in Hahnemanns Gedankengebäude, das auf den ersten Blick so stimmig wirkt, tun sich Abgründe an Ungereimtheiten auf. Ein Beispiel: Wenn beim Potenzieren die Heilkraft einer Substanz immer klarer zutage tritt, wieso wird dann nicht immer die höchste Potenz verwendet? Wieso folgt Hahnemann dem Dosis-Wirkungs-Prinzip, wenn er die Einnahme von zwei oder drei Kügelchen statt einem empfiehlt? Und wieso haben sich schon zu Lebzeiten Hahnemanns, seinen drakonischen Strafpredigten zum Trotz, abweichende Schulen entwickelt, die allesamt eine noch bessere Wirksamkeit für sich beanspruchen? Wie kann es sein, dass auch jene Ärzte und Patienten positive Erfahrungen mit der Homöopathie machen, die selbst fundamentale Regeln Hahnemanns nicht beherzigen?
- *Zur Beliebigkeit der Homöopathie gehört auch, dass manches in Hahnemanns Lehrwerk heute nicht mehr beachtet wird.* Seine Abkehr von den 100er-Potenzierungen und seine Hinwendung zu 50 000er-Potenzierungen in der 6. Auflage des *Organon* ist zwar konsequent und aus seiner Sicht auch empirisch belegt, wie er schreibt, aber offenbar überfor-

dert er damit den »gesunden Menschenverstand«, der sich gegen eine allzu große Verdünnung sträubt – auch wenn die heute üblichen C30-Potenzen ebenso absurd sind. Auch werden manche Arzneiprüfungen nicht mehr ernst genommen. So schreibt der Gerichtsmediziner Otto Prokop in seinem Buch *Homöopathie. Was leistet sie wirklich?* (Ullstein, 1995, S. 31), dass Hahnemann bei Arzneimittelprüfungen mit Magneten einige Hundert Symptome beschrieben hat, »die heute schamhaft verschwiegen werden«. Hahnemann hält beispielsweise im *Organon* zu den positiven Wirkungen des Nord- und Südpols eines Magnetstabs fest (§ 287): »Obwohl beide Pole gleich kräftig sind, stehen sie doch in der Art ihrer Wirkung einander gegenüber.« Er glaubte also in seinen Arzneimittelprüfungen nicht nur zweifelsfrei festgestellt zu haben, dass Magneten eine Heilwirkung haben, sondern auch, dass Nord- und Südpol medizinisch verschieden wirken. Natürlich muss man Hahnemann Irrtümer zugestehen, problematisch ist aber, dass es innerhalb der Welt der Homöopathie keine nachvollziehbaren Kriterien gibt, mit denen sich Irrtum von vermeintlichem Nicht-Irrtum in seinem Werk unterscheiden lassen.

- *Gegen die Wirksamkeit der Homöopathie sprechen auch pragmatische Argumente.* Wozu sollten die großen Pharmafirmen Millionen und Abermillionen an Forschungsgeldern in die Entwicklung neuer Arzneimittel stecken, wenn die Lösung so einfach wäre? Das Missverhältnis zwischen dem riesigem Aufwand, den heutzutage unzählige Pharmaexperten treiben, und den simplen Regeln, die vor 200 Jahren ein einzelner Mann ersonnen hat, ist nicht erklärbar. Die Homöopathie ist mehr denn je eine Außenseitermethode. Dies wird allerdings dadurch kaschiert, dass sie sich neuerdings einen wissenschaftlichen Anstrich gibt, wie wir in Kapitel 3 darlegen werden.
- *Hahnemanns* Organon *ist überholt.* Seit seinem Erscheinen

vor 200 Jahren hat die Medizin unglaublich viele neue Erkenntnisse gewonnen. Viele dieser Erkenntnisse führten dazu, dass bis dahin gültige Annahmen angepasst, wenn nicht sogar aufgegeben werden mussten. »Gescheiter durch Scheitern« könnte man dieses Prinzip nennen. So lernt die Medizin – getrieben vom Forschergeist und vom Konkurrenzkampf der Wissenschaftler – Tag für Tag dazu. In der Homöopathie dagegen ist ein Anpassen an neue Erkenntnisse oder gar ein Scheitern nicht vorgesehen. Das Gedankengebäude Hahnemanns wird als beinahe göttliches Diktum verehrt. Die Forschung der Homöopathie-Verfechter ähnelt deshalb einem Tanz ums Goldene Kalb: Sie dient ausschließlich dazu, die Regeln Hahnemanns zu bestätigen, und nicht, sie weiterzuentwickeln oder gar infrage zu stellen. Während die Homöopathie bei ihrer Entstehung noch halbwegs im Einklang mit den Vorstellungen ihrer Zeit stand, ist sie heute das Vermächtnis eines einzelnen Mannes, der sich aus fragmentarischem Wissen und fundamentalen Irrtümern ein Gedankengebäude zusammengezimmert hat, über das die Erkenntnisse der vergangenen 200 Jahre längst hinweggegangen sind.

Ein geniales Gedankengebäude

Wenn homöopathische Arzneien unmöglich wirken können und das ganze Gedankengebäude dem heutigen Wissen aus vielerlei Gründen nicht standhält, wieso ist die Homöopathie dann so verbreitet und erfreut sich sogar steigender Beliebtheit bei Ärzten und Patienten? Allgemeiner gefragt: Wie kann sich etwas halten, das offenkundig unsinnig ist? Zum Vergleich: Wie würde es einem Meteorologen ergehen, der das Wetter von morgen auspendelt, oder einem Flugzeugingenieur, der den Gott der Lüfte um Beistand bittet, oder einem Lehrer, der Noten intuitiv vergibt? Solche Verhaltensweisen würden alsbald auffliegen, weil ihre Unsinnigkeit nicht nur rational einleuchtet, sondern auch direkt erfahrbar ist: Das Wetter wäre anders als vorhergesagt, das Flugzeug würde abstürzen, und der Lehrer würde die Kinder ungerecht behandeln und einen Elternaufstand provozieren.

Die Homöopathie dagegen ist ein System ohne erfahrbare Widersprüche. Wenn Hahnemann ein durchtriebener Stratege gewesen wäre, so hätte er sich die Regeln nicht besser ausdenken können. Er hat mit der Homöopathie ein in sich geschlossenes, nahezu unwiderlegbares System geschaffen, dessen Richtigkeit am Ende für Arzt und Patient fast immer auf der Hand zu liegen scheint.

Sein geniales Gedankengebäude ruht dabei auf mehreren Pfeilern. Ein Pfeiler ist zunächst die Arzneimittelprüfung an Gesunden: Sie stellt sicher, dass nur mehr oder weniger diffuse Allerweltssymptome wie Schweißausbrüche, Schmerzen, Schlafstörungen, Hautrötungen und Unwohlsein den Bereich des homöopathisch Behandelbaren abstecken. Da kein Gesunder durch eine Arzneimittelprüfung, etwa durch das Trinken einer Zwiebellösung, einen Leistenbruch bekommen, an Aids erkranken oder eine Lungenembolie erleiden würde, erscheinen schwere Krankheiten mit leicht objektivierbaren Symptomen von vornherein kaum auf dem Radarschirm der Homöopathie. Einem ernsthaften Test muss sich Hahnemanns Lehre im Alltag also so gut wie nie aussetzen.

Ein zweiter Pfeiler ist die Zeit, die die Homöopathie den Patienten verschafft, um allein wieder gesund zu werden. Schließlich hat sich der menschliche Organismus im Laufe der Jahrmillionen seiner Entwicklung eine Vielzahl an Möglichkeiten zugelegt, um Viren, Bakterien, Einzeller, Pilze und Würmer zu bekämpfen, Wunden zu heilen, defekte Körperzellen zu eliminieren, Gewebe zu regenerieren – und wenn das alles nicht hilft, mit etwas Flickwerk zumindest ein leidliches Funktionieren zu sichern. Ein wenig Zeit gewinnt der

Homöopath bereits mit der Regel der »Erstverschlimmerung«. Würden Strategen der großen Pharmafirmen behaupten, dass es für die Effektivität ihrer Arznei spricht, wenn es den Patienten nach der Einnahme erst einmal schlechter geht, würde man sie auslachen. Homöopathen dürfen sich dagegen darin bestätigt sehen, auf dem richtigen Weg zu sein.

Noch mehr Zeit gewinnt der Homöopath mit der Regel des »Einzelmedikaments«. Laut Hahnemann darf immer nur jeweils ein Mittel eingesetzt werden. Wenn sich also der Zustand des Patienten nicht bessert – bei chronischen Krankheiten darf sich das auch hinziehen –, war es eben nicht das richtige Mittel. Und man probiert das nächste aus und das nächste und so weiter. Dass einem Homöopathen dieses Ausprobieren zugestanden wird, was einem Mediziner als wahlloses Herumdoktern ausgelegt werden würde, ist mit der Regel von der Verstimmung der Lebenskraft abgesichert. Denn aus den individuell abgefragten Symptomen ergibt sich bei jedem Patienten eine Fülle von Behandlungsmöglichkeiten, je nachdem, wie der Homöopath die einzelnen Symptome gewichtet. Die Suche der passenden Arznei wird deshalb auch als hohe Kunst angesehen, für die es jahrelange Erfahrung und gewissenhaftes Notieren derselben braucht. Und wenn der Kranke partout nicht gesund wird, gelang es eben gar nicht, die passende Arznei zu finden. Bei so viel fruchtloser Hingabe fragt sich womöglich auch der ein oder andere Patient, ob er für seine verstimmte Lebenskraft nicht selbst die Schuld trägt.

Ein dritter Pfeiler ist die Regel von der Unverträglichkeit von Homöopathie und Allopathie. Bleibt die Heilung aus, kann der Homöopath darauf verweisen, dass die allopathischen Mittel die homöopathischen in ihrer Entfaltung behindern. Vollends zum Persilschein wird diese Regel dadurch, dass sich die Hoffnung auf Heilung automatisch an die Schwere der Krankheit anpasst. Denn je kränker ein

Patient ist, desto größer ist die Wahrscheinlichkeit, dass er auch in medizinischer Behandlung ist – und desto geringer ist die Wahrscheinlichkeit, dass der Organismus sich selbst heilt, also vermeintlich von der Homöopathie profitiert. Und sollte der Patient nicht mehr in medizinischer Behandlung sein, hat eben eine zurückliegende Behandlung die Lebenskraft bereits irreversibel geschädigt. Zur Not reicht auch schon die Einnahme eines Genussmittels wie Kaffee, um die Unwirksamkeit eines homöopathischen Mittels zu entschuldigen.

Ein homöopathischer Arzt ist also in der denkbar günstigen Position, dass ein Versagen seiner Therapie für den Patienten nicht erfahrbar ist, ein »Erfolg« dagegen schon: Geht es dem Kranken nach der Behandlung besser, kann der Arzt das als Beweis für die Wirksamkeit der Homöopathie ausgeben. Geht es dem Patienten nach der Behandlung nicht besser, spricht das keinesfalls für die Unfähigkeit des Arztes oder gar für die Unwirksamkeit der Homöopathie, weil er sich darauf berufen kann, dass das richtige Mittel noch nicht gefunden wurde oder der Patient allopathisch verdorben ist. Geht es dem Kranken zunächst noch schlechter, ist das nach der Regel der Erstverschlimmerung zu erwarten. Und geht es dem Patienten anhaltend schlecht, weicht der Arzt, wie es der DZVhÄ fordert, halt doch auf die wissenschaftsbasierte Medizin aus, sodass Katastrophen wie der Tod des kleinen Luca, die der Homöopathie angelastet werden können, die ganz große Ausnahme bleiben. Das bedeutet: Der inneren Logik der Homöopathie folgend, ist es nicht nur möglich, sondern beinahe unausweichlich, dass Patienten und Ärzte positive oder zumindest keine negativen Erfahrungen mit der Homöopathie machen.

Diesen Erfahrungen vertrauen viele Menschen mehr als allen Beweisen der Naturwissenschaften und der Logik. Etwas selbst erlebt zu haben, der eigene Augenschein, die scheinbar schlüssige Begründung wiegen schwerer als alles andere. Allerdings weiß die moderne Medizin, dass dem eigenen Augenschein gründlich zu misstrauen ist, und so verlangt sie Beweise aus wissenschaftlichen Studien. Welche Versuche, die Homöopathie zu überprüfen, bislang unternommen wurden, warum diese Versuche der Homöopathie so viel Auftrieb gaben, dass sie heute die Wissenschaft instrumentalisiert, und warum das für unser Denken gefährlich ist, erläutern wir in Kapitel 3.

2 Sehnsucht nach dem Übernatürlichen: Warum Patienten so gern an Homöopathie glauben

Eine ganze Kommode voller Medikamente hatte die alte Dame zu Hause: für das schwache Herz, mit dem sie sich seit Jahren herumschleppte, gegen Depressionen und den zu hohen Blutzucker. Jahrelang hatte ihr Arzt fleißig Rezepte ausgestellt, und der Pflegedienst daheim achtete darauf, dass sie die bunte Mischung der Pillen regelmäßig nach Plan schluckte. »Nur auf ganz einfache, aber wichtige Dinge hat bei ihr niemand geachtet«, erinnert sich Margitta Dunkel, die erwachsene Enkeltochter der alten Dame. »Nach einem Krankenhausaufenthalt konnte meine Oma nicht aufstehen und hätte sich zu Hause im Bett fast wund gelegen. Die Haut am Rücken war gerötet und geschwollen und tat ihr sehr weh.« Da könne man wenig machen, ließ der Pflegedienst wissen und schob die Schuld auf das Personal im Krankenhaus, wo die Oma wohl nicht korrekt gebettet worden sei.

Verärgert über Ärzte und Pfleger ging Margitta Dunkel zum ersten Mal in ihrem Leben zu einem Heilpraktiker. Der empfahl eine Salbe mit Lebertran für die Großmutter. Nach wenigen Tagen Einreiben waren die Schwellung am Rücken und die Schmerzen verschwunden, und »der Pflegedienst machte große Augen«, erzählt Dunkel. Als einige Jahre später auch noch ihr Vater – »gestandener Handwerker ohne jeglichen Sinn für Esoterik« – seine chronischen Schmerzen im rechten Arm durch Akupunktur und Massagen beim Heilpraktiker wieder loswurde, fühlte sie sich noch mehr darin bestärkt, auch für sich selbst auf Alternativmedizin zu setzen.

Inzwischen geht Margitta Dunkel seit zwölf Jahren regelmäßig zu einem Heilpraktiker und zu einer homöopathisch tätigen Ärztin, hauptsächlich wegen ihrer Allergien gegen Hausstaub und Birkenpollen: »Früher musste ich mich deshalb ständig räuspern und hustete dauernd.« Oft kam auch noch eine Kehlkopfentzündung mit Heiserkeit dazu. Jedes Frühjahr war eine Quälerei, an manchen Tagen wäre sie am liebsten gar nicht rausgegangen in die pollenverseuchte Luft. Ihr damaliger Hausarzt verschrieb ihr mal ein Nasenspray, mal Hustensaft oder Halstabletten gegen Erkältung – alles ohne nachhaltigen Erfolg. Schließlich überwies er sie auf ihr Bitten hin zum Lungenfacharzt. »Doch der hat mich nur in einen Apparat pusten lassen und meine Atemfunktion gemessen. Dann bekam ich ein Asthmaspray verschrieben und war wieder draußen. Ich fühlte mich einfach nur schnell abgefertigt und als Patientin nicht ernst genommen, so als hätte die Therapie gar nichts mit mir persönlich zu tun.«

Als sie dann vor zwölf Jahren zum ersten Mal bei ihrem Heilpraktiker saß, fragte der nicht nur nach den Atemwegsbeschwerden, sondern gleich viel umfassender nach ihrer Gesundheit und ihren Lebensumständen, nach Familie und Beruf. Außerdem ließ er ihr Blut im Labor untersuchen. Am Ende empfahl er ihr homöopathische Tabletten gegen Heuschnupfen und homöopathische Tropfen zur Stärkung des Immunsystems. Außerdem unterzog sich Margitta Dunkel einer Eigenblutbehandlung und einer Farblichttherapie. Heute leidet sie deutlich weniger unter allergischen Symptomen: »Wenn ich die Homöopathika nehme, reagieren meine Atemwege viel weniger auf Staub und Pollen. Inzwischen habe ich meine Allergien so weit im Griff, dass ich im Job und im Alltag gut klarkomme. Auf Birkenpollen reagiere ich gar nicht mehr.« Konventionelle Allergie-Medikamente oder Antibiotika schluckt sie heute nur noch im Ausnahmefall. Dass die Wirkung der Homöopathika bei ihr Zufall oder nur ein Placebo-Effekt sein könnte, glaubt sie nicht. »Obwohl mir klar ist, dass Bewusstsein und Psyche schon eine große Rolle spielen beim Gesundwerden. Wenn es der Psyche nicht gut geht, wird schließlich auch der ganze Mensch krank. Der Körper folgt der Seele.«

Die Begeisterung für die Homöopathie

Homöopathie ist beliebt. Wer im Freundeskreis danach fragt, hat schnell ein Dutzend Anwender und Anhänger zusammen – von den Ab-und-zu-Ausprobierern bis zu den Missionaren mit nie versiegender Kügelchen-Hausapotheke. Die einen therapieren ihre Kopfschmerzen, andere den Schnupfen und die blauen Flecken ihres Kindes mit Globuli. Politiker, Sportler und Musiker bekennen sich ohnehin längst zu Kügelchen, Tabletten oder Tropfen aus potenzierter Produktion.

Die Begeisterung scheint sogar zuzunehmen: Bei einer im Jahr 2009 durchgeführten repräsentativen Umfrage des Instituts für Demoskopie Allensbach unter 1853 Deutschen ab 16 Jahren gaben 53 Prozent der Erwachsenen an, schon einmal homöopathische Mittel verwendet zu haben. Vergleicht man nur die westdeutschen Zahlen, hat sich der Anteil der Homöopathie-Verwender seit 1970 von 24 auf 57 Prozent mehr als verdoppelt. Auch der Bekanntheitsgrad homöopathischer Arzneien beeindruckt: 92 Prozent der Befragten in Ost und West hatten schon einmal davon gehört. Allerdings fiel auf, dass die meisten Befragten nur vage Vorstellungen von Homöopathika hatten: Mehr als 70 Prozent (bezogen auf Westdeutschland) derer, denen Homöopathika ein Begriff waren, verstanden darunter allgemein Naturheilmittel oder Präparate aus Pflanzen. Nur 17 Prozent nannten wenigstens eins der homöopathischen Grundprinzipien: Verdünnung oder Ähnlichkeitsprinzip.

Auch als im Jahr 2010 das Meinungsforschungsinstitut forsa im Auftrag des Globuli-Marktführers Deutsche Homöopathie-Union (DHU) 2000 Erwachsene anrufen ließ, bekannte sich knapp die Hälfte der Befragten zu Erfahrungen mit Homöopathie. Jeder Dritte davon nutzte die Mittel nach eigenem Bekunden sogar »häufig« bis »fast immer« bei Beschwerden. Besonders hoch waren die Quoten in Westdeutschland, unter Frauen und unter den 30- bis 44-Jährigen. Knapp zwei Drittel der Erfahrenen kaufen sich die Mittel meist selbst in der Apotheke und therapieren sich auf eigene Faust. Ein Drittel bekommt sie eher vom Arzt.

Die einen setzen auf sogenannte Komplexmittel, die eine Mischung homöopathischer Inhaltsstoffe enthalten und oft nicht so stark verdünnt sind. Andere nehmen Einzelmittel nach der reinen Lehre Samuel Hahnemanns – oft als extrem verdünnte »Hochpotenzen«, die keinerlei Wirksubstanz mehr enthalten. Und alle sind überzeugt, dass es ihnen durch die Präparate besser geht, obwohl in ihren Medikamenten meist nichts vorhanden ist, was pharmakologisch in ihrem Körper aktiv werden oder gar heilen könnte.

Das Sandkastenspiel

Diskussionen um die Homöopathie finden gelegentlich etwa nach folgendem Schema statt: »Also mir (alternativ: meinem Mann/meinem Kind/meiner Tante/meinem Hund) haben die Kügelchen wunderbar geholfen. Musst du auch mal probieren!« – » Unsinn, da ist doch gar nichts drin, was wirkt!« – »Aber es hilft!« – »Kann nicht sein!« – »Doch!« – »Nein!« Spätestens hier schwillt die Lautstärke an, besonders, wenn es um die gefühlt beste Therapie für die eigenen Kinder geht. Sitzen dabei zwei Mütter mit ihren Kleinen im Sandkasten, sollte die in Deckung gehen, die gerade keine Schaufel in der Hand hat.

Solche Diskussionen führen zu nichts, außer zu schlechter Laune auf beiden Seiten durch die Pattsituation »Aussage gegen Aussage«. Selbst wenn man im Bekanntenkreis täglich auf solche Heilungsgeschichten stoßen würde, behielte der unter Wissenschaftlern beliebte Satz seine Gültigkeit: »Der Plural von Anekdote ist nicht Daten.« Sondern Anekdoten. Und die können keine Wirksamkeit von Homöopathie belegen (siehe Kapitel 3).

Der entzauberte Arzt

Noch vor wenigen Jahrzehnten galt der Arzt als eine Art unfehlbarer Halbgott im weißen Kittel, den man ehrfürchtig meist mit »Herr Doktor« anredete und dessen Urteil man vertraute. Doch heute, in einer Zeit, in der der Kunde Patient sich im Internet informiert, bei seiner Behandlung mitreden und nicht nur medizinisch, sondern auch entgegenkommend behandelt werden will, können Mediziner nicht mehr allein kraft ihrer Autorität überzeugen. In Umfragen bemängeln Patienten immer wieder, dass Ärzte sich kaum Zeit nehmen und zu wenig Verständnis für die Leiden ihrer Klientel aufbringen. Gerade mal acht Minuten widmet sich ein niedergelassener Mediziner im Schnitt einem Kranken, dem Klinikarzt bei der Visite bleiben gar nur vier Minuten. Oft haben die Ärzte wenig Spielraum: Für das intensive Gespräch mit ihren Patienten bekommen sie weit weniger Geld als etwa für eine Kernspinuntersuchung.

Schon nach elf bis 24 Sekunden fällt ein Allgemeinarzt dem Kranken, der seinen Zustand schildert, zum ersten Mal ins Wort. Vielen Krankenhausärzten attestiert eine Doktorarbeit aus dem Jahr 2004 ein eher geringes Interesse an einer aktiven Teilhabe ihrer Patienten: Das Kommunikationsverhalten der Mediziner weise »in Richtung eines Aktiv-Passiv-Modells, in dem die Autonomie des Patienten eingeschränkt und die Mitarbeit des Patienten eher reaktiver Natur ist«.

Kein Wunder, dass sich viele von ihren Doktoren abgefertigt und bevormundet fühlen.

Konventionelle Medizin: Drei unbequeme Wahrheiten

Doch selbst der nette und partnerschaftliche Arzt, der seinen Patienten auf Augenhöhe seriös und voller Empathie die Vor- und Nachteile einer Therapie erläutert, steht vor mindestens drei Problemen, die er ihnen gelegentlich als unbequeme Wahrheiten kundtun muss.

Erstens bietet auch die moderne Medizin von heute längst nicht für alle Beschwerden eine Lösung. Der teuerste Maschinenpark inklusive Kernspin- und Computertomograf ist oft nicht in der Lage, die Ursache quälender Rücken- oder Kopfschmerzen aufzuspüren. Chronische Krankheiten wie Allergien, Schuppenflechte oder Neurodermitis setzen die Betroffenen unter hohen Leidensdruck, entziehen sich aber häufig einer wirksamen Behandlung. Manche Menschen mit chronischen Darmbeschwerden suchen eine Arztpraxis nach der anderen auf, ohne dass jemals eine eindeutige Ursache dafür gefunden wird. Und auch die immer größere Zahl ausgefeilter Krebsmedikamente kann nicht darüber hinwegtäuschen, dass Tumoren bei vielen Menschen nicht heilbar sind.

Zweitens erscheinen zwar jeden Tag rund um den Globus unzählige Studien in internationalen Medizinjournalen, und die evidenzbasierte Medizin (siehe Kapitel 3) hat durch internationale Wissenschaftsstandards die Heilkunst von heute so fundiert und transparent gemacht wie nie. Doch obwohl die Zahl der Studien sich rapide vermehrt, stochern Ärzte bei vielen Krankheiten immer noch im Nebel, welche Therapie für den Patienten am nützlichsten ist, der ihnen gerade gegenübersitzt. Zu oft fehlen ausgerechnet zu klinisch besonders relevanten Fragen aussagekräftige Daten. Viele Untersuchungen sind zudem schlecht geplant oder nicht miteinander vergleichbar. In der Chirurgie beruhen nur schätzungsweise 20 Prozent aller OP-Techniken auf hochwertigen wissenschaftlichen Daten. Und selbst wenn zu einer Therapie aussagekräftige Studien vorhanden sind, liefern sie nicht immer die erwünschte klare Antwort. So kann die evidenzbasierte Medizin im stetig wachsenden Wust wissenschaftlicher Daten den Patienten oft das nicht vermitteln, was sich viele so sehnlich von ihrem Arzt erhoffen: das warme und beruhigende Gefühl, mit einer klaren und einfachen Lösung nach Hause geschickt zu werden. Und nicht zuletzt erscheint vielen ein Wissenschaftsbetrieb unterkühlt und zahlenfixiert, der Kranke anscheinend nur noch auf Basis von Daten betrachtet, um daraus Statistiken über Krankheiten zu erzeugen. Wo bleibt da der einzelne Mensch, seine Seele, die Natur?

Drittens kommt ein Arzt oft nicht darum herum, seine Patienten über unangenehme Nebenwirkungen der von ihm verschriebenen Arzneimittel aufzuklären. Ohnehin haftet der wissenschaftsbasierten Medizin der Ruch an, notfalls alles mit der chemischen Keule niederzustrecken: Eine Bronchitis wird mit Antibiotika traktiert, der zu hohe Blutdruck mit potenten Arzneien gedrückt, und selbst bei psychischen Problemen hat der Arzt ein ganzes Pharma-Portfolio in petto – Nebenwirkungen inklusive. Medikamentenängste sind unter deutschen Patienten weitverbreitet. Das geht so weit, dass viele die vom Arzt verschriebenen Mittel gar nicht erst einnehmen. Allein die direkten Kosten dieser Verweigerungshaltung wurden vor längerer Zeit für Deutschland auf sieben bis zehn Milliarden Euro pro Jahr geschätzt – unter anderem, weil sich der Zustand vieler Kranker ohne ihre Medikamente so stark verschlechterte, dass sie in Kliniken eingeliefert werden mussten. Verschiedene Umfragen im Rahmen des Bertelsmann Gesundheitsmonitors 2011 an insgesamt mehr als 1700 Erwachsenen belegen eindrucksvoll die großen Vorbehalte gegenüber dem Rezeptblock: Mehr als die Hälfte der Befragten stimmte »eher« oder »völlig« der Aussage zu, dass Ärzte zu oft Medikamente verschreiben. 53 Prozent waren sogar der Meinung: »Letztlich sind Medikamente Gift«, und 77 Prozent erklärten, Naturheilmittel seien »sanfter als Medikamente«. Jeder Fünfte von denen, die in letzter Zeit Medikamente genommen hatten, fühlte sich durch Informationen auf dem Beipackzettel »eher stark« oder »sehr stark« verwirrt oder beunruhigt. Die Autoren des Gesundheitsmonitors zogen aus mehreren Antworten das Zwischenfazit, dass jeder sechste Arzneikonsument »gegenüber Medikamenten generelle Vorbehalte oder Ängste« habe.

Homöopathie befriedigt Bedürfnisse

Wenn die konventionelle Medizin den grundsätzlichen Wünschen und Ansprüchen ihrer Kunden heute nicht mehr nachkommen kann, verwundert es kaum, dass viele ihr den Rücken zuwenden und ausschließlich oder zumindest ergänzend die Dienste der Alternativmedizin in Anspruch nehmen. Schon seit Jahren schreiben Forscher die große Nachfrage nach alternativen Heilmethoden den veränderten Erwartungen der Patienten an Arzt und Medizin zu: Der Kranke von heute will nicht einfach nur gesund werden. Er will sich dabei auch ernst genommen und gut aufgehoben fühlen – und nebenher möglichst wenige Risiken bei der Therapie eingehen. Die Rahmenbedingungen der Homöopathie sind dabei in geradezu idealtypischer Weise geeignet, solche Erwartungen und Hoffnungen zu befriedigen.

Eine klassische Homöopathie-Behandlung beim Arzt beginnt in der Regel mit einem langen und intensiven Arzt-Patienten-Dialog, der sogenannten Erstanamnese. Mindestens eine, oft sogar zwei oder mehr Stunden kann eine solche Anamnese dauern. In der Regel folgen darauf noch mehrere ausführliche Konsultationen, bis auf dieser Basis das nach homöopathischer Vorstellung »passende« Mittel gefunden ist. Die Ärzte können sich diese Zeit nehmen, weil sie das ausführliche Gespräch – anders als bei einer konventionellen Anamnese – privat mit dem Patienten abrechnen oder im Rahmen spezieller Verträge von Krankenkassen erstattet bekommen. Selbst wenn dabei nur ein bunt zusammengewürfelter Katalog aller möglichen Symptome Punkt für Punkt abgehakt wird, kommen beim Klienten doch wohltuende Signale an: Hier nimmt sich jemand Zeit für mich und betrachtet mich als ganzen Menschen mit all meinen Eigenheiten. Hier bekomme ich erst mal eine klare Analyse meiner Probleme und werde nicht schnell mit der Standardtherapie für alle abgefertigt. Mein Arzt traktiert mich nicht mit komplizierten Statistiken darüber, was anderen Leuten geholfen hat, sondern sucht ein Mittel ganz speziell für mich. Welcher »Kunde Patient« würde sich bei solcher Vorzugsbehandlung nicht wohlfühlen – vielleicht sogar ein bisschen gebauchpinselt?

Viele Menschen setzen offenbar große Hoffnungen in die Homöopathie, da ihnen die Medizin bisher nicht helfen konnte. Häufig sind es Menschen mit chronischen Leiden wie Allergien oder Migräne, die homöopathische Ärzte konsultieren. Auch viele Krebspatienten unter dem hohen Leidensdruck einer tödlichen Krankheit vertrauen auf Homöopathie und andere alternativmedizinische Verfahren: Laut einer Befragung von fast 1000 Tumorpatienten aus 14 europäischen Ländern (allerdings ohne Deutschland) nutzten im Schnitt knapp 36 Prozent auch alternativmedizinische Methoden. Homöopathie war dabei neben pflanzlichen Heilmitteln unter den häufigsten Verfahren, auch wenn sie insgesamt nur von sechs Prozent der Anwender genutzt wurde. Verschiedenen Studien zufolge erhoffen sich Tumorpatienten unterschiedliche Dinge von alternativmedizinischen Methoden: dass sie ihr Leben verlängern, eventuell die Krankheit besiegen und mentale Kräfte bei ihnen freisetzen. Manche gaben auch explizit an, sie seien von der wissenschaftsbasierten Medizin enttäuscht und der Meinung, konventionelle Therapien könnten ihnen nicht mehr helfen.

Nicht zuletzt beruhigt die Vorstellung von »sanften« Homöopathika all jene, die sich vor den Nebenwirkungen konventioneller Medikamente fürchten: Wer Globuli, Tabletten oder Tropfen zu sich nimmt, tut das zwar, weil er sich davon eine Wirkung erhofft, weiß aber auch (oder ahnt es im Stillen), dass darin keine pharmakologisch relevante Konzentration einer Wirksubstanz mehr vorhanden ist. Nichts also, was einem schaden oder worauf man allergisch reagieren könnte.

Aber wie können dann so viele Patienten die Erfahrung machen, dass es ihnen nach der Behandlung mit diesem »Nichts« so viel besser geht? Vorausgesetzt, die Beschwerden haben sich tatsächlich gebessert und die Therapie hatte ihren Anteil daran, dann deshalb, weil vieles an der Homöopathie nicht nur menschliche Bedürfnisse befriedigt, sondern auch das Potenzial in sich trägt, gesund zu machen. Während es allerdings aus naturwissenschaftlicher Sicht unmöglich ist, dass Globuli, Tabletten oder Tropfen ohne ein einziges Wirkstoffmolekül heilen können (siehe Kapitel 1), existiert sehr wohl eine wissenschaftlich plausible Erklärung, wie Homöopathie wirkt. Man weiß sogar, dass dieses Rundumpaket bei vielen Krankheiten hoch wirksam sein kann. Um das zu erklären, muss man sich allerdings näher mit einem Begriff befassen, der bei den Anhängern von Hahnemanns Lehre ungefähr so beliebt ist wie Fußpilz: dem Placebo-Effekt.

Placebo-Effekte – handfester als gedacht

Noch immer hält sich hartnäckig die Idee, der Placebo-Effekt existiere lediglich in der Phantasie der Patienten: Wer eine Tablette schlucke, in der sich keine pharmakologisch wirksame Substanz befinde, und dennoch gesunde, der sei wohl ein Sensibelchen, das sich seine Besserung bloß einbilde, so die landläufige Meinung. Eine Vorstellung, die so begrenzt wie falsch ist.

Begrenzt, weil inzwischen klar ist, dass es den einen Placebo-Effekt nicht gibt, sondern man darunter einen ganzen Strauß von Phänomenen zusammenfassen kann, von denen viele mit Pillen nichts zu tun haben.

Falsch, weil die Forschung zwar zutage gefördert hat, dass nicht jeder gleichermaßen auf Placebos reagiert. Das lässt sich aber nicht daran festmachen, ob man auch sonst im Leben als besonders sensibel oder manipulierbar auffällt. Nach einer speziellen »Placebo-Persönlichkeit« suchten Forscher bisher vergeblich. Auch Menschen, die sich nach eigenem Bekunden für besonders rational oder nüchtern halten, sind nicht immun gegen Placebo-Effekte, weil sich ein Großteil dieser Reaktionen gar nicht auf der bewussten Ebene abspielt. Möglicherweise gibt es genetische Gründe dafür, dass nicht jeder gleich auf Placebos reagiert, doch die Forschung dazu steht erst ganz am Anfang.

Falsch ist auch die Idee von der Einbildung: Zahlreiche Studien haben inzwischen belegt, dass Placebo-Effekte in der Lage sind, handfeste biologische Veränderungen in Gehirn, Rückenmark, Immunsystem, Verdauungstrakt oder Herzkranzgefäßen auszulösen, die sich messen lassen. Zudem ist inzwischen längst nicht nur die Placebo-Besserung subjektiv erlebter Symptome wie Schmerz nachgewiesen, sondern zum Beispiel auch ein Einfluss auf die Immunreaktion, den Probanden im Versuch zwar nicht bemerkten, der sich aber eindeutig in ihrem Blut nachweisen ließ.

Die Untersuchung von Placebo-Effekten im weitesten

Sinne ist heute ein boomendes Forschungsfeld, auf dem sich Mediziner, Psychologen, Neurobiologen und Immunologen tummeln. Tausende von Fachartikeln sind dazu schon erschienen – und ihre Zahl wächst immer schneller. Das wissenschaftliche Interesse an Placebo-Effekten sei »in den letzten Jahren dramatisch gewachsen«, schrieben die Münchner Placebo-Forscherin Karin Meißner und ihre Kollegen kürzlich in einem Fachartikel. Andere Wissenschaftler bezeichnen das, was sich auf diesem Gebiet zurzeit tut, geradezu als »Explosion«.

Ärzte und Rituale – eine heilsame Kombination

»Placebos sind keine inaktiven Substanzen, wie man bisher glaubte. Sie bestehen aus Worten und Ritualen, Symbolen und Bedeutungen, und all diese Elemente sind aktiv dabei, das Gehirn des Patienten zu prägen«, schrieb im Jahr 2010 ein Team um den Italiener Fabrizio Benedetti im Fachjournal *Neuropsychopharmacology Reviews*. Der Turiner Arzt und Physiologe gilt als einer der weltweit führenden Köpfe, wenn es um die Neurobiologie von Placebo-Effekten geht. Schon vor Jahren formulierten er und andere Forscher die wichtige Erkenntnis, dass es Medizin ohne Placebo-Effekte wahrscheinlich gar nicht gibt: Praktisch alles, was wir rund um eine Therapie erwarten und erleben, hat für uns eine Bedeutung und kann sich auf unsere Genesung auswirken. Viele Wissenschaftler sprechen daher auch von sogenannten Kontext-Effekten, die jegliche medizinische Prozedur umgeben – und erheblichen Einfluss auf unsere Psyche und auf das Behandlungsergebnis ausüben können. Eine Fülle von Studien hat inzwischen solche Effekte auf diverse Leiden belegt: auf verschiedene Formen von Schmerz, auf Heuschnupfen und andere Allergien, Reizdarmsyndrom oder die Parkinson-Krankheit.

Der wahrscheinlich mächtigste Kontext-Faktor ist dabei

die Beziehung zwischen Arzt und Patient: Schon wenn Herr oder Frau Doktor in Weiß dem Kranken gegenübertritt, lässt sich bei vielen Patienten eine Reaktion feststellen, die als »Weißkittel-Hypertonie« bekannt ist: Der Blutdruck schießt in die Höhe, vielleicht weil der Kranke insgeheim Angst vor dem Arztbesuch hat, weil er sich fragt, welche Prozeduren er wohl noch über sich ergehen lassen muss, oder weil der Doktor ihm sehr autoritär oder respekteinflößend erscheint.

Umgekehrt zeigen zahlreiche Studien, dass ein Arzt allein durch sein Auftreten den Genesungsprozess in Gang setzen kann, ohne eine im klassischen Sinne wirksame Therapie zu verabreichen. Der Brustton der Überzeugung, mit dem der Doktor einem Patienten seine Diagnose verkündet, kann dazu führen, dass es diesem augenblicklich besser geht: Wer kennt nicht das gute Gefühl, vom Arzt eine klare Ursache für langwierige Beschwerden offenbart zu bekommen? Endlich hat das Kind einen Namen. Stellt der Mediziner außerdem noch baldige Genesung in Aussicht, fühlt man sich allein dadurch schon ein bisschen gesünder. Bereits in den 1980er-Jahren zeigte eine im *British Medical Journal* publizierte Untersuchung eindrucksvoll, wie sich triviale, aber lästige Symptome wie Husten, Hals-, Kopf- oder Rückenschmerzen allein dadurch lindern lassen, dass der Arzt – quasi als lebendes Placebo – eine angeblich sichere Diagnose stellt und zuversichtlich erklärt, dass man die Krankheit bald los sein werde. Der Effekt war sogar unabhängig davon, ob der Doktor seinen Rezeptblock zückte und Placebo-Pillen verschrieb – Hauptsache, er strahlte Sicherheit und Zuversicht aus. Patienten mit klarer Diagnose, die die Botschaft hörten, dass bei ihnen gar keine Medikamente vonnöten seien, ging es bald besser als denen, die vom Arzt im Unklaren gelassen wurden und ein Placebo bekamen mit dem Hinweis, der Doktor wisse auch nicht, ob das etwas bringen werde.

Besonders groß scheint der Therapieerfolg von Ärzten zu

sein, die den Kranken viel Zeit widmen und dabei anteilnehmend und einfühlsam vorgehen. So konnte vor einigen Jahren eine Studie an Patienten mit Reizdarmsyndrom zeigen, dass der Arzt als partnerschaftlicher Unterstützer seiner Patienten besonders gesundheitsfördernd wirkt: Mehr als 250 von Durchfall, Verstopfung oder Bauchschmerzen Geplagte wurden in drei Gruppen eingeteilt: Die erste setzte man nur auf eine Warteliste, und eine zweite bekam als Placebo eine »Scheinakupunktur«, bei der die Nadeln die Haut nur berührten, aber nicht durchstachen. Eine dritte Gruppe erhielt ebenfalls die Pseudo-Nadelung, allerdings verbunden mit langen Gesprächen, in denen sich der Arzt umfassend und voller Anteilnahme nach Krankheits- und Leidensgeschichte erkundigte. Schon die Prozedur einer Scheinakupunktur zeigte deutliche Wirkung: Nach drei Wochen berichteten 44 Prozent der Pseudo-Gestochenen von einem Nachlassen ihrer Symptome. Doch den mit Abstand größten Effekt – mit einer Besserung bei fast zwei Dritteln der Teilnehmer – erzielten Scheinakupunktur plus reichlich Zuwendung durch den Doktor.

Die Studie zeigte noch etwas: Wir reagieren offensichtlich auf medizinische »Rituale«, deren Bedeutung wir verinnerlicht haben und denen wir eine heilsame Wirkung unterstellen. Schon eine Pille ist nicht einfach eine Pille, sondern wir wissen oder ahnen, dass sie etwas enthält, das sich in unserem Körper bemerkbar machen wird. Das Verschreiben von Tabletten auf dem typischen Arztrezept, mit dem man sodann in die Apotheke zieht, wo Pharmazeuten (auch im weißen Kittel) riesige Schubladen mit Arzneipackungen aufziehen, um das richtige Mittel herauszusuchen, ist ein zutiefst ritualisiertes Vorgehen, von dem wir uns Besserung erhoffen.

Auch eine Akupunktur wird nicht einfach als Piks in die Haut verstanden, sondern als eine mit Bedeutung und Sinn aufgeladene Prozedur, die den Zweck hat, gesund zu machen. In der erwähnten Studie reichte die Kombination aus Akupunkturritual plus einfühlsamem Arzt übrigens durchaus an die Wirksamkeit »echter« Reizdarmmedikamente heran.

Man weiß sogar aus Studien, dass nicht alle Placebos gleichermaßen wirken: Schmecken sie nach bitterer Medizin, haben sie besonders großen Effekt. Schillernde Kapseln sind potenter als einfache Tabletten. Vier wirkstofffreie Pillen am Tag bekämpfen Magen-Darm-Geschwüre erfolgreicher als zwei. Rosafarbene Placebos steigern die Konzentration besser als blaue. Als teuer angepriesene angebliche Schmerzmittel lindern körperliche Pein effektiver als Billig-Placebos. Schmerzhafte Spritzen sind Tabletten überlegen. Die Infusion einer wirkungslosen Kochsalzlösung, die Probanden als wirksames Schmerzmittel verkauft und ihnen vor ihren Augen gespritzt wurde, erwies sich als ähnlich wirksam wie sechs bis acht Milligramm Morphin, von dessen Injektion die Patienten nichts mitbekamen.

Besonders groß scheint die Macht der Operation als Königin unter den Arztritualen zu sein: Wenn ein Patient schon vorher fasten muss, in der Klinik aus seiner Alltagskleidung in ein spezielles Hemd schlüpft und dann in den Operationssaal geschoben wird, wo sich bereits ein ganzes Team vermummter Ärzte und Schwestern um den Tisch versammelt hat, nimmt der Ritus schon fast religiöse Züge an. Für Patienten mit Kniearthrose konnte vor einigen Jahren gezeigt werden, dass Placebo-OPs mit großem Zinnober praktisch genauso gute Ergebnisse zeigten wie das volle Programm einer Kniespiegelung mit Gelenkspülung oder mechanischer Glättung des Knorpels. Den zum Schein Operierten wurde nur oberflächlich die Haut am Knie aufgeschnitten – allerdings unter aufwendigem Herumhantieren mit medizinischem Gerät. Noch nach zwei Jahren berichteten die Placebo-Probanden über bessere Beweglichkeit und weniger Schmerzen – so wie die tatsächlich am Knie Operierten.

Die Macht der Psyche

Bessern sich Krankheitssymptome durch Placebo-Rituale, führen Wissenschaftler das neben dem wohltuenden Einfluss eines empathischen Arztes vor allem auf zwei psychologische Phänomene zurück.

Zum einen kann eine solche Besserung das Ergebnis der Erwartungen an den Arztbesuch oder eine bestimmte Therapie sein. Dabei gehen Wissenschaftler davon aus, dass höhere Erwartungen meist auch verbunden sind mit größeren Effekten auf die Besserung eines Leidens. Allerdings mit der Einschränkung, dass sich Placebo-Mechanismen häufig der bewussten Wahrnehmung entziehen. Man kann sich zwar bewusst machen, ob man große oder auch gar keine Hoffnungen gegenüber einer Therapie hegt. Der Placebo-Effekt kann sich aber trotzdem ganz anders zeigen als gedacht, wenn das Unterbewusstsein das Ruder übernimmt. Besonders interessant ist in diesem Zusammenhang ein Phänomen, das vor wenigen Jahren wissenschaftlich untersucht wurde: der Placebo-Effekt des aufgeklärten Kranken. Im Jahr 2010 sorgte die Veröffentlichung einer US-Studie an 80 Reizdarmpatienten für Furore unter Ärzten. Bis dato war man weitgehend davon ausgegangen, dass Placebos nur wirken, wenn sie Probanden als »echte« Medikamente verkauft werden. Doch in dieser Untersuchung wurden die Placebo-Schlucker zuvor vom Arzt darüber aufgeklärt, dass sie wirkstofffreie Mittel bekommen sollten – allerdings mit dem wichtigen Zusatz, dass solche Pillen in Studien schon anderen Reizdarmpatienten geholfen hatten, weil sie deren Selbstheilungskräfte aktivierten. Nach dem Gespräch erhielten die Patienten ein Fläschchen mit bunten Kapseln, auf dessen Etikett deutlich »Placebo-Pillen« stand und »Nehmen Sie zwei Pillen zweimal am Tag«. Drei Wochen später ging es den informierten Placebo-Probanden im Schnitt deutlich besser als den Mitgliedern einer zweiten Gruppe, die keine Pillen bekommen hatte. Die Wissenschaftler schrieben das unter anderem den positiven Erwartungen zu – obwohl die Kranken wussten, dass sie von den Pillen keinen pharmakologischen Effekt erwarten durften.

Zum anderen sind Placebo-Phänomene das Ergebnis von Lernprozessen. Auch hier heißt Lernen nicht, dass wir uns bewusst »merken« würden, dass eine Behandlung oder ein bestimmtes medizinisches Ritual uns Linderung verschafft. Wir reagieren eher unbewusst wie der Pawlow'sche Hund, der beim Klingeln einer Glocke zu fressen bekam und derart auf die Verbindung von Geräusch und Fressen konditioniert war, dass er schon beim bloßen Klingeln anfing zu sabbern. Die von Homöopathie-Anhängern immer wieder vorgebrachte Behauptung, Homöopathie-Effekte bei Tieren seien ein Beleg für eine Wirksamkeit, weil es bei Tieren keinen Placebo-Effekt gebe, ist nicht zuletzt deshalb absurd, weil der Pawlow'sche Hund das prominente Beispiel für eine klassische Konditionierung und damit für einen der wichtigsten Placebo-Mechanismen darstellt. Mäuse und Ratten benutzt man gerade wegen ihrer Placebo-Fähigkeit als Modelle für neurobiologische Aspekte menschlicher Placebo-Effekte. Und auch wer schon einmal versucht hat, seine Hauskatze in den Tragekorb zu stopfen, in dem sie schon dreimal zum Tierarzt getragen wurde und eine Spritze verpasst bekam, der ahnt, welche Assoziation sich im Kopf der Mieze verfestigt hat. Auch bei kleinen Kindern wurden schon Placebo-Phänomene beobachtet. Kinder mit Epilepsie reagieren dabei möglicherweise sogar stärker als erwachsene Patienten.

Unsere Glocke im Pawlow'schen Sinne ist das medizinische Ritual, etwa das Verabreichen einer Pille oder das Setzen einer Spritze – alles, was wir gelernt haben, mit baldiger Besserung zu verbinden. Unser »Sabbern« ist die tatsächliche Besserung unserer Symptome, selbst wenn uns beim Ritual nichts Wirksames verabreicht wurde. Wissenschaftler erklären so zum Beispiel die Wirksamkeit von Placebo-Effekten bei Schmerzen: Bei manchen Patienten genügt schon der Anblick einer Spritze, die angeblich ein Schmerzmittel enthält, damit die Beschwerden nachlassen. Andere reagieren erst auf den Piks der Injektion, wieder andere auf die Umgebung der Arztpraxis. Auch Depressionen oder Symptome der Parkinson-Krankheit lassen sich mit Placebo-Prozeduren lindern. Sogar die Aktivität der Immunzellen in unserem Blut lässt sich durch Scheinmedikamente dämpfen: Verabreicht man Probanden immer wieder einen markant schmeckenden Drink zusammen mit einem das Immunsystem unterdrückenden Medikament, dessen Wirkung nicht zu spüren ist, kann man irgendwann die Arznei weglassen. Dann reicht allein der Geschmack des Getränks, um die Immunzellen weiter auf Sparflamme zu halten. Forscher vermuten, dass eine solche »erlernte« Unterdrückung von Immunreaktionen Placebo-Effekte bei Allergikern erklären könnte.

Und interessanterweise scheint es sogar möglich zu sein, sich Placebo-Effekte – vereinfacht gesagt – von anderen abzugucken: Wenn jemand beobachtet, dass eine Prozedur bei einem anderen wirkt (selbst wenn der das nur simuliert), ist die Wahrscheinlichkeit erhöht, dass sie später auch beim Zuschauer anschlägt. »Soziales Lernen« nennen Psychologen dieses Phänomen.

Das Gehirn als biologische Hausapotheke

Zu den Meilensteinen der jüngeren Placebo-Forschung gehören Erkenntnisse darüber, wo in unserem Nervensystem Placebo-Effekte Stoffwechselveränderungen anschieben, die sich beobachten und messen lassen. Bildgebende Verfahren wie die Positronen-Emissions-Tomografie (PET) haben viel dazu beigetragen, die neurobiologischen Mechanismen von Placebo-Effekten zu erhellen. Inzwischen weiß man: Unser Gehirn verteilt wie eine biologische Apotheke körpereigene Medikamente im Organismus. Und zu verschiedenen Leiden gehören offensichtlich sogar verschiedene Placebo-Mechanismen.

So dämpft der Glaube an die schmerzlindernde Wirkung eines Scheinmedikaments zum Beispiel die Aktivität im Thalamus. Diese walnussförmige Doppelstruktur tief im Gehirn agiert als eine Art »Pförtner« und leitet Schmerz und viele andere Informationen weiter. Ist sie weniger aktiv, kommen weniger Schmerzsignale in anderen Hirnregionen an. Gleichzeitig wird ein Teil der Großhirnrinde direkt hinter unserer Stirn überaktiv und regelt auf diese Weise die Schmerzwahrnehmung in anderen Zentren des Hirns herunter. Außerdem gibt unser Gehirn körpereigene Drogen ab, sogenannte endogene Opioide, und auch das Rückenmark beteiligt sich aktiv an der Placebo-Schmerzdämpfung.

Demgegenüber basiert der Effekt bei Parkinson-Patienten vor allem auf dem Botenstoff Dopamin, der eine große Rolle im Belohnungssystem des Gehirns spielt. Über dieses Netzwerk werden unsere Erwartungen und Hoffnungen an eine Therapie zu Placebo-Reaktionen verarbeitet. Bei Parkinson-Patienten, die glaubten, ein wirksames Medikament zu bekommen, stieg die Konzentration von Dopamin im Belohnungssystem an. Gleichzeitig konnten die Patienten, die sonst mit Lähmungen kämpften, ihre Hände wieder besser bewegen. Der Dopamin-Mechanismus könnte auch den Placebo-Effekt anderer Krankheiten erklären: Erwarten wir eine gesundheitliche Besserung, interpretiert unser Gehirn das ähnlich, als würden wir eine »Belohnung« bekommen.

Homöopathie – große Erwartungen an winzige Kügelchen

Die Liste der bekannten Placebo-Phänomene ist so lang, dass man sie an dieser Stelle noch fortsetzen könnte. Und mit vielen dieser Effekte lässt sich wissenschaftlich erklären, warum Patienten immer wieder von guten Erfahrungen mit Medizin à la Hahnemann berichten. Schon allein die Hoffnungen oder positiven Erwartungen, die jemand mit den Globuli verbindet, können dazu führen, dass er sich bald darauf tatsächlich besser fühlt: Unser Belohnungs-Placebo-System springt an, sobald wir uns – bewusst oder unbewusst – Besserung erhoffen, selbst wenn wir dabei nicht von einem freundlichen Doktor begleitet werden. Viele Homöopathie-Verwender nehmen nie oder nur selten die Dienste eines Heilpraktikers oder eines homöopathisch tätigen Arztes in Anspruch. Sie versorgen sich stattdessen auf eigene Faust in der Apotheke um die Ecke mit Globuli oder Tabletten oder bestellen ihre Tropfen im Internet. Man empfiehlt sie sich gegenseitig im Freundeskreis, wo inzwischen anscheinend fast alles von den blauen Flecken der Kinder über Mückenstiche bis hin zum »Kloß im Hals« bei Stress als therapiewürdig gilt. Buchhandlungen bieten meterweise Ratgeber dazu an, wie sich alle möglichen Beschwerden bei Erwachsenen und Kindern mit Homöopathika behandeln lassen und was unbedingt in die homöopathische Hausapotheke gehört. Sogenannte Quickfinder in Buchform sollen helfen, schnell und ohne große Vorkenntnisse das passende homöopathische Mittel zum persönlichen Leiden zu finden. Eine kommerziell erfolgreiche Homöopathie »to go«, mit der die Patienten offensichtlich zufrieden sind.

Interessant ist in diesem Zusammenhang die Frage, warum selbst solche Menschen gute Erfahrungen mit hoch verdünnten Homöopathika machen können, denen nach eigenem Bekunden schon vorher klar war, dass es sich dabei nur um Zuckerkügelchen handelt. Eine Antwort könnte darin liegen, dass sich Erwartungen und Hoffnungen weitgehend dem Zugriff des Verstandes entziehen. Auch offen und ehrlich aufgeklärte Placebo-Schlucker erlebten, wie oben erwähnt, unter Testbedingungen schon eine messbare Besserung ihrer Symptome. Wahrscheinlich reagieren alle

Menschen mehr oder weniger auf Scheinbehandlungen. So gut wie niemand ist immun dagegen.

Übrigens könnte auch das Aussehen der winzigen Globuli noch zum Placebo-Effekt beitragen: Aus der Forschung ist das paradoxe Ergebnis bekannt, dass Patienten nicht nur besonders großen Tabletten eine potente Wirkung zumessen, sondern auch ganz kleinen. Als mäßig erfolgreich erwiesen sich mittelgroße Pillen.

Rundum-Homöopathie – ein besonders wirksames Paket

Noch bessere Voraussetzungen für starke Kontext- oder Placebo-Effekte bietet eine umfassende homöopathische Therapie, wie sie etwa von »klassischen« Homöopathen angeboten wird. Patienten, die sich nicht mit ein paar Kügelchen aus der Apotheke zufriedengeben wollen, gehen in der Regel erst einmal zum homöopathisch tätigen Arzt oder Heilpraktiker.

Dort erleben die Kranken – viele sicherlich zum ersten Mal –, wie ihnen ein Behandler schon im ersten Gespräch eine bis mehrere Stunden widmet, dabei intensiv, einfühlsam und in der Sprache der Patienten nachfragt, statt sich kurz angebunden hinter medizinischen Fachtermini zu verschanzen. Mit dieser Extraportion Zuwendung errichtet der Heilpraktiker oder Arzt den ersten und wohl wichtigsten Eckpfeiler des Placebo-Effekts. Ein Homöopath, der auch noch zutiefst davon überzeugt ist, die Selbstheilungskräfte seines Patienten anregen zu können, strahlt womöglich mehr Optimismus aus als ein Mediziner, der weiß, dass eine Therapie ohnehin nicht bei allen Kranken anschlägt – und beeinflusst auch auf diesem Weg den Genesungsprozess.

Nach mehreren ausführlichen Sitzungen bekommt man vom Homöopathen ein Mittel verschrieben, das nicht nur optimal zur eigenen Person passen, sondern auch im Einklang mit dem eigenen Organismus diesen zur Selbstheilung anregen soll – und das praktisch ohne unangenehme Nebenwirkungen. Viel höhere Erwartungen lassen sich kaum wecken.

Vielleicht hat jemand zum ersten Mal ein Homöopathikum ausprobiert und gute Erfahrungen damit gemacht – selbst wenn die Kügelchen oder Tabletten an sich überhaupt keine Wirkung gezeitigt haben: verbreitete Beschwerden wie Erkältungen, Durchfall bei Kindern oder Milchstau bei stillenden Müttern können sich auch ohne Therapie innerhalb weniger Stunden oder Tage bessern. Chronische Leiden wie Migräne, Rückenschmerzen oder Neurodermitis zeichnen sich durch ein ständiges Auf und Ab aus: Schübe wechseln ab mit beschwerdefreien Episoden. Eine Therapie beginnt man oft dann, wenn es einem besonders schlecht geht. Die Wahrscheinlichkeit, dass die Symptome dann bald wieder nachlassen, ist extrem hoch – egal ob mit oder ohne Behandlung. Auch wenn solche eher statistischen Effekte keine Placebo-Effekte im engeren Sinne darstellen, hinterlassen sie das wohlige Gefühl, ein paar Kügelchen hätten die schnelle Genesung herbeigeführt, und bereiten mit diesem Lernprozess den Boden für künftige Placebo-Effekte.

Ob auch das soziale Lernen geeignet ist, den Placebo-Effekt der Homöopathie zu erklären, lässt sich zurzeit nicht sicher sagen. Wir halten es aber nicht für ausgeschlossen, dass jemand, der im Bekanntenkreis ständig eindrucksvolle »Heilungen« durch Homöopathie beobachtet oder davon hört, sich dabei auch den Placebo-Effekt quasi abgucken könnte.

Nicht zuletzt sind die Patienten, die homöopathische Konsultationen in Anspruch nehmen, möglicherweise besonders empfänglich für Placebo-Effekte – nicht weil es sich dabei um spirituell oder esoterisch besonders interessierte Menschen handelt, sondern weil viele schlicht eine lange Leidensgeschichte hinter sich haben. Oft konsultieren Menschen mit lästigen chronischen Leiden nach erfolgloser medizinischer Therapie einen Homöopathen. Das belegt eine Beobachtungsstudie von Forschern der Berliner Charité, durchgeführt an knapp 4000 Patienten in 103 homöopathischen Arztpraxen in Deutschland und der Schweiz. Zu den Stärken der Studie gehörte es nach Ansicht der Autoren, dass sie die klassische Homöopathie in Deutschland und der Schweiz unter Alltagsbedingungen abbildete, man könnte ihr also unterstellen, dass die teilnehmenden Patienten einigermaßen typisch waren. Praktisch alle (97 Prozent) Diagnosen der teilnehmenden homöopathischen Ärzte bezogen sich auf chronische Krankheiten: Frauen kamen besonders oft mit Migräne, Männer mit Allergien, Kinder wurden mit Neurodermitis gebracht. Viele der erwachsenen Patienten schleppten sich schon zehn Jahre und länger mit ihren Krankheiten durchs Leben, Kinder vier Jahre und mehr. »Die Ergebnisse unserer Studie demonstrieren, dass vor allem solche Patienten homöopathische Behandlung suchen, die unter langwieriger, chronischer Krankheit leiden«, schlussfolgern die Autoren. Laut einer Stellungnahme der Bundesärztekammer zu Placebos in der Medizin könnte sich aber wiederum gerade dieser Umstand auf die Beeinflussbarkeit einer Person auswirken. Demnach »sollten gerade Patienten mit hohem Leidensdruck für ärztliche Interventionen und Instruktionen besonders empfänglich sein«.

Schon an dieser Stelle könnte man den Sack zubinden und zu dem Fazit gelangen: Homöopathie – ungemein wirksam als Gesamtpaket. Doch es gibt sogar noch mehr Faktoren, die einem den Eindruck geradezu aufdrängen, man sei durch ein paar Globuli genesen: Häufig bekommen Patienten vom ganzheitlich tätigen Arzt oder Heilpraktiker nicht nur ein homöopathisches Mittel, sondern auch umfassende Ratschläge, wie das Präparat am besten anschlägt. Dazu gehört ein möglichst gesunder Lebensstil. »Auch äußere Einflüsse wie übermäßiger Genuss von Alkohol und Kaffee oder der Konsum von Zigaretten können den Heilungsversuch negativ beeinflussen. Damit eine homöopathische Behandlung ihre vollen Kräfte entfalten kann, sollte man einen gesunden Lebensstil mit ausreichend Schlaf, regelmäßiger Bewegung und mäßigem Stress sowie einen seelisch ausgeglichenen Zustand anstreben« (Wiesenauer und Kirschner-Brouns: *Homöopathie – Das große Handbuch*, Gräfe und Unzer, 2007). Dass ein Mensch, dem es gelingt, seinen Alltag so gründlich umzukrempeln, sich allein schon dadurch besser fühlen kann, liegt nahe.

Zu guter Letzt bietet die Homöopathie noch zwei psychologische Hintertürchen, durch die sie aus Sicht der Patienten selbst bei ausbleibendem Erfolg dennoch wirksam erscheint: Verbessern sich die Symptome nicht innerhalb kurzer Zeit, erhält der Kranke vom Homöopathen häufig die Auskunft, das »richtige« Mittel für ihn sei wohl noch nicht gefunden und der Behandler müsse noch gründlicher danach forschen. Verschlechtern sich die Symptome sogar, bietet die Homöopathie auch dafür eine einfache Erklärung: Diese »Erstverschlimmerung« zeige an, dass das Mittel im Organismus bereits eine Reaktion provoziert und somit zu wirken begonnen haben (siehe Kapitel 1). Egal, was passiert, es kann nur an der Homöopathie gelegen haben.

Das Problem mit All-Inclusive-Paketen

Stellen Sie sich vor, Familie Müller macht drei Wochen Urlaub an der Costa Brava und hat ein Hotel mit Rundum-Sorglos-Angebot gebucht: Übernachtung, Frühstück, Mittagessen, Abendbrot, Kuchen, Cocktails an der Bar – alles drin im Preis. Das will man natürlich ausnutzen, und so futtern sich alle nach Herzenslust durch. Dummerweise wird Familie Müller nach zehn Tagen krank. Mutter, Vater und beide Kinder müssen sich ständig übergeben. Auch einigen anderen Gästen geht es hundeelend. Der Hotelarzt lässt alle ins

Krankenhaus fahren mit Verdacht auf Salmonellenvergiftung. Im Hotel werden hektisch Proben gezogen, um das schuldige Essen ausfindig zu machen: die Hähnchenbrust vom Vorabend, das Salatbüffet, die Mousse au Chocolat oder das Eis am Swimmingpool? Probe um Probe wird in einem Labor auf Salmonellen analysiert. Parallel dazu werden die erkrankten Gäste des Hotels befragt, was sie gegessen und getrunken haben – eine echte Herausforderung, denn alle haben das Motto »all you can eat« beim Wort genommen. Leider werden die Salmonellen trotz intensiver Suche am Ende nirgends gefunden. Familie Müller ist sich aber trotzdem einig: Die Eiskugeln von der Bude am Pool müssen es gewesen sein. Man weiß ja, dass Salmonellen meist im Speiseeis lauern. Die Bude wird deshalb bis zum Ende des Urlaubs konsequent gemieden und allen Mitreisenden geraten, einen großen Bogen darum zu machen.

Im All-Inclusive-Angebot einer umfassenden homöopathischen Konsultation und Therapie wiederum ist es für Patienten letztlich unmöglich zu bestimmen, was am Ende dazu geführt hat, dass man sich besser fühlt. Erst recht, wenn viele Kranke auch noch Homöopathika und konventionelle Medikamente bunt kombinieren. Solche Probleme mit der Ursachenforschung müssen sogar Wissenschaftler einräumen, die mit dem Geld der homöopathie-freundlichen Karl und Veronica Carstens-Stiftung die Wirksamkeit von Homöopathie unter Alltagsbedingungen erforschen: Bei der erwähnten Studie der Berliner Charité in 103 Arztpraxen in der Schweiz und Deutschland erhielten die Patienten das volle Angebot einer »klassischen« homöopathischen Therapie: nicht nur homöopathische Arzneimittel, sondern zunächst eine ausführliche Erstanamnese im Gespräch mit dem homöopathischen Arzt, danach noch mehrere Folgesitzungen. Zwar konnte bei diversen Beschwerden eine deutliche Besserung gezeigt werden. Dass man aber aus den diversen Einflussfaktoren der Studie keine Schlüsse über die

Wirksamkeit von Globuli ziehen konnte, gaben die Forscher in ihrer Veröffentlichung aus dem Jahr 2005 unumwunden selbst zu: »Eine Einschränkung unserer Studie ist es, dass die beobachteten Effekte nicht im Hinblick auf ihre Spezifität eingestuft werden können, das heißt, wir können keine Schlussfolgerungen in Bezug auf die heilsamen Mechanismen ziehen.« In der späteren Langzeitauswertung der Studie liest sich das noch deutlicher: »Unsere Ergebnisse zeigen, dass es Patienten, die sich in homöopathische Behandlung begeben, wahrscheinlich deutlich besser geht, auch wenn der Effekt nicht der homöopathischen Behandlung allein zugeschrieben werden darf.« Die Zurückhaltung verwundert nicht, denn neben der liebevollen und umfangreichen homöopathischen Rundumbetreuung durften die Kranken während der Studie parallel auch noch andere Ärzte aufsuchen und zusätzlich konventionelle Medikamente einnehmen. In einem solchen wissenschaftlichen Heuhaufen ist es praktisch unmöglich, noch die Nadel zu finden, die hier eigentlich gewirkt haben soll. Nichtsdestotrotz wird die Studie gern als Beleg angeführt, um eine angebliche Wirksamkeit von Homöopathie zu untermauern.

Warum es attraktiv ist, an Homöopathie zu glauben

Wer diese Wirksamkeit in Zweifel zieht oder sie auf Placebo-Effekte zurückführt, macht sich unbeliebt. Journalisten, die kritisch über Homöopathie berichten, können sich oft nicht retten vor wütenden Leserbriefen. Offensichtlich ist es so attraktiv, an die Macht der kleinen weißen Kügelchen zu glauben, dass viele sich diese Vorstellung um keinen Preis nehmen lassen wollen. Wie verbreitet dieser Glaube ist, zeigt die bereits erwähnte Allensbach-Umfrage aus dem Jahr 2009: Danach war jeder vierte Deutsche ab 16 Jahren überzeugt von dem Credo: »Homöopathische Arzneimittel sind wirksam.«

Interessanterweise legen Menschen an Methoden der Alternativmedizin anscheinend viel wohlwollendere Maßstäbe an als an konventionelle Therapien: In einer von der Deutschen Forschungsgemeinschaft geförderten Befragung wurden mehr als 2000 Patienten dazu interviewt, wofür Krankenkassen Geld ausgeben sollten und wofür eher nicht. Dabei legte immerhin die Hälfte der Teilnehmer sehr strenge Kriterien an Medizin im Allgemeinen an: Behandlungen müssten nachweislich mindestens 50 von 100 Patienten nützen, zum Beispiel, indem sie Schmerzen lindern oder das Leben verlängern, damit die Kassen sie bezahlen dürften. Ein extrem hoher Wert. Überraschenderweise schwenkte jedoch jeder zweite von diesen »strengen« Patienten um, wenn es um alternative Methoden wie Homöopathie oder traditionelle chinesische Medizin ging: Die sollten die Kassen gern bezahlen – selbst wenn die Wirksamkeit umstritten sei. »Alternativmedizin gilt als sanft und ungefährlich, und wenn man im Bekanntenkreis dann noch hört, dass sie jemandem geholfen hat, entwickelt eine einzige persönliche Anekdote mehr Wucht als die beste Studie oder Statistik. Das könnte die große Toleranz der Befragten erklären«, sagt Adele Diederich, Professorin für Psychologie der Jacobs University Bremen, die das Forschungsprojekt betreut.

Anscheinend wird Alternativmethoden sogar komplettes Versagen klaglos verziehen: Laut mehreren Studien, darunter der Bertelsmann Gesundheitsmonitor 2002, identifizieren sich Kranke mit alternativen Therapien auch dann noch, wenn der Therapieerfolg einmal ausbleibt. Möglicherweise, weil alternative Verfahren viele andere Bedürfnisse von Patienten befriedigen, die sich darin ernst genommen und unterstützt fühlen. Diese Einstellung der Befragten war laut Gesundheitsmonitor unter anderem bei der Homöopathie besonders ausgeprägt.

Ein Grund für die Anziehungskraft der Lehre von der

Macht der weißen Kügelchen ist sicher ein zutiefst menschliches Bedürfnis, einer Krankheit nicht machtlos ausgeliefert zu sein. Wer krank ist, fühlt sich besser, wenn er das Gefühl hat, selbst etwas für seine Genesung bewirken zu können. Die Homöopathie mit der Vorstellung, die eigenen Kräfte quasi nur von außen anzustoßen, um dem Organismus die Chance zu geben, sich selbst zu heilen, erscheint im Sinne einer aktiven Interpretation von Genesung anziehender als die Vorstellung, sich passiv einem Arzt und einer Therapie auszuliefern, ohne das Ergebnis beeinflussen zu können.

Des Weiteren basiert das Gedankengebäude der Homöopathie (bei aller Komplexität durch einige Tausend Präparate mit all ihren Arzneimittelbildern) im Grunde auf wenigen Grundsätzen von plakativem Charme, die auch von Laien verstanden werden: Ähnliches wird mit Ähnlichem geheilt. Was beim Gesunden Symptome hervorruft, kuriert diese Symptome beim Kranken. Je stärker verdünnt und verschüttelt, desto wirksamer die Potenz. Wer sich auf Homöopathie einlässt, kann relativ schnell mitreden und sich mit seiner Methode identifizieren.

Darüber hinaus befriedigt Homöopathie wohl gerade in unserer durchtechnisierten Welt eine tief verwurzelte Sehnsucht nach dem Geheimnisvollen, Übersinnlichen, nach einer unsichtbaren Macht, in deren Wirkungskreis man sich aufgehoben fühlt. Samuel Hahnemann erhob in seinem Hauptwerk die geistartige »Lebenskraft« zum höheren Prinzip, das dem Menschen sozusagen das Leben einhaucht (siehe Kapitel 1). Eine Vorstellung, die einer religiösen oder spirituellen Bewegung oder der von Magie deutlich nähersteht als einem Medizinkonzept.

Auch der Neurologe und Psychiater Roland Schiffter vermutet unter anderem im Mystischen der Lehre Hahnemanns eine hohe Attraktivität: »Die immer noch weltweite magische Anziehungskraft der Homöopathie, dieser durchaus weiterhin vorwissenschaftlichen Medizin, mag einerseits mit einem ubiquitären Bedürfnis der Menschen nach Magie erklärt sein, andererseits aber auch mit der Tatsache zu tun haben, dass die modernen Ärzte die subjektiven, menschlichen, psychischen und sozialen Bedürfnisse der Kranken nicht mehr befriedigen können, weil ihnen Zeit und Möglichkeiten für das ausführliche ärztliche Gespräch nicht mehr zur Verfügung stehen«, schreibt der ehemalige Chefarzt der Neurologie im Berliner Vivantes Wenckebach-Klinikum (in Hans-Christian Deter (Hrsg.): *Die Arzt-Patient-Beziehung in der modernen Medizin*, Vandenhoeck & Ruprecht, 2010). Schiffter befasst sich seit vielen Jahren mit Medizingeschichte in der Epoche der Romantik, in der auch Samuel Hahnemann lebte und wirkte. Im ausklingenden 18. und frühen 19. Jahrhundert stand man dem Übersinnlichen in Form von alternativen Heilslehren, vermeintlichen Wunderheilern und sogar Geistererscheinungen durchaus offen gegenüber. Heilbäder, Heilwässer oder Therapien mit der geheimnisvollen Kraft von Magneten kamen in Mode. Schiffter zufolge stehen Homöopathie und andere Medizinkonzepte dieser Zeit im Zusammenhang mit einem Grundbedürfnis der Romantik, »das Menschsein mit Krankheit und Gesundheit in komplexen großen Zusammenhängen von Kosmos, Erde und Lebenswelt, also in kosmischen, ökologischen, biologischen, psychologischen und sozialen Bezügen zu sehen. Es musste ein großes lebensweltliches System her, das alles menschliche Sosein erklärte und der alt gewordenen, trockenen, rein rationalen Aufklärung alternativ gegenübergestellt werden konnte.« Ein Bedürfnis, das auch heute noch (oder wieder) weitverbreitet sein dürfte und vielleicht die hohe Akzeptanz alternativer Medizin als scheinbare Ergänzung oder Alternative zur »trockenen, rein rationalen« Medizin erklärt.

Die Homöopathie von heute schafft es allerdings nicht nur, die Sehnsüchte nach dem Mystischen und Sanften zu bedienen, sondern auch, sich in Anpassung an ein Gesundheitssystem, in dem allenthalben nach Forschung und dem belegbaren Nutzen von Therapien gerufen wird, mit der Aura harter Wissenschaftlichkeit zu umgeben: Sie beansprucht das Vokabular und die Methoden der evidenzbasierten, an Daten orientierten Medizin und kann damit auch bei wissenschaftlich vorgebildeten Patienten punkten (siehe Kapitel 3). Im Grunde aber versucht Homöopathie, mit irdischer Wissenschaft etwas zu untermauern, was sie im Grunde längst für überirdisch erklärt hat. Ein Ansatz, der uns ähnlich unfruchtbar erscheint wie der Versuch, Gott mit den Mitteln der Physik auf den Leib zu rücken.

Es gibt viele Anschauungen – aber nur eine Medizin

Wir möchten niemandem den Glauben an die Homöopathie ausreden. Wer meint, sich in den Welten der wissenschaftsbasierten Medizin und der Homöopathie jeweils das Passende heraussuchen zu können, und wer bei der einen Therapie vom klassisch-pharmakologischen Ansatz ausgeht und bei der anderen von einem mystischen, der den Regeln des ersten komplett zuwiderläuft, der hat das gute Recht dazu. Über alle Ding', die es – frei nach Hamlet – angeblich noch im Himmel und auf Erden geben soll, auch wenn sie sich bisher nicht so offen gezeigt haben, sondern es vorziehen, sich mit dem Schleier des Mysteriums zu umgeben, lässt sich diskutieren. Sofern man dabei in der Welt der Anschauungen und Glaubensrichtungen bleibt. Jeder kann schließlich glauben, was er will – neben den Fortschritten der Wissenschaft eine der wichtigsten Errungenschaften der vergangenen Jahrhunderte.

Allerdings möchten wir zwei Dinge zu bedenken geben: Wir leben heute in einer Welt, in der wissenschaftliche Information nicht mehr nur für elitäre Kreise, sondern über das Internet und kostenlose Portale und Datenbanken so einfach verfügbar ist wie nie. Patienten wollen heute außerdem bei ihren Therapien mitreden, und Ärzte fühlen sich zum Glück immer häufiger verpflichtet, diesem Wunsch auch nachzukommen: Das eher partnerschaftliche Prinzip des »shared decision making«, der partnerschaftlichen Entscheidungsfindung, hat Einzug in Arztpraxen und Kliniken gehalten. Doch wer mitreden will, muss vorher Fragen gestellt haben. Die wohl wichtigste ist die, woher ein Mediziner oder sonstiger Heiler das Wissen bezieht, dass eine Therapie überhaupt wirken kann. Dabei sollte er an alle Methoden vergleichbare und für Patienten nachvollziehbare Maßstäbe anlegen. Für die Medizin heißt das: Der Arzt sollte zum einen eine ungefähre Vorstellung davon haben, was ein Mittel, das er verabreicht, körperlich und gegebenenfalls auch psychisch anrichtet – im Positiven wie im Negativen. Wohl niemand würde einem Doktor vertrauen, der ein Antibiotikum verschreibt mit dem Hinweis, er glaube, das würde geistartige Tierchen aus den Nebenhöhlen vertreiben, die nur leider noch nie jemand gesehen habe. Darüber hinaus sollte der Behandler wissen, ob das, was er verordnet oder empfiehlt, einigermaßen durch Daten aus Studien abgesichert ist oder ob es sich eher um ein medizinisches Roulette handelt, nach dem Motto: »Probieren kann man es ja mal.«

Misst der Arzt offensichtlich mit zweierlei Maß und beruft sich zwar bei medizinischen Therapien auf biologische Grundlagen, bei der Homöopathie aber auf Unerklärliches »zwischen Himmel und Erde«, sollten Patienten hellhörig werden und zumindest nachhaken, wie der Doktor etwas empfehlen kann, das er offensichtlich selbst nicht versteht. Ansonsten steht es jedem frei, im Zweifel eine Behandlung abzulehnen, die nicht plausibel erscheint.

Zum Zweiten sind Medizin, Psychologie und Neurobiologie heute schon ein ganzes Stück weit gekommen bei der Antwort auf die Frage, wie Körper und Psyche bei der Entstehung chronischer Krankheiten und anderer Beschwerden zusammenwirken. Man weiß heute einiges über die Arbeitsteilung in verschiedenen Bereichen des Gehirns, über Botenstoffe, die Signale zwischen Nervenzellen und über den Blutkreislauf an alle möglichen Organe übertragen. Es ist bekannt, dass sich Stress, Trauer oder schreckliche Erlebnisse in körperlichen Symptomen niederschlagen und dass sich Krankheiten wie chronische Kopf- und Rückenschmerzen, Darm- oder Herzbeschwerden oft nicht einfach mit Medikamenten behandeln lassen, weil sie auch psychische Ursachen haben. Selbst wenn im Wechselspiel zwischen Körper und dem, was gemeinhin als »Seele« bezeichnet wird, noch so viel ungeklärt ist, dass man gar nicht weiß, wo man anfangen sollte zu forschen: Wir wissen inzwischen entschieden zu viel darüber, um uns mit nicht näher erklärten und damit leeren Begriffen wie etwa dem der »Ganzheitlichkeit« abspeisen zu lassen. Ganzheitlich in einem modernen Sinne wäre es, einen Kranken als Persönlichkeit zu begreifen und ernst zu nehmen, gerade bei chronischen Leiden nach körperlichen und psychischen Ursachen sowie einer Behandlung für beides zu suchen. Wir meinen, Patienten wäre besser damit gedient, eine solch umfassende Betreuung von ihren Ärzten einzufordern, als sich in ein weltanschauliches System wie die Homöopathie zu flüchten, das den Begriff der Ganzheitlichkeit zwar viel strapaziert, aber kaum mit Leben füllt. Und falls doch, dann am ehesten im Sinne der Psychosomatik – aber dann könnte man als Patient seine Hilfe auch gleich dort suchen.

Ganzheitlich wäre es, einem an Rückenschmerzen Leidenden nicht einfach ein Schmerzmittel zu spritzen, sondern auch zu fragen, wie schwer er an Sorgen oder Stress zu tragen hat und in welcher Situation seine Beschwerden sich besonders schlimm anfühlen. Es wäre ganzheitlich, ihn mit einer Kombination aus Physio- und Psychotherapie und gegebenenfalls Medikamenten so umfassend wie möglich zu behandeln. Einen solchen Kranken im Sinne traditioneller homöopathischer Anamnese nach Nachtschweiß und Ohrproblemen zu fragen oder danach, ob er lieber auf der rechten oder auf der linken Seite schläft, um ihm danach ein paar Zuckerkügelchen zu empfehlen, ist in einem zeitgemäßen Sinne aus unserer Sicht ganz und gar nicht ganzheitlich.

3 Sturm auf die Wissenschaft: Wie sich Universitäten dem Mainstream beugen

Ein Workshop an der Universität Heidelberg Ende der 90er-Jahre verlief für Wilhelm Gaus, Professor für Biometrie an der Universität Ulm, ernüchternd, um nicht zu sagen enttäuschend. Der Fachaustausch im kleinen Kreis sollte dazu dienen, Lehren aus einer der besten Homöopathie-Studien zu ziehen, die je gemacht wurden. Die Studie hatte ergeben, dass homöopathische Mittel bei Kopfschmerzpatienten nicht anders als normale Zuckerkügelchen wirken. Die Ärzte und Wissenschaftler, die an der Untersuchung mitgewirkt und sich nun zum Diskutieren versammelt hatten, zogen auch Lehren aus den Ergebnissen, allerdings andere, als Gaus vermutet hätte. Naheliegend wäre es gewesen, zumindest in Betracht zu ziehen, dass das Potenzieren in den homöopathischen Arzneien tatsächlich keine Spuren hinterlässt und sie deshalb nichts anderes als einfache Zuckerkügelchen sind. Das taten die versammelten Experten jedoch nicht. Vielmehr suchten sie den Grund für das Versagen der Mittel ausschließlich in der Anlage und Durchführung der Studie.

Dabei müssen die Studien gar nicht positiv ausgehen, um der Homöopathie zugutezukommen. Hauptsache, es wird geforscht und die Marke Homöopathie erfährt durch die Verbindung mit Universitäten und Professoren wissenschaftliche Weihen. So nutzen heute die Akteure der Homöopathie-Szene geschickt zwei Aspekte der akademischen Forschung: Einerseits genießt die Wissenschaft in der Bevölkerung eine gewisse Glaubwürdigkeit, andererseits ist sie ein ausreichend unbekanntes Wesen, um ihre Ergebnisse gefahrlos nach Belieben zurechtbiegen zu können. Kein Wunder also, dass die Homöopathie alles daransetzt, sich in der akademischen Welt einzunisten. Sie tut das mit großem Erfolg – und stößt dabei kaum auf Gegenwehr.

Trügerische Erfahrungen

Wir haben im ersten Kapitel dargelegt, warum homöopathische Arzneien unmöglich wirken können, und wir haben außerdem gezeigt, wieso die Heilslehre der Homöopathie darüber hinaus höchst unplausibel ist. Im zweiten Kapitel haben wir untersucht, warum Patienten trotzdem an die Homöopathie glauben: vor allem, weil sie »gute Erfahrungen« damit gemacht haben. Auch für homöopathische Ärzte stehen ihre eigenen positiven Erfahrungen nicht zur Disposition – dabei sollten sie in ihrem medizinischen Grundstudium gelernt haben, dass die Ideen Hahnemanns den Naturgesetzen widersprechen, sagt Klaus-Dietrich Bock, Medizinprofessor aus Kreuth, im Interview mit der Zeitschrift *Skeptiker* (3/2011, Seite 24). Bock nennt deshalb die Akzeptanz der Homöopathie durch approbierte Ärzte »unbegreiflich«.

Also verteidigen sie ihre Überzeugung – vielleicht achselzuckend, vielleicht auch trotzig – mit dem Argument: »Wer heilt, hat recht.« Dieser so schlicht daherkommende und entwaffnend einleuchtende Satz ist in Wahrheit ein rhetorischer Trick. Er verknüpft eine Tatsache mit einer Annahme, sodass die Annahme ebenfalls faktischen Wert bekommt: Die Tatsache ist, dass Heilung als das ultimative Ziel in der Medizin gelten kann, und deshalb recht hat, wem dies gelingt. Die Annahme ist, dass es der Arzt ist, der heilt.

Zur Erläuterung: »Wer heilt, hat recht« bedeutet zunächst, dass Mediziner und Patient glauben, eine »Heilung« oder zumindest eine »Besserung« zu sehen. Das kann stimmen, aber auch ebenso falsch sein. Gerade chronische Krankheiten mit ihrem Auf und Ab gaukeln unter Umständen nur eine Verbesserung vor. Auch können sich Arzt und Patient täuschen, schließlich stehen beide unter einem gewissen Erfolgsdruck und sehen vielleicht Verbesserungen, wo gar keine sind. Vielleicht traut sich der Kranke auch nicht, sich und dem Arzt einzugestehen, dass es ihm gar nicht besser geht.

Wenn tatsächlich eine Verbesserung eingetreten ist, kann es auch dafür prinzipiell zwei Gründe geben: Die Verbesserung geht ursächlich auf die Behandlung zurück, oder sie erfolgte bloß zeitnah, aber unabhängig vom Tun des Arztes, weil der Patient auch ganz von allein wieder gesund geworden ist. Man sollte meinen, das zu unterscheiden könne nicht so schwer sein. Dass dies jedoch eine der größten Herausforderungen der Medizin ist, lehrt allein schon ein Blick in die Geschichte, die reich ist an Torturen, die im besten Glauben, aber irrtümlich für Kuren gehalten wurden.

Getrimmt auf kombinieren

Warum es uns so schwerfällt, ursächlich zusammenhängende von zeitnahen Ereignissen zu unterscheiden, lässt sich leicht beantworten: weil der menschliche Geist darauf getrimmt ist, Ursachen zu erkennen. Er ist wie versessen darauf, »eins und eins zusammenzuzählen«, »den gesunden Menschenverstand einzuschalten« und so weiter. Der Kombinationsakrobat Mensch ist, wie manche sagen, »credoman«. Er sucht für alles eine Erklärung, und je einfacher sie ist, desto besser. Diese Eigenschaft war ganz sicher einer seiner Trümpfe im Spiel der Evolution. Durch sie konnte er das Feuer zähmen, Tiere fangen und Werkzeuge erfinden, und sie hilft ihm auch dabei, seinen Alltag im 21. Jahrhundert zu meistern.

Doch die Credomanie hat auch ihre Schattenseiten: Sie steht dem Menschen immer dann im Weg, wenn die Dinge nicht so offensichtlich sind oder – noch schlimmer – wenn sie nur offensichtlich zu sein scheinen. Sehr oft, wenn zwei Ereignisse gleichzeitig oder kurz nacheinander auftreten, tappt er blindlings in die Erklärungsfalle. Wie aus einem inneren Zwang heraus glaubt der Mensch, dass zeitlich nahe Ereignisse auch ursächlich zusammenhängen. Er setzt, wie es mit Fachtermini heißt, Koinzidenz mit Kausalität gleich.

Und so kann jemand, der ein Zuckerkügelchen ohne Wirkstoff zu sich nimmt und daraufhin gesundet, offenbar kaum anders, als eine ursächliche Verbindung herzustellen und fortan an die geistartige Heilkraft des Kügelchens zu glauben. Das gilt sowohl für Patienten als auch für Ärzte – sogar für solche, die ansonsten jeden Hang zu Esoterik und Aberglauben weit von sich weisen. So hat die moderne Medizin erkannt, dass allein auf die persönliche Erfahrung, den Augenschein und die Plausibilität kein Verlass ist. In seiner Credomanie biegt sich der Mensch die Wirklichkeit zurecht, man könnte sagen, er macht sie zu seiner Wirklichkeit.

Die Regeln der evidenzbasierten Medizin

Solche Selbsttäuschungen ausschließen können nur wissenschaftliche Studien. Nur sie können klären, ob zwei Ereignisse – etwa das Schlucken einer Pille und die Heilung – wirklich kausal zusammenhängen, also das erste Ereignis, das Pillenschlucken, die Ursache für das zweite Ereignis, die Heilung, ist. Doch Vorsicht: Studie ist nicht gleich Studie. Damit eine Untersuchung wirklich aussagekräftig ist, muss sie bestimmten Regeln folgen. Diese Regeln sind so etwas wie Präzisionswerkzeuge, die in den vergangenen zwei

Jahrzehnten unter dem Namen »evidenzbasierte Medizin« (EbM) die Heilkunst revolutioniert haben:

- Ein Verfahren, gemeint ist hier eine Methode oder ein Medikament, muss in Studien mit ausreichend vielen Patienten untersucht werden.
- In diesen Studien muss das Verfahren mit etwas anderem verglichen werden, im Idealfall mit einem wirkungslosen Kontrollverfahren.
- Probanden dürfen dabei nicht selbst entscheiden, ob sie der Behandlungs- oder der Kontrollgruppe angehören wollen, sondern sie müssen per Zufall zugeteilt werden, damit die Gruppen so ähnlich wie möglich sind.
- Weder Ärzte noch Patienten dürfen erkennen können, wer das eigentliche Verfahren und wer das Kontrollverfahren bekommt.
- Nach einem angemessenen Zeitraum sollen vorher festgelegte Parameter ermittelt werden, die auf eine Wirkung der Behandlung schließen lassen.

Diese Regeln sind heute von allen medizinischen Fachgesellschaften als der sogenannte Goldstandard akzeptiert. Die Studien heißen RCTs, nach »randomized controlled trial«, oder zu Deutsch kontrollierte Studien mit zufällig zugewiesenen Probanden.

So weit die schöne Theorie. In der Praxis treten vielfache Schwierigkeiten auf: Nicht immer sind RCTs möglich, und bei Weitem nicht alle RCTs sind wirklich zuverlässig, obwohl sie formal den Kriterien genügen. Auch wenn der Begriff »Studie«, gerade in der Öffentlichkeit, häufig mit »Beweis« gleichgesetzt wird, muss man zwei Aspekte genauer betrachten, um beurteilen zu können, wie aussagekräftig eine Studie wirklich ist: Zum einen, welche formalen Kriterien sie erfüllt, und zum anderen, wie gut die Studie dann ausgeführt ist. Zum Vergleich: Nicht jedes Hotel ist eine

Luxusherberge. Es muss dafür zum einen die formalen Kriterien erfüllen, um sich die nötigen Sterne zu verdienen, und es muss zum anderen so gut geführt sein, wie man es von einem Luxushotel erwarten darf. Die Verfechter der EbM wissen um diese Schwierigkeiten, und so erheben sie nicht den Anspruch, die Wahrheit zu verkünden, jedoch das beste Werkzeug zu besitzen, um der Wahrheit möglichst nahe zu kommen.

Eine Studie mit klarem Ergebnis ...

Die Homöopathie-Studie, an der Wilhelm Gaus mitgewirkt hatte, erfüllte nicht nur die genannten Kriterien eines RCTs, sondern sie war auch noch exzellent ausgeführt. Garant für eine hohe Aussagekraft und allgemeine Akzeptanz waren vor allem zwei Umstände: Es war ein Team aus erfahrenen homöopathischen Ärzten und Experten für die Planung und Durchführung der Studie verantwortlich, und das Vorhaben wurde vorab in einer Fachzeitschrift veröffentlicht, sodass es nachträglich nicht manipuliert werden konnte.

Die Homöopathen wählten den Kopfschmerz als geeignetes Krankheitsbild. Für die Studie wurden per Anzeige Patienten gesucht, die seit über einem Jahr an chronischen Kopfschmerzen mit mindestens einem Schub pro Woche litten. Die 139 Probanden mussten sich verpflichten, nichts zu tun, was einen homöopathischen Heilerfolg hätte gefährden können. Während einer sechswöchigen Vorlaufzeit führten die Probanden täglich Tagebuch über Kopfschmerzdauer, -häufigkeit und -intensität sowie über ihr allgemeines Wohlbefinden und den Konsum von Schmerzmitteln.

Nach der Vorbereitungszeit wurden die Probanden einem von sechs homöopathischen Ärzten vorgeführt. Nach einer ausgiebigen Fallaufnahme, die im Schnitt deutlich mehr als zwei Stunden dauerte, berieten die Ärzte im Team, wie jeder einzelne Patient zu behandeln sei. Im Konsensverfahren einigten sie sich dann für jeden Patienten auf zwei am besten passende homöopathische Arzneien. Insgesamt wurden so 25 verschiedene Arzneien verschrieben. Von anfänglich 139 Patienten wurden 38 aussortiert, weil sich die Homöopathen bei ihnen nicht auf eine Behandlung verständigen konnten. Die Arzneien für die restlichen 101 Patienten wurden einem Notar geschickt, der einen Würfel entschieden ließ, bei welchem Patienten er die Kügelchen durch Placebo-Kügelchen austauschte. Die Notizen darüber, wem er welche Mittel zugeteilt hatte, bewahrte er an einem für alle anderen unzugänglichen Ort auf. Die Arzneien beziehungsweise Placebo-Kügelchen sowie die vom Arzt festgelegten Einnahmemengen schickte der Notar dann an die Patienten, die die Mittel in einer zwölfwöchigen Behandlungsperiode zu sich nahmen. Während dieser Zeit führten die Patienten ihre Tagebücher weiter. Nach den zwölf Wochen schickten alle ihre Tagebücher direkt an die Organisatoren der Studie.

Am Ende verglichen die Forscher die Angaben in den Tagebüchern in der Vorbereitungszeit mit den Angaben in der Behandlungsperiode. Das Ergebnis: 40 Prozent aller Patienten ging es nach der Behandlung etwas schlechter, 39 Prozent unverändert und 21 Prozent ging es deutlich besser, einer von ihnen wurde sogar völlig schmerzfrei. Umgerechnet auf alle Patienten gewann jeder einen schmerzfreien Tag, auch Schmerzdauer und -intensität entwickelten sich im Durchschnitt positiv. Allerdings: Zwischen Arznei- und Placebo-Gruppe waren für keinen Parameter Unterschiede erkennbar.

... aber ohne Folgen

Noch deutlicher kann eine Studie kaum ausfallen. Alle Bedingungen waren perfekt darauf abgestimmt, eine Wirksamkeit homöopathischer Arzneien nachzuweisen: Die homöopathischen Ärzte bestimmten das Studiendesign selbst mit, sie wählten eine Krankheit aus, von deren Behandlung sie die größten Erfolge erwarteten, sie konnten ihrem üblichen homöopathischen Prozedere folgen, sie durften sich dabei sogar besonders viel Zeit lassen und sich mit Kollegen besprechen und sie schlossen alle Patienten aus, bei denen sie sich nicht einigen konnten. Obwohl also die Bedingungen sogar weit besser als in der täglichen Praxis waren, ging es den mit homöopathischen Arzneien behandelten Patienten keinen Deut besser als den Vergleichspatienten.

Wilhelm Gaus wachte bei der Studie, die 1996 veröffentlicht wurde, als Biometriker über die formal und biometrisch-mathematisch korrekte Herangehensweise. Inzwischen ist er im Ruhestand. Rückblickend sagt er, dass er sich während seiner langjährigen Forschertätigkeit »unkonventionellen Richtungen nicht verschlossen« hat. »Ich vertrete die Ansicht, dass man sie methodisch anspruchsvoll prüfen soll«, lautet sein Credo als guter Wissenschaftler. Das Ziel der Kopfschmerzstudie war der Nachweis, dass die Homöopathie bei chronischen Kopfschmerzen wirksam ist. Es war keiner im Studienteam, so Gaus, der die Wirkung der Kügelchen widerlegen wollte. Hätte die Studie einen positiven Effekt der homöopathischen Arzneien gezeigt, »wäre das ein Durchbruch gewesen« und man hätte vermutlich weitreichende Rückschlüsse auch auf die Behandlung anderer Krankheiten gezogen.

Aber so? In der Homöopathen-Literatur ist die Studie bestenfalls eine Fußnote wert, und auf die tägliche Praxis hat sie, so ist zu vermuten, keinerlei Auswirkungen. Es ist ein leider üblicher, wenn auch unfeiner Brauch in der Wissenschaft, mit negativen Ergebnissen anders als mit positiven umzugehen. Wenn die Studien anders verlaufen als erwünscht, hat man etliche Möglichkeiten, die Ergebnisse zu ignorieren, zu marginalisieren oder wegzudiskutieren: Man lässt sie einfach unter den Tisch fallen, indem man sie nicht publiziert, man schiebt die Schuld auf widrige Umstände oder auf methodische Mängel der Studie oder man klammert sich trotz insgesamt negativer Ergebnisse an einzelne positive Details. Ein Trumpf, der immer sticht: Man betont, dass die Studien nur unter bestimmten Umständen für bestimmte Probanden mit bestimmten Erkrankungen und bestimmte Arzneien gelten würden. Für alle anderen Konstellationen – von denen es bei der Homöopathie allein schon deshalb unendlich viele gibt, weil prinzipiell alles eine homöopathische Arznei sein kann – hätten die Ergebnisse keinerlei Aussagekraft.

Der schwere Beweis der Nichtwirksamkeit

Und es gibt noch ein etwas kniffliges, dafür besonders mächtiges Argument, um das Versagen der eigenen Methode nicht eingestehen zu müssen: Nach den Regeln der evidenzbasierten Medizin ist es wesentlich schwieriger und aufwendiger, manche sagen auch unmöglich, in einer Studie die Unwirksamkeit eines Verfahrens oder einer Arznei zu belegen, als deren Wirksamkeit nicht zu belegen – so, wie es schwierig ist zu zeigen, dass eine bestimmte Schmetterlingsart ausgestorben ist, aber einfach zu beweisen, dass sie nicht ausgestorben ist, weil man dafür nur ein einziges Exemplar finden muss. Für die Medizin ist der Unterschied gewaltig: Wenn die »Unwirksamkeit überzeugend belegt« ist, darf man sagen: Es ist bewiesen, dass das Verfahren nicht wirkt. Es erübrigen sich alle weiteren Versuche, und der Fall ist abgeschlossen. Wenn jedoch die »Wirksamkeit nicht belegt« ist, darf man nur sagen: Es ist nicht bewiesen, dass das Verfahren wirkt. Weitere Versuche sind notwendig, und der Fall ist nach wie vor offen. Aus einem »Wirksamkeit nicht belegt« wird dann in weiteren Publikationen leicht ein »Wirksamkeit noch nicht eindeutig belegt«, sodass am Ende beim Laien – trotz negativer Studienergebnisse – die Botschaft ankommt: Der endgültige Beweis für die Wirksamkeit ist eigentlich nur noch Formsache.

Die an der Kopfschmerzstudie beteiligten Ärzte und Wissenschaftler überlegten auf dem eintägigen Workshop in Heidelberg intensiv, so Gaus, »warum die Studie nicht zu dem erwarteten und erwünschten Ergebnis geführt hat«. Vielleicht, weil homöopathische Arzneimittel gar keine Heilkräfte besitzen? »Dass sie generell an der Wirksamkeit der Homöopathie bei Kopfschmerzen zweifeln, habe ich nie erkennen können«, sagt Gaus. Sie hätten vielmehr »nach Ausreden« gesucht. So war in der *Allgemeinen Homöopathischen Zeitung*, die dem Workshop zur Kopfschmerzstudie zwei Ausgaben widmete, im Vorwort lediglich von einem »methodischen Fehlschlag« die Rede – nicht etwa von einem Fehlschlag der Homöopathie.

Wolfgang Springers Verdienste

Einer der beteiligten Ärzte war Wolfgang Springer. Er praktiziert in einer homöopathischen Gemeinschaftspraxis in München und ist eine gewichtige Stimme in der Welt der Homöopathie: Er ist seit etlichen Jahren Supervisor für homöopathische Kollegen in Deutschland, Österreich und der Schweiz, er war Dozent an der Universität Witten/Herdecke, Präsident des 60. homöopathischen Weltärztekongresses 2005, Bundesvorstandsmitglied des Deutschen Zentralvereins homöopathischer Ärzte (DZVhÄ) für den Bereich Gesundheitspolitik und vieles andere. Er rühmt sich unter anderem, zu den 25 weltweit ausgezeichneten Diplomträgern der »Athenian School of Homoeopathic Medicine« unter Georgos Vithoulkas zu gehören, jenem griechischen Ingenieur, der bereits ein neues Zeitalter der Medizin heraufziehen sieht, in dem »die Homöopathie die Allopathie ablöst«. Weil Springer sich »durch seinen Einsatz für die Homöopathie in Deutschland herausragende Verdienste erworben« hat, wurde ihm im Jahr 2012 das Bundesverdienstkreuz am Bande verliehen.

Gaus nimmt Springer tatsächlich ab, dass er von seiner Arbeit nach wie vor überzeugt ist. Ein Umstand leistet da eventuell zusätzliche Überzeugungsarbeit: »Homöopathie ist ein gutes Geschäft«, sagt Gaus. Von den rund 500 000 DM, die die Robert Bosch Stiftung damals in die Studie gesteckt habe, sei der Großteil in die Gemeinschaftspraxis Dr. Springer geflossen. Das bescherte Gaus Einblicke in deren übliche Honorarstandards. »Es war eindrucksvoll für mich, wie gut eine renommierte homöopathische Praxis verdient.« Gaus hätte da mit seinem Professoreneinkommen nicht mithalten können. Insofern findet er es nachvollziehbar, dass »die Ärzte den Ast, auf dem sie sitzen, nicht absägen wollen«.

Immer auch positive Ergebnisse

Die Münchener Kopfschmerzstudie ist beileibe nicht der einzige Versuch, eine Wirksamkeit homöopathischer Arzneien nachzuweisen, allerdings erreichen nur wenige ihre Qualität, sowohl was Methodik als auch Durchführung angeht: Viele Studien schließen weniger Patienten ein, teilen die Probanden der Behandlungs- oder Kontrollgruppe nicht per Zufall zu, haben gar keine Kontrollgruppe und vieles mehr. Solche Abweichungen vom Standard können das Ergebnis maßgeblich beeinflussen. Selbst so etwas scheinbar Unwesentliches wie die Verblindung – dass Ärzte und Patienten nicht wissen, ob der Patient eine Arznei oder ein Placebo bekommt – kann dabei schon den Ausschlag geben. So hat Wilhelm Gaus den Eindruck, dass es zwischen der Verblindung und dem Ergebnis eine einfache Korrelation gibt: »Je sorgfältiger eine Studie verblindet ist, desto bescheidener ist ihr Erfolg.« Bedenkt man diese möglichen Schwachpunkte, darf es nicht verwundern, dass bislang etliche Studien zugunsten der Homöopathie ausgegangen sind.

Neben den bereits angesprochenen möglichen Mängeln kommt noch ein weiterer Umstand hinzu, der positive Ergebnisse sogar unausweichlich macht: Rein statistisch ist irgendwann ein »Erfolg« zu erwarten. Dem liegt eine einfache Rechnung zugrunde: Unterschiede im Ergebnis zwischen der Behandlungs- und der Kontrollgruppe werden als »statistisch signifikant« definiert, wenn die statistische Auswertung eine mehr als 95-prozentige Wahrscheinlichkeit ergibt, dass der Unterschied nicht zufällig, sondern eine Folge der Behandlung ist. So werden 5 von 100 Studien »statistisch signifikant positive« Ergebnisse bringen, obwohl diese doch zufällig sind.

Würden nur diese positiven Studien veröffentlicht, stünde die Homöopathie also großartig da. Tatsächlich ist das Problem des sogenannten Publication Bias – das heißt der Verfälschung des Gesamteindrucks aufgrund selektiven Veröffentlichens – nach dem Eindruck von Gerd Antes, Leiter des Deutschen Cochrane Zentrums und Honorarprofessor an der Universität in Freiburg, in der alternativmedizinischen Szene besonders groß. So ist das oft vorgebrachte Argument, dass zwei Drittel aller Homöopathie-Studien positive Ergebnisse bringen, vollkommen wertlos. Es entspricht zwar der »reinen Wahrheit«, wie Gaus sagt, aber eben nicht der »vollen Wahrheit«.

Zusammenfassend lässt sich also festhalten: Bringen Studien positive Ergebnisse, dann geht im allgemeinen Jubel der Homöopathen-Gemeinde völlig unter, dass allein den Gesetzen der Statistik zufolge ab und an ein positives Ergebnis zu erwarten ist und die Studien aufgrund ihrer schlechten Qualität nur eine geringe Aussagekraft besitzen. Hinzu kommt: Die vermeintlich belegten Wirksamkeiten sind oft nur marginal und lassen sich in ähnlichen Studien nicht reproduzieren.

Fehlende Selbstkontrollen

So funktioniert die »wissenschaftliche« Welt der Homöopathie nach dem einfachen Schema: negative Ergebnisse ausblenden, positive hochjubeln. Fairerweise muss man dazusagen, dass auch die medizinische Welt so vorgeht – nur dass es Pharmafirmen, die vor Zulassungsbehörden und Konkurrenten bestehen wollen, und Ärzten, die innerhalb ihrer Zunft um wissenschaftliche Anerkennung ringen, ungleich schwerer gemacht wird, Studienergebnisse selektiv und unsauber zu interpretieren. Darüber wachen interne Kontrollinstitutionen der evidenzbasierten Medizin wie etwa das Bundesinstitut für Arzneimittel (BfArM), das Institut für Qualität und Wirtschaftlichkeit im Gesundheitswesen (IQWiG), das Cochrane Zentrum, das Deutsche Netzwerk Evidenzbasierte Medizin (DNEbM) sowie viele andere öffentliche und private Einrichtungen, die Fehlverhalten monieren und teilweise auch öffentlich machen.

In der Welt der Homöopathie sucht man solche Kontrollinstanzen, die die Wirksamkeit homöopathischer Arzneien streng nach den Regeln der evidenzbasierten Medizin hinterfragen, vergeblich. Das erlauben spezielle Gesetze, die in Kapitel 7 noch genauer besprochen werden. Der andauernde selektive und unsaubere Umgang mit den Ergebnissen wissenschaftlicher Studien hat zur Folge, dass die Frage nach der Wirksamkeit homöopathischer Arzneien vielen inzwischen als beantwortet gilt: Schon 1994 hielt das »European Committee for Homoeopathy« in einem Bericht fest, dass sich die »schlüssigen Beweise für die Effektivität der Homöopathie« häuften. Im Jahresprogramm 2012 des DZVhÄ wird zwar selbstkritisch angemerkt, dass es »negative Evidenzen« bei Kopfschmerzen gibt, um jedoch ein paar Seiten weiter zu verkünden: »Sorgfältig ausgewählte homöopathische Arzneien heilen schnell, sanft, sicher, ohne gravierende Nebenwirkungen, und dauerhaft auch schwere akute und chronische Erkrankungen.« Auch populäre Meinungsbildner der Ärzteschaft behandeln die Heilkraft der Kügelchen als Tatsache: »Es gibt ernst zu nehmende Studien, die eine Wirksamkeit von Homöopathika belegen – obwohl niemand weiß, warum! Auch hier gilt für mich: Wer heilt, hat recht!«, schreibt etwa der in Buchhandlungen omnipräsente Radiologe Dietrich Grönemeyer in seinem *Neuen Hausbuch der Gesundheit* (Rowohlt, 2008).

Wie konnte es so weit kommen, dass sich in der medizinischen Wissenschaft der Glaube an geistartige Kräfte eingenistet hat – und man sich damit offenbar ausgesprochen wohlfühlt? Die Frage ist auch deshalb berechtigt, weil sich andere Disziplinen längst von ihrem esoterischen Ballast befreit haben: Die Astronomie hat die Astrologie auf die Horoskopseiten der Illustrierten verbannt, die Chemie versteht die Alchemie, die niedere Elemente in Gold verwandeln will, bloß noch als historische Wurzel, und die Physik hat das Perpetuum mobile längst als Ding der Unmöglichkeit entlarvt. Anders in der Medizin: Während auf der einen Seite die evidenzbasierte Medizin Selbsttäuschungen vermeiden und Irrtümer entlarven hilft und so die Gesundheitsversorgung auf ein immer solideres Fundament stellt, greift auf der anderen Seite esoterisches Gedankengut um sich.

Die Offenheit der Wissenschaft

Sucht man nach den Gründen für diese Entwicklung, kommt man um die bittere Erkenntnis nicht herum, dass der Sturm auf die Wissenschaft auf keine großen Widerstände stieß, im Gegenteil: Die akademische Welt hat ihre Tore bereitwillig und aus freie Stücken geöffnet. Statt es der Astronomie, Physik und Chemie gleichzutun und esoterische Strömungen geschlossen und kategorisch abzulehnen, gehören heute Kurse in Homöopathie mancherorts zur Medizinerausbildung und forschen Professoren auf komplementärmedizinischen Lehrstühlen – wohl auch, weil viele Mediziner die Homöopathie nicht als Ballast, sondern sogar als Bereicherung in der Patientenversorgung empfinden.

Paradoxerweise ist die Offenheit gegenüber der Homöopathie bei jenen besonders stark ausgeprägt, die für die reine Wissenschaft kämpfen und die subjektive ärztliche Erfahrung besonders gering schätzen: bei den Verfechtern der evidenzbasierten Medizin. Um nicht, wie so oft in der Medizingeschichte, Trugschlüssen und Vorurteilen aufzusitzen, misstrauen sie dem »gesunden Menschenverstand« zutiefst und scheuen deshalb die Argumente »unplausibel« und »unmöglich« wie der Homöopath die chemischen Keulen der konventionellen Medizin. Die EbM setzt deshalb keine physikalisch oder physiologisch plausiblen Wirkmechanismen voraus, das heißt, sie nimmt bewusst ein naives Naturverständnis ein und betrachtet den Menschen als Black Box. Die Konsequenz: Es gehört zu den ehernen Prinzipien der EbM, nicht danach zu fragen, wie etwas wirkt, sondern nur, ob es wirkt.

So widmet das Deutsche Netzwerk Evidenzbasierte Medizin (DNEbM) keinen seiner 13 Fachbereiche explizit dem Thema »Komplementärmedizin«. Die Frage nach den Gründen beantwortet Monika Lelgemann, Vorsitzende des Netzwerks, damit, dass die Prinzipien der EbM auf alle Verfahren gleichermaßen anzuwenden sind, ob nun wissenschaftsbasiert oder alternativ. Das EbM-Netzwerk vertraut also der Unbestechlichkeit seiner Methodik so sehr, dass es sie über alles stellt – wenn es denn sein muss, auch über die Naturgesetze.

Zum Vergleich: Geistartiges Fliegen

Man stelle sich vor, wie sich diese Haltung in einem anderen Kontext, etwa im Bereich der Luftfahrt, auswirken würde: Ein wenig erfolgreicher Flugzeugingenieur verzweifelt am

Lärm und den Abgasen von Flugzeugen und den Opfern, die die Unglücke der Luftfahrt fordern. Er grübelt über Lösungen, kommt aber nicht weiter. Eines Tages beobachtet er, wie ein Nachbarsjunge zunächst vergeblich versucht, ein kleines Flugzeug zum Fliegen zu bringen. Dem Jungen gelingt es erst, nachdem er das Flugzeug vor Zorn dreimal auf den Boden geschlagen hat. Dann aber schwebt das Gerät davon, lautlos und ohne Abgase zu produzieren. Der Mann ist wie elektrisiert: Offenbar kann man Lärm und Abgase vermeiden, wenn man das Flugzeug verkleinert! Es fliegt aber augenscheinlich nur, wenn man es vorher dreimal auf den Boden schlägt. Er macht Experimente und findet seine These leidlich bestätigt, aber er beobachtet, dass das Fliegen vor allem dann perfekt und schwerelos gelingt, wenn er das Flugzeug so weit verkleinert, dass es nur noch als geistartiges Konstrukt existiert! Selbstverständlich kann dieses geistartige Fluggebilde auch Passagiere befördern – er selbst kann damit, sobald er die Augen schließt, in Sekundenschnelle an die entlegensten Orte reisen, und er kommt immer wieder heil zurück! Er nennt seine Entdeckung Homöoaeronautik.

Man stelle sich weiter vor, der Mann präsentiert seine neue Art zu fliegen einem großen Flugzeugbauer – und findet in dessen Chefentwickler, der einst eine andere verwegene Idee, mit der dann die Konkurrenz Furore machte, abgebügelt hat, einen Verbündeten. Ein großes Forschungsprojekt wird gestartet, das die meisten Mitarbeiter im Konzern allerdings eher belustigt, aber sie denken sich: Was soll's, es kann ja nicht funktionieren. Es wird also ein Original-Passagierflugzeug zerlegt und aus seinen Teilen ein Modell im Maßstab 1/100 gefertigt. Dieses Modell wird dreimal auf den Boden geschlagen, ebenfalls zerlegt und daraus wieder ein 1/100-Modell gebaut. Diese Prozedur wird 30-mal wiederholt. Die letzten Male führen die Ingenieure nur noch die Handgriffe des Zerlegens, Bauens und Schlagens aus, weil sie bereits keine Materie mehr in Händen halten.

Bevor das neue Fluggerät in Serie gehen soll, verlangt der Aufsichtsrat des Unternehmens, der sich vor der Konkurrenz nicht blamieren möchte, einen Probeflug: Man bittet also Probanden, in einem leeren Flugzeughangar in zwei Gruppen so auf dem Boden Platz zu nehmen, als würden sie in einem Flugzeug sitzen. Den einen sagt man, dass sie nur auf dem Boden eines leeren Flugzeughangars sitzen, den anderen, dass sie es sich in einem geistartigen, aber absolut flugtauglichen und dabei umweltfreundlichen und sicheren Fluggerät bequem gemacht haben, das von erfahrenen Homöoaeronautikern aufwendig hergestellt und äußerst sorgfältig durchgecheckt wurde. Alle Probanden sollen die Augen schließen und aufmerksam beobachten, was mit ihnen geschieht. Videokameras nehmen den Test auf. Nach einer halben Stunde werden die Probanden nach ihren Erlebnissen befragt.

Die Auswertung ergibt, dass in der Homöoaeronautik-Gruppe signifikant mehr Probanden Flugerlebnisse hatten, die obendrein intensiver waren und zu weiter entfernten Orten führten als die in der Kontrollgruppe. Die Videoaufzeichnung lässt zweifelsfrei erkennen, dass etliche Probanden leicht hopsten, wobei die in der Homöoaeronautik-Gruppe messbar höher hopsten als die in der Kontrollgruppe. In einem Wiederholungsversuch, bei dem die Probanden nicht mitgeteilt bekommen, zu welcher Gruppe sie gehören, fällt das Ergebnis schwächer aus. Wenn auch die Ingenieure die Gruppenzugehörigkeit nicht kennen, verschwinden die Unterschiede zwischen den Gruppen ganz, aber das liegt daran, so vermuten die Experten übereinstimmend, dass am Tag des Experiments ungünstige Witterungsverhältnisse herrschten und ein besonders starker Kerosingeruch in der Luft lag. Nach mehreren Wiederholungen zeigt auch diese Versuchsanordnung den gewünschten Effekt.

Die negativen Testergebnisse verschwinden in den Schubladen, die positiven werden in Fachmagazinen veröffentlich und von Teilen der Bevölkerung, die sich vom neuen Konzept des Fliegens auch spirituell angesprochen fühlen, enthusiastisch aufgenommen. Obwohl die Entwickler etablierter Flugzeugbauer auf die physikalische Unmöglichkeit der Homöoaeronautik hinweisen und die Flugerlebnisse als »Einbildung« bezeichnen, gründen sich überall auf der Welt Homöoaeronautik-Vereine, die gegen die Ignoranz der etablierten Luftfahrtindustrie aufbegehren. Hinweise von Kritikern, dass Vereinsvertreter für Reisen zu gemeinsamen Treffen dann doch echte Flugzeuge benutzen, werden ignoriert oder damit erklärt, dass eine mafiös vernetzte Flugzeuglobby die Vereinsmitglieder an der Ausübung des geistigen Fliegens hindern würde. Erste Reisebüros bieten Homöoaeronautik an unter dem Slogan: »Die sanfte Art des Reisens« ...

Stärke und Schwäche der evidenzbasierten Medizin

Dieses Beispiel ist offenkundig absurd. Kein Ingenieur würde die Gesetze der Schwerkraft und der Aerodynamik anzweifeln, kein Flugzeugbauer würde in eine physikalisch unmögliche Idee investieren, und kein Proband würde sich auf so eine Kinderei einlassen. Natürlich hinkt der Vergleich der von uns ausgedachten Homöoaeronautik mit der von Samuel Hahnemann ausgedachten Homöopathie an vielen Stellen. Ein gravierender Unterschied besteht beispielsweise darin, dass Ausgangspunkt der Homöoaeronautik ein echtes Flugzeug ist, das fliegen und auch Passagiere transportieren kann, während die Homöopathie bereits von Ursubstanzen ausgeht, die angeblich Krankheitssymptome beim Gesunden hervorrufen, also dem Gesundsein zuwiderlaufen. Um das Beispiel realistischer zu gestalten, müsste man folglich als Urmodell eines Geräts zum geistartigen Fliegen das Gegenteil eines Flugzeugs verwenden, etwa einen Betonklotz.

Die evidenzbasierte Medizin verhält sich jedoch tatsächlich wie der wohlwollende Entwickler, der die Idee unvoreingenommen prüfen will, weil ihn nicht interessiert, ob es physikalisch überhaupt möglich ist, in einem nicht vorhandenen Flugzeug zu fliegen, sondern nur, ob die Menschen ein Flugerlebnis haben. Welche Folgen diese Unvoreingenommenheit in der Medizin haben kann, zeigt das prominente Beispiel einer Arbeit von Wissenschaftlern um Klaus Linde vom Zentrum für Komplementärmedizin der Technischen Universität München und Wayne B. Jonas vom »Office of Alternative Medicine« an den »National Institutes of Health« in den USA. Die Arbeit erschien 1997 in der medizinischen Fachzeitschrift *The Lancet* unter dem Titel »Are the clinical effects of homoeopathy placebo effects?« (Band 350, Seite 834). Um diese Frage zu untersuchen, fahndeten die Forscher nach allen bis dahin publizierten placebokontrollierten Studien zur Homöopathie, analysierten sie und werteten sie einzeln und in verschiedenen Konstellationen aus. In den Studien ging es um die Behandlung verschiedener Krankheiten mit verschiedenen Arzneien in verschiedenen Potenzen. Einen der deutlichsten Effekte zeigte beispielsweise das Mittel »Senfgas C30«, das in einer Studie mit 40 Probanden deren Wunden schneller heilen ließ als ein Scheinpräparat.

Nach der Untersuchung von schließlich 89 Studien zogen die Forscher ein verhalten positives Fazit: »Die Ergebnisse unserer Meta-Analyse sind mit der Hypothese, dass die klinischen Effekte der Homöopathie vollständig auf Placebo-Effekte zurückgehen, nicht vereinbar. Dennoch fanden wir in diesen Studien ungenügende Belege, dass Homöopathie bei irgendeiner Krankheit klar wirksam ist.« Etwas salopp ließe sich das so übersetzen: Es ist doch etwas dran an der Homöopathie, aber was, können wir nicht sagen. Auch wenn die Autoren die Qualität der meisten Studien bemängelten – und dabei außerdem kritisch anmerkten, dass viele Studien zwar mit kleinem Budget, aber großem Enthusiasmus für die Homöopathie durchgeführt wurden –, ließen sie diese Schwäche nicht als alleinige Erklärung für das Ergebnis gelten. Die Forscher schlossen den Abschnitt »Interpretation« mit einem Satz, der am Ende beinahe aller solcher Arbeiten steht und die Diskussion offenhält: »Weitere Forschung über Homöopathie wird benötigt ...«

Von Linde zu Shang

Diesen Gefallen taten ihnen etliche Forscherteams weltweit, und so konnte im Jahr 2005 ein Team um Aijing Shang und Matthias Egger vom Institut für Sozial- und Präventivmedizin an der Universität Bern erneut den Stand der Wissenschaft auswerten. Sie veröffentlichten ihre Arbeit ebenfalls in *The Lancet,* mit derselben Frage im Titel wie bei Lindes und Jonas' Arbeit acht Jahre zuvor: »Are the clinical effects of homoeopathy placebo effects?« (Band 366, Seite 726). Auch sie fahndeten nach placebokontrollierten Studien zur Homöopathie, aber sie verglichen die 110 gefundenen Studien mit 110 weiteren Studien, die Verfahren der wissenschaftsbasierten Medizin zu den entsprechenden Krankheitsbildern untersucht hatten. Hintergrund des Vergleichs: Die Autoren wollten auf diese Weise mögliche Verfälschungen leichter aufdecken können. Ihr Fazit: »Wenn wir die Analyse auf große Studien mit hoher Qualität beschränken, gibt es keine überzeugenden Belege dafür, dass Homöopathie besser als Placebo wirkt, während für wissenschaftsbasierte medizinische Methoden ein bedeutender Effekt erhalten bleibt.« Am Ende riefen auch sie zu weiteren Studien auf, allerdings nicht zu den Wirkungen homöopathischer Arzneien, sondern zu den »Drumherum«-Effekten und der Rolle der Homöopathie im Gesundheitswesen.

Beide Artikel führten zu lebhaften Diskussionen in *The Lancet* (Band 351, Seite 365): So las eine englische Ärztin aus der ersten Arbeit von 1997 »überzeugende Belege für den

Nutzen der Homöopathie in einem großen Bereich von Krankheiten« heraus. Zwei andere Leserbriefschreiber sahen sich sogar ermutigt, Kritikern jenen »blinden Dogmatismus« vorzuwerfen, der die Menschheit beinahe um die Entdeckungen von Galileo, Semmelweis, Pasteur, Einstein und Bohr gebracht hätte. Mit anderen Worten: Wer an der Homöopathie zweifelt, ist nur zu verblendet, um Hahnemanns rechtmäßigen Sitz im Olymp der Forschungsgötter anzuerkennen.

Doch Linde und Jonas, die Leiter der »positiven« Arbeit von 1997, traten in *The Lancet* angesichts solch überschwänglicher Interpretationen selbst auf die Spaßbremse: »Wir teilen diesen Enthusiasmus über die Daten nicht ... Die Beweise sind nicht überzeugend und bisher (noch?) nicht unabhängig wiederholt worden ... wir glauben nicht, dass man Schlüsse über den klinischen Wert daraus ziehen kann.« Auch nach dem Erscheinen der homöopathiekritischen Arbeit von Shang und Egger im Jahr 2005 meldeten sich die beiden per Leserbrief zu Wort (Band 366, Seite 2081): Sie gratulierten den Kollegen zu ihrer Arbeit und stimmten ihnen zu, dass »Homöopathie hoch unplausibel« und die Beweislage aus placebokontrollierten Studien »nicht robust« sei. Allerdings kritisierten sie schwere Fehler der Arbeit, die deren Schlussfolgerungen zweifelhaft machen würden.

Am Ende zogen Linde und Jonas ein verbittert klingendes Fazit: Zum einen bedauerten sie, dass ihre eigene Analyse von 1997 von Homöopathen als Beleg dafür »missbraucht« wurde, dass die Wirkung ihrer Therapien nachgewiesen sei. Zum anderen seien sie jedoch auch »extrem enttäuscht«, dass *The Lancet* die Studie von Shang und Egger ebenso missbrauchen würde, und zwar auf eine »unkritische und polemische Art« – die Zeitschrift hatte in einem Kommentar angemerkt, dass die Zeit für weitere Forschungsförderung nun »abgelaufen« sei.

Hauptsache weiter forschen

Auch wenn die Arbeit von Linde und Jonas mit ihrer Rumpfbotschaft »Homöopathie wirkt!« inzwischen in Stein gemeißelt zu sein scheint, fahren Vordenker der Homöopathie-Forschung eine etwas subtilere Strategie. Rainer Lüdtke, ehemals bei der Karl und Veronica Carstens-Stiftung zuständig für Biometrie und Wissenschaftstransfer, zitiert im Jahresprogramm 2012 des DZVhÄ die Arbeit von Shang und Egger in einer »Studienübersicht« offensiv und korrekt. Er stellt aber andere, weit weniger aussagekräftige Studien, die eine Wirksamkeit und sogar eine Ebenbürtigkeit von Homöopathie und Allopathie gezeigt hätten, als gleichberechtigt daneben. Ebenso stellt er Erkrankungen, bei denen homöopathische Arzneien laut Studienlage nicht wirkten, solchen gegenüber, bei denen homöopathische Arzneien sehr wohl zum Erfolg geführt hätten. Auch im Fazit argumentiert er nach dem Motto: Die einen sagen so, die anderen so. Indem Lüdtke kritische Studien unumwunden zugibt, erscheint er glaubwürdig, was dann auch seinen Aussagen über die vermeintlichen Wirksamkeitsbelege mehr Glaubwürdigkeit verleiht.

Eine äußerst geschickte und erfolgreiche Strategie: Denn während andere alternative Verfahren wie Geistheilen im kollektiven Bewusstsein unter Esoterik abgespeichert und von »seriösen« Ärzten mit spitzen Fingern an die Heilpraktiker durchgereicht werden, genießt die Homöopathie weiterhin Anerkennung in der Wissenschaft. Die Folge: »Homöopathie« wird in den Medien ständig im Zusammenhang mit »Professor« und »Universität« genannt und findet sich in Ratgebern und Magazinen stets im Premiumsegment der alternativen Heilmethoden. Das erlaubt es Medizinern, dem Wunsch ihrer Patienten nach »sanftem Heilen« mit seiner Mystik und seinem Klimbim nachzugeben, ohne das Schmuddelimage eines Quacksalbers befürchten zu müssen. So bleibt die Homöopathie – im wahrsten Wortsinn –

in aller Munde, und der Markt, der um die Marke Homöopathie im Lauf der Jahrzehnte entstanden ist, prosperiert.

Widerstand gegen Paramedizin

Kaum einer in der Wissenschaft begehrt öffentlich dagegen auf. Das war nicht immer so. Vor allem in den Jahren 1992 und 1993 wehrten sich Wissenschaftler gegen die Übergriffe der Homöopathie: So stemmten sich die Mitglieder der Medizinischen Fakultät der Universität Marburg gegen Pläne, die Homöopathie in das Medizinstudium einzuführen. In ihrer legendären »Marburger Erklärung zur Homöopathie«, die mit 16 Jastimmen, drei Enthaltungen und ohne Gegenstimme angenommen wurde, heißt es: »Der Fachbereich Humanmedizin der Philipps-Universität Marburg verwirft die Homöopathie als eine Irrlehre. Nur als solche kann sie Gegenstand der Lehre sein. ... Ihr Wirkprinzip ist Täuschung des Patienten, verstärkt durch Selbsttäuschung des Behandlers. ... Wir behaupten keineswegs, dass die von uns vertretene Wissenschaft alles erforschen und erklären kann; wohl aber versetzt sie uns in die Lage zu erklären, dass die Homöopathie nichts erklären kann. ... Wenn unsere Universität sich dazu zwingen ließe, den Lehrgegenstand ›Homöopathie‹ in neutralem Sinne anzubieten, würde sie ihren Auftrag verraten und ihre geistige Grundlage zerstören.«

Ferner unterschrieben 43 Ärzte sowie Vertreter anderer naturwissenschaftlicher Disziplinen eine vom Berliner Professor für Gerichtsmedizin Otto Prokop und dem Züricher Pharmakologie-Professor Wolfgang Hopff formulierte Erklärung, in der die Homöopathie als »Schildbürgerstreich« bezeichnet wurde. Nicht ganz so pointiert bezog der Beirat der Bundesärztekammer Stellung: Es sei nicht gelungen, »unter Anwendung international anerkannter wissenschaftlicher Prüfverfahren den Nachweis zu erbringen, dass sich homöopathische Arzneimittel zur sachgerechten Therapie organischer Krankheitsbilder eignen«.

Danach aber ebbte der Widerstand ab. Heute sind es vor allem die engagierten und ein wenig einsamen Streiter der GWUP, der »Gesellschaft zur wissenschaftlichen Untersuchung der Parawissenschaften«, die unverdrossen gegen die Alternativmedizin anrennen. So werden die Mitglieder der GWUP in ihrer Zeitschrift *Skeptiker*, in ihrem GWUP-Blog, auf Tagungen und bei Aktionen nicht müde, die Homöopathie rundweg als Humbug und Hokuspokus zu bezeichnen. Entsprechend ablehnend steht die Skeptiker-Gemeinde der Homöopathie-Forschung gegenüber. Der GWUP-Vorsitzende Amardeo Sarma vergleicht sie »mit der Frage, wie viele Engel auf eine Messerspitze passen«.

Viel Spaß hatte die Skeptiker-Gemeinde vor einiger Zeit, als Mitglieder in mehr als 20 Ländern eine homöopathische Arzneimittelprüfung der brachialen Art durchführten. In der Aktion »10:23« schluckten sie in der Öffentlichkeit Unmengen von Kügelchen in der Potenz D23, in der kein Wirkmolekül mehr zu erwarten ist. Da nach der homöopathischen Lehre im Gesunden schon wenige Kügelchen heftige Reaktionen auslösen, hätten die Skeptiker reihenweise tot umfallen müssen – es sollen aber alle überlebt haben. Die Homöopathen reagierten verschnupft. Ihr Vorwurf: Die Skeptiker-Aktion sei in höchstem Maße unwissenschaftlich.

Bei den Gralshütern der Evidenz

Unterstützung in ihrem Bemühen, die Diskussion offenzuhalten, bekommt die Homöopathie hingegen nicht nur von einzelnen Forschern wie Linde und Jonas, sondern auch von einer Institution, die als eine der strengsten Hüterinnen der evidenzbasierten Medizin gilt: der Cochrane Collaboration, die in ihren sogenannten Cochrane Reviews medizinische Verfahren bewertet. Die Cochrane Collaboration, die auf Archie Cochrane, einen der Pioniere der evidenzbasierten Medizin, zurückgeht, ist eine mittlerweile weltweit agierende Institution, die mit ihrer strengen Methodik beim Analysieren hochwertiger wissenschaftlicher Studien zum Sinnbild für das Streben nach der medizinischen Wahrheit geworden ist. Wenn einer der inzwischen über 4600 Cochrane Reviews den Nutzen eines Verfahrens bescheinigt, kommt das einem Ritterschlag gleich.

In fünf Cochrane Reviews werden Studien zum Einsatz der Homöopathie analysiert, und zwar gegen chronisches Asthma, Demenz, Aufmerksamkeitsschwächen, die Nebenwirkungen von Krebsbehandlungen und für das Auslösen von Wehen. Unter dem Strich kommt die Homöopathie bei der Cochrane Collaboration denkbar günstig weg: Zunächst dürfen die Anhänger der Homöopathie es bereits als Zugeständnis an eine mögliche Wirksamkeit werten, dass die Cochrane Collaboration sich der Lehre Hahnemanns überhaupt annimmt. Was noch besser ist: Der Review zur Krebstherapie findet sogar positive Effekte. Für eine homöopathische Ringelblumen-Creme gegen Hautentzündungen sowie für eine Mundspülung des Komplexmittels »Traumeel S« gegen Mundentzündung gebe es »vorläufige Daten, die die Effektivität unterstützen«. Vielleicht nicht uninteressant in diesem Zusammenhang ist der alternativmedizinische Hintergrund aller Reviewer: Sie stammen vom Royal London Homoeopathic Hospital, der British Medical Acupuncture Society und dem Royal London Hospital for Integrated Medicine, und ein Autor ist Chefredakteur der Zeitschrift *Complementary Therapies in Medicine*. Und selbst in den Reviews, die keine Effekte finden, ist teilweise nur von »gegenwärtig wenig Belegen« die Rede, was man im Umkehrschluss so verstehen kann, dass es jetzt immerhin ein paar Belege gibt und später vielleicht noch mehr. An keiner Stelle heißt es, die Wirkung homöopathischer Arzneien sei unmöglich. Und vor allem: Jeder Review fordert weitere Forschungen.

Der Leiter des Deutschen Cochrane Zentrums Gerd Antes sieht die spezifische Wirksamkeit homöopathischer Arzneien auf einer Skala von 0 wie »unmöglich« bis 100 wie »sicher« klar bei 0. Trotzdem gibt es für ihn keine Alternative zum Vorgehen der Cochrane Collaboration und zu den Prinzipien der EbM, da man prinzipiell nie völlig ausschließen könne, dass morgen ein neues Naturgesetz entdeckt wird, das die alten hinfällig macht. Antes: »Man kann die Homöopathie nicht als Sonderfall behandeln und nur für sie das gesamte empirische Grundgerüst außer Kraft setzen.«

Wenn Homöopathen Arbeiten wie die Cochrane Reviews über- oder missinterpretieren, sei das zwar bedauerlich, so Antes. Man könne jedoch dagegen angehen und auf entsprechende Gedankenfehler oder Schwächen der Studien hinweisen. Obwohl Antes Studien zur Wirksamkeit der Homöopathie nicht prinzipiell ablehnen würde, hält er es aus pragmatischen Gründen für angebracht, keine weiteren mehr durchzuführen. »Die Wahrscheinlichkeit«, so Antes, »dass die Homöopathie wirksam ist, nimmt mit jeder weiteren gemachten Studie, die keine Wirksamkeit zeigt, ab.« Die Investitionen wären an anderer Stelle besser aufgehoben: »Ich kann Ihnen sofort 30 Studien sagen, die man unbedingt machten müsste, für die aber angeblich kein Geld da ist.«

Diese Argumentation klingt logisch, krankt aber an einer gewissen Schieflage: Die Wahrscheinlichkeit, dass doch etwas dran ist an der Homöopathie und dafür neue Naturgesetze formuliert und alte über den Haufen geworfen werden müssen, existiert zwar theoretisch, und allein diese theoretische Wahrscheinlichkeit genügt manchen Autoren der Cochrane Collaboration und anderen Vertretern der evidenzbasierten Medizin, um Studien zu rechtfertigen. Sie bedenken dabei aber nicht, dass sich medizinische Studien und Naturgesetze auf völlig verschiedenen Ebenen bewegen, die man hierarchisch anordnen kann. Während die Aussagekraft von Studien prinzipiell begrenzt ist, da methodische und menschliche Schwächen niemals völlig vermeidbar sind, haben sich die geltenden Naturgesetze milliardenfach bewährt, ohne dass man jemals eine Ausnahme hätte formulieren müssen. So stehen Aussagen, die auf Naturgesetzen beruhen, an der Spitze der Hierarchie, während medizinische Studien weit darunter rangieren – und noch weiter darunter persönliche Erfahrungen.

In unserem Alltag akzeptieren wir solche Evidenz-Hierarchien ohne Murren. Ein Beispiel: Fotos einer Überwachungskamera können wertvolle Hinweise auf einen Täter liefern – je schärfer die Fotos, desto aussagekräftiger der Hinweis. Wenn ein Verdächtiger jedoch ein Alibi hat, wird man folgern, dass entweder die Aufnahme, und wenn sie noch so scharf ist, nicht den Verdächtigen zeigt, oder dass dessen Alibi nicht stimmt. Man wird jedoch nicht annehmen, dass ein Mensch an zwei Orten gleichzeitig sein kann.

Ähnliches gilt für die Homöopathie: Wenn medizinische Studien eine vermeintliche Wirkung homöopathischer Arzneien feststellen, kann man daraus nur folgern, dass entweder Placebo-Effekte nicht völlig vermieden wurden oder dass die Studien fehlerhaft waren. Man sollte jedoch nicht annehmen, dass geistartige Heilkräfte am Werk waren, die von einem Wassergedächtnis transportiert wurden. Mit anderen Worten: Die Methodik der evidenzbasierten Medizin hat gar nicht die Macht, die Wirksamkeit der Homöopathie zu bestätigen oder zu widerlegen.

Harriet Hall, US-amerikanische Allgemeinärztin im Ruhestand und Grande Dame der Skeptiker-Bewegung, nannte das beim Welt-Skeptiker-Kongress in Berlin am 19. Mai 2012 in einem Vortrag den »blinden Fleck« der evidenzbasierten Medizin. Auch sie kritisiert, dass die EbM die klinischen Versuche über alles stellt und dabei grundlegende Wissenschaft beinahe vollständig ignoriert. Mit dramatischen Folgen: »Dieser blinde Fleck«, so Hall, »hat direkt dazu beigetragen, dass Quacksalberei die akademische Medizin infiltriert hat.« Schon der Astronom Carl Sagan, so Hall, habe es auf den Punkt gebracht: »Außerordentliche Behauptungen verlangen außerordentliche Beweise.«

Für die Erforschung der Homöopathie hat Hall deshalb den Begriff »Zahnfee-Wissenschaft« geprägt. Er besagt, dass man zwar untersuchen kann, welche Kinder welche Geschenke am Morgen unter ihrem Kopfkissen finden, wenn sie am Abend zuvor den ausgefallenen Zahn daruntergelegt haben, und man vermutlich sogar statistisch signifikante Ergebnisse erhalten wird – etwa dass die Größe der Geschenke mit dem Einkommen der Eltern zusammenhängt –, aber das wird nichts an der Tatsache ändern, dass es Zahnfeen nicht gibt.

Eine Idee wird salonfähig

Die Frage, ob man weitere Studien zur Wirksamkeit der Homöopathie anstellen sollte, beantwortet Jürgen Windeler, Leiter des Instituts für Qualität und Wirtschaftlichkeit im Gesundheitswesen (IQWiG), ähnlich pragmatisch wie Gerd Antes: »Ich würde auch sagen: Hört endlich auf damit.« Studien würden allein schon deshalb nichts bringen, weil es ein »völliger Irrglaube« sei zu meinen, man könne Homöopathen mit negativen Studienergebnissen überzeugen. Für Windeler ist klar: Aus Homöopathie-Studien mit positiven Ergebnissen könne man nur schließen, dass »entweder die Physik falsch ist oder die Ergebnisse falsch sind«. Und die Vorstellung, wie eine Welt aussehen würde, wenn die von der Homöopathie postulierten Annahmen richtig wären, führt seiner Ansicht nach »sofort in die Absurdität«. Also müssen die Studienergebnisse falsch sein. Zum Umgang mit Behauptungen, das homöopathische Mittel »Berliner Mauer« wirke gegen dies und jenes, riet Windeler dem

Auditorium auf dem Skeptiker-Kongress: »Lasst uns darüber lachen, lasst es uns ignorieren, untersucht es nicht!«

Ende der 70er- und Anfang der 80er-Jahre war Windeler mit dabei, als an der Universität Göttingen diskutiert wurde, ob man über Homöopathie überhaupt forschen solle. Ihnen sei damals durchaus bewusst gewesen, dass das »eigentlich nur schiefgehen« könne, denn egal welches Ergebnis die Studien bringen würden, sie würden die Lehre salonfähig machen. Die Leute würden sagen: »Guck mal, es wird beforscht, er wird ernst genommen. Die Wissenschaft ist sich noch unsicher, denn die forschen noch.« Andererseits hätte man sich den Vorwurf der Engstirnigkeit eingehandelt, wenn man versucht hätte, die Homöopathie-Forschung von den Universitäten fernzuhalten.

Vielleicht schwingt auch ein Stück Überheblichkeit mit, wenn sich Wissenschaftler auf den Wirksamkeitsnachweis durch Studien einlassen oder ihn sogar fordern: Im Vertrauen auf die Unbestechlichkeit der eigenen Methodik setzen sie darauf, dass gute Studien gar nicht anders können, als die Absurdität der homöopathischen Arzneimittellehre zu entlarven. Das funktioniert aber nur, wenn die Studien tatsächlich fehlerfrei sind und wenn sich darüber hinaus alle an die wissenschaftlichen Spielregeln halten und ehrlich um die Wahrheit ringen.

Und diesem Diktum kann man sich leicht entziehen, wie der Umgang mit den Ergebnissen der Münchner Kopfschmerzstudie exemplarisch zeigt. Nach anfänglichen Widerständen bedankt sich die Homöopathie heute und schreibt sich die Wissenschaft jetzt selbst auf die Fahnen. So hält der DZVhÄ in seinem Jahresprogramm »Ärztliche Homöopathie 2012« fest: »Wie Hahnemann selbst sagt, sind die Grundlagen der Homöopathie … klinische Beobachtung und Erfahrungen ohne weltanschauliche und spekulative Elemente. Insofern ist die Homöopathie eine reine, ärztliche Wissenschaft.« Sich auf geistartige Heilkräfte zu berufen und gleichzeitig »spekulative Elemente« brüsk von sich zu weisen lässt einen schaudernd erahnen, was dann mit »reiner, ärztlicher Wissenschaft« wohl gemeint ist.

Wissenschaft à la Homöopathie

Aus diesem Selbstverständnis heraus hat der DZVhÄ im Jahr 2010 eine eigene ›Wissenschaftliche Gesellschaft für Homöopathie‹ gegründet, die WissHom. Die Tarnung mit dem Vokabular der Wissenschaft gelingt dabei so gut, dass rein äußerlich kein Unterschied zu anderen medizinischen Fachgesellschaften erkennbar ist. Der Laie kann das Täuschungsmanöver unmöglich durchschauen. Die WissHom will, so heißt es im Jahresprogramm 2012 des DZVhÄ, »einen Beitrag zum Fortschritt der Medizin und zum Nutzen der Allgemeinheit leisten«. In verschiedenen Sektionen mit jeweils mehreren Arbeitsgruppen setzt sich die WissHom unter anderem für Weiterbildung, Fortbildung und Lehre, Qualitätsförderung und Forschung ein. Sie versteht sich auch als Brücke zur akademischen Welt der Universitäten: So soll »ein konstruktiver Dialog mit den medizinischen Wissenschaften und mit anderen akademischen Disziplinen angeregt werden«.

Die führenden Köpfe der WissHom gehören zur Homöopathen-Elite: Erster Vorsitzender der WissHom ist Michael Frass, Professor und Oberarzt an der Klinik für Innere Medizin I am AKH im österreichischen Wien, der auch das Amt des »Vizepräsidenten der Ärztegesellschaft für Klassische Homöopathie« bekleidet. Sprecher der Sektion Forschung ist Klaus von Ammon, wissenschaftlicher Mitarbeiter der »Kollegialen Instanz für Komplementärmedizin« (KIKOM) an der Universität Bern in der Schweiz, und Sprecher der Sektion Qualitätsförderung ist Curt Kösters, homöopathischer Arzt in Hamburg und ehemaliger Vorsitzender des DZVhÄ.

Kösters hat für das Jahresprogramm einen Artikel verfasst

mit dem Titel: »Wie viel Forschung braucht die Homöopathie?« Dort gibt Kösters erhellende Einblicke in die Gedankenwelt der Homöopathie. So schreibt er zum Thema Grundlagenforschung: »Aus verschiedenen Versuchen gibt es eindeutige Belege für die Wirkung von Hochpotenzen. Interessanterweise ist bisher keines dieser zahlreichen Modelle zuverlässig reproduzierbar« – dabei gehört es zum kleinen Einmaleins der Wissenschaft, dass man erst dann von einem »Beleg« sprechen darf, wenn das Modell reproduzierbar ist. »Klinische Studien«, schreibt Kösters weiter, »leisten einen essentiellen Beitrag zur politischen Akzeptanz der Homöopathie« – wenn man denn nur die positiven Studien erwähnt und ihre Schwächen ausblendet. Es müssen aber nicht immer die großen Studien sein, Einzelfallbeschreibungen tun es laut Kösters auch: »Eine unselektierte Falldokumentation ist ein Beitrag zur Evidenz der Homöopathie« – Patienten einfach zu beobachten und das als »Beitrag zur Evidenz« zu werten zeigt auf bestürzende Weise, wie hemmungslos Kösters sich attraktiv klingende Begriffe, um deren Definition andere mühevoll ringen, einfach grapscht, als wäre die Wissenschaft ein Grabbeltisch für Schnäppchenjäger.

Da die Homöopathie von den drei Ansätzen Grundlagenforschung, klinische Forschung und Einzelfalldokumentation profitiert, unterstützt die WissHom auch alle drei. Zum einen, indem sie Geld eintreibt: So ruft Kösters die homöopathischen Ärzte zu Spenden auf und ermuntert sie, auch ihre Patienten um Spenden zu bitten, schließlich sei erwiesen, dass homöopathisch behandelte Patienten statistisch über ein höheres Einkommen verfügen – wobei er unfreiwillig ironisch anmerkt: »Das zumindest wissen wir nun definitiv aus der Forschung.« Zum anderen, indem die WissHom Forschungswillige mit Rat und Tat unterstützt. So fragt Kösters seine Leser: »Möchten Sie beweisen, dass es eine spezifische Wirkung von Hochpotenzen gibt?« Die Anleitung dazu liefert er gleich mit: »Eine Möglichkeit sind N = 1 Studien – der strukturierte Vergleich von behandlungsfreien mit behandelten Intervallen.« Die nette Umschreibung »N = 1 Studie« heißt nichts anderes, als einen Menschen zu fragen, wie es ihm geht, wenn man ihm hochverdünnte Globuli einmal gibt und einmal nicht. Der Unterschied im Befinden »beweist« dann die Wirkung des Mittels.

Die Unterwanderung der Universitäten

Diese Anleitung aus der Feder eines hohen Repräsentanten der »Wissenschaftlichen Gesellschaft für Homöopathie« ist jedoch nur ein Mosaiksteinchen im Universum der homöopathischen Forschung. Bedeutender ist, dass die Unterwanderung der Universitäten systematisch und in großem Stil vorangetrieben wird, vor allem vom DZVhÄ, von Pharmafirmen und von Stiftungen. Schon 1995 meldete die *Ärztliche Allgemeine* (8/95, Seite 21): »Eines der wichtigsten politischen Ziele des DZVhÄ ist es jedoch, durch Überzeugungsarbeit bei Politikern und Hochschullehrern die Homöopathie endlich auch an den Universitäten zu etablieren.« Heute kann die Erste Vorsitzende des DZVhÄ Cornelia Bajic mit konkreten Maßnahmen und Erfolgen aufwarten, wie sie in einem Interview im Jahresprogramm 2012 des DZVhÄ erklärt: So habe der Verein eigens zwei Projektleiter eingesetzt, die »sich um die Homöopathie an den Universitäten kümmern werden«. Auch sei sie zuversichtlich, dass es einen Masterstudiengang Homöopathie geben wird. »Wir sind hierzu mit mehreren Universitäten im Gespräch«, so Bajic. Bereits jetzt führt das Jahresprogramm neun Universitäten in Deutschland auf, die Vorlesungen, Seminare oder Praktika zur Homöopathie anbieten.

Ziel der gemeinsamen Lobbyanstrengungen ist es, die Homöopathie fest an den Universitäten zu verankern. Das hat dreifachen Charme: Man bekommt Zugriff auf die Ausbildung angehender Mediziner, die später Hahnemanns Lehre unter das Patientenvolk bringen und so den Absatz der Kügelchen und Fläschchen beleben können, man kann das Image der Homöopathie mit Professorentiteln und wohlklingenden Institutsnamen aufpolieren, und man erhält laufend neue Studien, von denen sich die ein oder andere trefflich im Sinne der Homöopathie interpretieren lässt.

Einer der rührigsten Akteure auf diesem Gebiet ist die Karl und Veronica Carstens-Stiftung, die von dem ehemaligen Bundespräsidenten und seiner Ehefrau, einer Ärztin für Naturheilkunde, ins Leben gerufen wurde. Die Stiftung, die bislang über einen Gesamtetat von circa 30 Millionen Euro verfügte, baut ihren Einflussbereich an den Universitäten auf vielen Ebenen aus. An der Basis unterstützt sie Studierende: Sie fördert »studentische Arbeitskreise«, die es inzwischen laut DZVhÄ-Jahresprogramm an jeder dritten Universität gibt, sie gibt finanzielle und logistische Hilfe beim sogenannten Wilseder Forum, einem zweimal im Jahr stattfindenden Homöopathie-Camp, und sie sponsert Doktorarbeiten. Auf administrativer Ebene unterstützt sie Universitäten, die das Wahlpflichtfach »Homöopathie« anbieten, und sie vermittelt Lehrbeauftragte.

Auch auf der höchsten akademischen Ebene wird die Carstens-Stiftung aktiv: Am Institut für Sozialmedizin, Epidemiologie und Gesundheitsökonomie an der Berliner Universitätsklinik Charité finanziert sie mit einer Million Euro über fünf Jahre eine Professur für Komplementärmedizin/Integrative Medizin: »Ziel ist die wissenschaftliche Untermauerung der Komplementärmedizin und langfristige Sicherung ihrer Therapieverfahren«, heißt es dazu in einer Pressemitteilung der Stiftung (01.07.2011). Es geht also offenbar nicht um ernsthafte Überprüfung, sondern um wissenschaftlich bemäntelte Bestätigung. Trotzdem ist das Angebot, eine ganze Professur gestiftet zu bekommen, für eine stets klamme Universität sehr verlockend.

Inhaberin der Professur an der Charité ist Claudia Witt, die bereits für ihre Doktorarbeit über die physikalische Untersuchung homöopathischer Hochpotenzen einen Förderpreis der Carstens-Stiftung erhalten hatte. Witt ist weit über die Szene hinaus vernetzt: Sie ist nicht nur Präsidentin der International Society for Complementary Medicine Research (ISCMR), sondern hat auch eine Gastprofessur an der University of Maryland School of Medicine inne und ist Mitglied der Deutschen Gesellschaft für Epidemiologie sowie der Deutschen Krebsgesellschaft. Außerdem hat sie direkten Zugang zu höchsten EbM-Gremien: Sie sitzt im Beirat des alternativmedizinischen Ablegers der Cochrane Collaboration, dem Advisory Board des Cochrane Complementary Medicine Field.

Der lange Arm der Carstens-Stiftung

Das Gedankengut der Carstens-Stiftung wird in Zukunft vermutlich noch weitere Kreise ziehen und an Einfluss gewinnen: Rainer Lüdtke, seit dem Jahr 2000 als Biometriker bei der Carstens-Stiftung, wechselte 2012 zum Stifterverband für die Deutsche Wissenschaft, wo er 50 Stiftungen aus den Forschungsbereichen Physik, Technik und Medizin betreuen soll. Lüdtke war bei der Carstens-Stiftung für das knifflige Interpretieren von Studien und das Anleiten von Forschern zuständig, zudem ist er Autor zahlreicher Studien und Mitherausgeber der Zeitschriften *Forschende Komplementärmedizin* und *Complementary Therapies in Medicine*. Harald Walach, Professor an der Universität Frankfurt an der Oder und einer der prominentesten Homöopathie-Verfechter Deutschlands, ist in einem Beitrag des Blogs »Informationen zur Homöopathie« (18.12.2011) voll des Lobes für Lüdtke: »Weltweit gibt es nur eine Handvoll von Statistikern, die … meinungsresistent genug sind, um die immer noch weitverbreitete Skepsis gegenüber diesem Gebiet nicht allzu ernst zu nehmen.« Dabei sollte man annehmen, Skepsis ernst zu nehmen sei eine der Kardinaltugenden eines Wissenschaftlers.

Die Besetzung der akademischen Welt hat offenbar Erfolg: Sowohl in der Grundlagen- als auch in der klinischen Forschung widmen Hunderte Forscher ihre Zeit und ihr Budget dem Versuch, eine Wirkung der Homöopathie zu beweisen. Laut »Homeopathy in Europe«, einem Grundsatzpapier des »European Committee for Homoeopathy« von 1994, waren bereits damals in Europa 90 Forscher aus verschiedenen Universitäten und Instituten Mitglied in der »Internationalen Gruppe zur Erforschung der Wirkung hoch potenzierter Substanzen«, kurz GIRI, organisiert. Auch klinische Forschung zur Homöopathie wird inzwischen an diversen Universitäten betrieben, neben dem komplementär-medizinischen Lehrstuhl an der Charité in Berlin auch an der Technischen Universität in München und an der Privatuniversität Witten/Herdecke.

Universität mit anthroposophischen Wurzeln

Die Universität Witten/Herdecke im Süden des Ruhrgebiets ist hierbei ein Sonderfall. Sie war bei ihrer Eröffnung 1982 nicht nur die erste Privatuniversität Deutschlands, sondern darf sich auch als die Mutter aller universitären Alternativmedizin-Einrichtungen verstehen – auch wenn heute diese Richtung nur einen kleinen Teil des universitären Angebots ausmacht, wie Edmund Neugebauer, Professor für Chirurgie und Leiter des Instituts für Forschung in der operativen Medizin in Witten/Herdecke, betont. Der Hauptgründer der Universität war der anthroposophische Arzt Gerhard Kienle, der sich, wie es auf der Homepage der Universität heißt, »frühzeitig für eine zukunftsfähige Reform der Medizin« einsetzte. So sei er »maßgeblich« daran beteiligt gewesen, dass 1976 im deutschen Arzneimittelrecht für die Homöopathie, die Anthroposophie und die Pflanzenheilkunde attraktive Ausnahmeregelungen festgeschrieben wurden, die bis heute gelten. Die Anthroposophie geht auf Rudolf Steiner zurück, der 100 Jahre nach Hahnemann das Kunststück fertigbrachte, diesen an Esoterik noch zu übertreffen, indem er auch die Macht der Himmelskörper in seine Heilslehre integrierte. Im üblichen Alternativmedizin-Schwulst heißt das auf der Homepage des »Lehrstuhls für Medizintheorie, integrative und anthroposophische Medizin«: »Die verschiedenen Seinsbereiche des Menschen erfordern eine Wissenschaftsmethodik, die seinen Phänomenen gerecht wird und die sich komplementär zu einer Ganzheitserkenntnis des Menschen ergänzen. Humanmedizin ist deswegen notwendigerweise multiperspektivisch. Sie erfordert nicht eine, sondern eine im Wesen des Menschen bedingte Pluralität von Wissenschaftsmethoden.«

Vertreter der Universität Witten/Herdecke waren es denn auch, die die romantische Idee vom »Pluralismus in der Medizin« mit einem friedlichen Nebeneinander von wissenschaftsbasierter und Alternativmedizin vorantrieben. So hatte der Medizinprofessor Peter Matthiessen »maßgeblichen Anteil an der Begründung« des im Jahr 2000 ins Leben gerufenen »Dialogforums Pluralismus in der Medizin«. Beinahe prophetisch hatten sich bereits acht Jahre zuvor die Mediziner der Universität Marburg in ihrer Erklärung gegen diese Haltung gewehrt: »Ein der Allgemeinheit von interessierter Seite eingeredeter Aberglaube mag … sich Ausgewogenheit und Zusammenarbeit zwischen ›Homöopathie‹ und ›Allopathie‹ wünschen. Richtschnur unseres Handelns ist aber nicht ein in der Bevölkerung lebender und publizistisch geschürter Aberglaube …«

Einer, der das Geschwurbel vom »Besten aus beiden Welten« publizistisch schürt und damit Karriere machte, ist der Inhaber des Lehrstuhls für Radiologie und Mikrotherapie in Witten/Herdecke Dietrich Grönemeyer, der sich in seinem Bestseller *Das große Gesundheitsbuch* von der Homöopathie begeistert zeigt. Auf seiner Homepage heißt es, er setze sich »für eine undogmatische interdisziplinäre Zusammenarbeit der verschiedensten Disziplinen zwischen HighTech und Naturheilkunde zum Wohle des Patienten« ein. Wenn es direkt weiter heißt, Grönemeyer plädiere seit Jahren für die Einführung von Gesundheitsunterricht an Schulen, kann man sich in etwa vorstellen, mit welcher Botschaft er die Jugend des Landes beglücken möchte. Das alles ist aber den Strategen des DZVhÄ noch nicht genug. Um eine »kritische wissenschaftliche Masse« zu erreichen, soll gemeinsam mit der WissHom und der Universität Witten/Herdecke ein »Konzept zum Stand und den Besonderheiten der Homöopathie-Forschung« formuliert werden, um damit die »Notwendigkeit öffentlicher Forschungsförderung zu begründen«. Die großen Töpfe der staatlichen Förderer sind also bereits ins Visier genommen.

Aus dem Topf der Industrie

Auch Pharmafirmen mischen an den Universitäten mit. So finanziert die Biologische Heilmittel Heel GmbH, mit ihren 160 Mitarbeitern nach Eigenangabe »eines der führenden Unternehmen in der naturheilkundlichen Gesundheitsversorgung« in Deutschland, eine der beiden Stiftungsprofessuren des 2007 gegründeten ›Instituts für transkulturelle Gesundheitswissenschaften‹ (IntraG) an der Universität Frankfurt an der Oder. Die andere Professur wird von einem Konsortium aus vier kleineren Firmen aus dem alternativmedizinischen Bereich getragen.

Institutsleiter am IntraG ist der rührige Homöopathie-Verfechter Harald Walach, der, damals noch in Freiburg tätig, mit Wilhelm Gaus federführend an der Münchner Kopfschmerzstudie beteiligt war. Walach ist ein gutes Beispiel dafür, wie wenig Homöopathen bereit sind, Hahnemanns Lehrgebäude infrage zu stellen – lieber traut er sich als Nicht-

Physiker ans Herz der Physik zu greifen und zum Entsetzen vieler Physiker die Quantentheorie so umzumodeln, dass sie auf die Homöopathie passt. Die Idee, den Masterstudiengang »Komplementäre Medizin – Kulturwissenschaften – Heilkunde« einzurichten, entstand, wie es auf der Homepage des IntraG heißt, während einer ärztlichen Fortbildungsveranstaltung der ›Internationalen Gesellschaft für Homotoxikologie und Homöopathie‹ sowie der ›Internationalen Gesellschaft für Biologische Medizin‹ auf der griechischen Insel Kos.

Der Verlust der rationalen Kriterien

Alternativ-medizinische Themen erhalten also auf vielfältige Weise tatsächlich oder scheinbar höchste akademische Weihen. Die Folge: Wenn ein »Prof. Dr.« sagt, dass Homöopathie möglich ist, ohne dass Institutionen, die sich als Wächter der Wissenschaftlichkeit verstehen, massiv protestieren, muss selbst ein skeptischer Laie zu dem Schluss kommen, dass vielleicht doch etwas dran ist. Einzelne Warner, wie etwa die Mitglieder der GWUP, werden von Homöopathen gern als kalte Rationalisten, Fanatiker und vor allem Büttel der wissenschaftsbasierten Pharmaindustrie abgetan. Die große Gefahr, die wir dabei sehen: Wenn sich die akademische Welt, das heißt Vertreter der evidenzbasierten Medizin sowie die Universitäten, der Homöopathie öffnet und damit implizit Naturgesetze infrage stellt, weichen die rationalen Grundlagen der Medizin zunehmend auf.

Die Botschaft für die Bevölkerung ist verheerend: Wenn ein Verfahren, das auf »geistartigen Heilkräften« basiert, von der akademischen Welt ernsthaft geprüft und scheinbar auch noch belegt wird, wie können dann Laien noch skeptisch gegenüber Behauptungen jedweder Art sein? Wonach sollen sie sich richten, wenn Mediziner Selbstzahlerleistungen verkaufen, wenn Pharmaunternehmen neue Medikamente pushen oder wenn Scharlatane Krebskranken noch ein paar Tausend Euro abpressen wollen? Welche Kriterien haben sie dann noch, um wahr von unwahr zu unterscheiden? Naturwissenschaftlich fundierte, rationale Kriterien fallen ja weg, wenn selbst physikalische und chemische Gesetze nicht als feststehende Wahrheiten akzeptiert werden, sondern zur Disposition stehen. Wenn also ohnehin alles beliebig ist, wird sich der Einzelne auf sein eigenes Urteil besinnen und nur noch das glauben, was er persönlich für plausibel hält. Am Ende zählen dann die eigene subjektive Anschauung und das Bauchgefühl – und nicht mehr das rationale Argument. Dann wird der Einzelne – und mit ihm die Masse – manipulierbar.

Unsere Forderung nach »Scientabilität«

Die Bemühungen der Wissenschaft, allen voran die der evidenzbasierten Medizin, sich mit der Homöopathie rational auseinanderzusetzen, sind grandios gescheitert. Je mehr die Wissenschaft strampelt, um sich durch immer weitere Studien aus dem Sumpf der Irrationalität zu befreien, desto tiefer wird sie hineingezogen.

Es kann unserer Ansicht nach nur einen Ausweg geben: Die Homöopathie muss, wie die Astrologie und die Alchemie bereits vor ihr, kategorisch aus der wissenschaftlichen Welt verbannt werden. Homöopathie ist Glaube, Aberglaube, Esoterik, Voodoo – wie auch immer. Jedenfalls hat sie in der Wissenschaft nichts verloren. Sie lässt sich zwar nach Karl Popper als theoretisch falsifizierbare Theorie wissenschaftlich untersuchen, aber zum einen ist die Methodik der evidenzbasierten Medizin nicht dafür geeignet, die Grundlagen der Physik und Chemie zu erschüttern, und zum anderen akzeptieren ihre Anhänger, wie die Erfahrung gezeigt hat, die Ergebnisse nicht oder missinterpretieren sie zu ihren Gunsten. So wird die Homöopathie zu einer mit klinischen Versuchen praktisch nicht falsifizierbaren Theorie.

Für solche Theorien in der Medizin, die zwar prinzipiell wissenschaftlich untersucht werden können, deren Untersuchung aber von vorneherein sinnlos ist, weil sie Naturgesetzen widersprechen, möchten wir den Begriff »nicht scientabel« vorschlagen. Zwar kann man nicht definitiv ausschließen, dass auch Naturgesetze an neue Erkenntnisse angepasst werden müssen, aber man kann definitiv ausschließen, dass die Methoden der evidenzbasierten Medizin die Macht haben, Naturgesetze zu widerlegen oder zu bestätigen. »Scientabilität« ist demnach die Eigenschaft einer Theorie, über die wissenschaftliche Untersuchbarkeit hinaus auch im Rahmen bestehender Naturgesetze denkbar zu sein. Wir schlagen für die Medizin vor, dass grundsätzlich im Vorfeld einer klinischen Studie die Scientabilität geprüft werden sollte. Ist ein Verfahren so absurd, dass es nicht als scientabel durchgeht, soll es keine klinische Untersuchung geben. Damit wird sichergestellt, dass positive Ergebnisse, die lediglich auf Mängeln im Studiendesign, auf Unachtsamkeiten bei der Durchführung oder schlicht auf Zufall beruhen, nicht missbraucht werden können. Harriet Hall verwendet dafür, sozusagen als Erweiterung der evidenzbasierten Medizin, den Begriff »wissenschaftsbasierte Medizin« oder »science-based medicine« (www.sciencebasedmedicine.org).

Auch wenn die Homöopathie nicht hinsichtlich ihrer Wirksamkeit untersucht werden soll, bietet sie trotzdem eine Fülle interessanter Themen. So lassen sich an ihr spannende psychologische Fragen studieren: Wie kann es etwa sein, dass eine so irrationale Heilslehre auch Menschen überzeugt, die sich als »rational« einschätzen? Wieso hat die Homöopathie so viele Anhänger in besonders gebildeten Schichten? Wie meistert ein Arzt den geistigen Spagat, wenn er gleichzeitig die rationale wissenschaftsbasierte Medizin und die irrationale Homöopathie anbietet, womöglich demselben Patienten? Auch der evidenzbasierten Medizin verspricht die Homöopathie-Forschung interessante Erkenntnisse: Positive Ergebnisse weisen auf Fehler der Methodik hin, in etwa so wie der Wassertest bei einem Fahrradschlauch: Wo Blasen aufsteigen, ist das Loch. Diese Fehler zu erkennen könnte die EbM voranbringen.

4 Schamanen in Weiß: Kügelchen gehören zum Alltag in der Arztpraxis

Als er das abgegriffene Bändchen in hellbraunem Leinen in die Hand bekam, dachte er zuerst an einen Scherz: Einen *Leitfaden für die homöopathische Praxis* von 1936 schenkte ihm eine Schulfreundin zum Abitur, eine alphabetische Liste aller möglichen Leiden samt Empfehlungen, wie diese homöopathisch zu behandeln seien. So ein Buch könne er ja jetzt gut gebrauchen, sagte die Freundin zum Abiturienten und angehenden Medizinstudenten Curt Kösters. Der wusste damals noch wenig anzufangen mit Hahnemanns Lehre von der verstimmten Lebenskraft. »Ich hatte Biologie und Chemie als Leistungskurs im Abi, und mich hat auch bei der Medizin eher die naturwissenschaftliche Seite interessiert«, erinnert sich Kösters.

Doch gerade diese Seite ernüchterte ihn an der Uni sehr bald. Er stieß sich an der Pharmagläubigkeit seiner Professoren: »Ich habe Ende der 70er-Jahre angefangen zu studieren. Damals war man auch unter Medizinstudenten durchaus medizinkritisch. Und die Idee, man könne alles heilen, indem man die passende Chemikalie draufwirft, erschien uns zu kurz gedacht.« Problematisch fand Kösters auch das Schubladendenken in der konventionellen Heilkunde: »Man sieht einen Patienten und sortiert sein Leiden gleich in ein Schema ein. Ich glaube aber, dass ganz verschiedene Symptome durchaus miteinander zusammenhängen. Wenn ein Arzt seinem Patienten zum Beispiel sagt,

Ihr Hautausschlag und Ihre Rippenfellentzündung haben gar nichts miteinander zu tun, dann finde ich das ehrlich gesagt kühn.« Kösters begann sich mit Therapieverfahren zu beschäftigen, die Zusammenhänge zwischen einzelnen Symptomen herstellen.

Er besuchte Seminare über alternative Heilverfahren, hörte Vorträge über traditionelle chinesische Medizin, Pflanzenheilkunde und Homöopathie. In der Lehre nach Hahnemann fand er schließlich für sich den systemischen Ansatz, den er suchte – auch wenn er anfangs skeptisch war gegenüber Ähnlichkeitsprinzip und hoch verdünnten Arzneien: »Ich dachte mir, das ist entweder total verrückt oder total spannend.«

Der Student Curt Kösters fing an, im Selbstversuch verschiedene Globuli zu schlucken, und war verblüfft, als er tatsächlich arzneimitteltypische Symptome an sich beobachtete. Aufgrund dieser Erfahrung entschied er sich bei der Homöopathie eindeutig für »spannend« anstatt für »verrückt« – und blieb dabei. Nach dem Studium bildete er sich weiter und trägt heute als Arzt die Zusatzbezeichnung »Homöopathie« und das Homöopathie-Diplom des Deutschen Zentralvereins homöopathischer Ärzte. Seit mehr als 20 Jahren betreibt er in Hamburg eine Privatpraxis nach der klassischen Lehre Samuel Hahnemanns. Dort verschreibt er Kindern Globuli oder Tropfen, oft gegen chronische Krankheiten wie Neurodermitis oder Asthma, häufig auch gegen hartnäckige Infekte. Erwachsene konsultieren ihn zum Beispiel mit Hautekzemen, Migräne, Arthrose oder Panikattacken. Aufgrund seiner guten Erfahrungen mit der Homöopathie wagt Kösters sich auch an die Behandlung schwererer Leiden: »Wenn ich einen Patienten mit einer Lungenentzündung vor mir habe, behandele ich den in aller Regel zunächst einmal homöopathisch. Ich schaue dann aber sehr genau hin, ob sich die Symptome schnell bessern.«

Ihn fasziniert, dass die Homöopathie heute Tausende verschiedener Medikamente bereithält, für sehr viele unterschiedliche Symptomkombinationen jeweils ein eigenes. »Ich glaube, je mehr dieser Instrumente ich als Arzt zur Hand nehmen kann, desto eher kann ich eine möglichst genaue Passung zwischen den Symptomen des Patienten und dem Medikament und damit eine individuelle Therapie erreichen.« Kösters ist so überzeugt von der Homöopathie, dass er ihr seit Jahren auch große Teile seiner Freizeit widmet. Von 2004 bis 2011 engagierte er sich im Vorstand des Deutschen Zentralvereins homöopathischer Ärzte (DZVhÄ), mal als Zweiter, mal als Erster Vorsitzender. Ende 2010 gründete er mit anderen Mitstreitern die Wissenschaftliche Gesellschaft für Homöopathie, kurz WissHom, die sich zum Ziel gesetzt hat, die Erforschung der Homöopathie voranzubringen. Mehrere Hundert Stunden im Jahr investiert Kösters in Lobby- und Öffentlichkeitsarbeit. Er koordiniert mehrere Arbeitsgruppen zur Qualitätsförderung in der Homöopathie, hält Vorträge über dieses Thema und schreibt regelmäßig Beiträge im Internet-Blog des DZVhÄ.

Mit seiner Sympathie für die alternative Heilkunde nach Samuel Hahnemann ist Curt Kösters nicht allein: Globuli, homöopathische Tabletten oder Tropfen gehören längst zur Routine in deutschen Arztpraxen. Viele Mediziner setzen sie ein, weil sie daran glauben, weil Patienten danach fragen oder schlicht, weil sie sie für harmlose Placebos halten. Die einen praktizieren ausschließlich Homöopathie, andere haben sowohl herkömmliche als auch unkonventionelle Behandlungen im Angebot. Selbst Ärzte, die sich ansonsten auf wissenschaftlich fundierte Therapien verlassen, greifen hin und wieder zu Mitteln aus Hahnemanns Apotheke oder verweisen chronisch Kranke weiter an den homöopathisch tätigen Kollegen. Gleichzeitig beansprucht längst auch die homöopathische Ärzteschaft die Wissenschaftlichkeit für sich. Für Patienten ist dabei kaum noch transparent, welcher Arzt auf dem festen Boden belegbar wirksamer Behandlungen unterwegs ist und welcher sich eher auf seinen festen Glauben verlässt.

Ärzte lieben Globuli

Umfragen zufolge begeistert sich ein erheblicher Teil der deutschen Ärzteschaft für unkonventionelle Heilmethoden wie Homöopathie, Akupunktur oder die anthroposophische Medizin, die sich in Anlehnung an die Lehren Rudolf Steiners als spirituell erweitertes Konzept der Medizin betrachtet. Die Homöopathie gehört dabei zu den Favoriten: Seit Jahrzehnten belegen Ärztebefragungen immer wieder, dass mindestens die Hälfte der Ärzte Präparate nach den Grundprinzipien Hahnemanns einsetzt. Im August 2010 vermeldete der CGM Gesundheitsmonitor nach einer repräsentativen Umfrage unter 440 Ärzten das Ergebnis, dass mit 45 Prozent fast die Hälfte dieser Mediziner gelegentlich bis häufig eine homöopathische Therapie anbot.

Ärzte mögen die unterschiedlichsten Gründe haben, warum sie sich aufs Terrain wissenschaftlich meist umstrittener Alternativtherapien wagen, aber einen nennen fast alle: Spricht man mit homöopathisch arbeitenden Medizinern, begründen diese ihren Werdegang sehr oft mit großer Ernüchterung über die Welt der konventionellen Medizin. Manche haben schon ihr Medizinstudium als theorielastig und menschenfern erlebt. Andere mussten bei der Ausbildung im Krankenhaus feststellen, dass sie kaum Zeit für die einzelnen Patienten hatten. Wieder andere sind der Meinung, als niedergelassene Ärzte keine Freiräume für ausführliche Patientengespräche zu finden, weil die zu gering honoriert werden. Und viele sind schmerzlich an ihre Grenzen gestoßen, wenn sie feststellen mussten, dass sie manchen Kranken mit konventionellen Methoden nicht helfen konnten oder sogar das Gefühl hatten, ihnen eher zu schaden. Beweggründe, die Homöopathen offensichtlich mit Kollegen anderer Naturheilkunderichtungen teilen: Kalifornische Alternativmediziner gaben in einer Studie aus den 80er-Jahren an, die geringe Wirksamkeit konventioneller Behandlungen bei chronisch Kranken und die Nebenwirkungen vieler Arzneien seien für sie Gründe gewesen, sich unkonventionellen Verfahren zuzuwenden. Eine 1992 veröffentlichte schwedische Ärztebefragung führte das Interesse an Alternativmedizin auf das ungute Gefühl zurück, den Problemen der Patienten machtlos gegenüberzustehen. Im Jahr 2004 erschien eine Untersuchung über 161 schottische Hausarztpraxen: In jeder fünften verschrieben Ärzte Kindern regelmäßig Homöopathika – vor allem, weil herkömmliche Medikamente bei den kleinen Patienten versagt hatten oder die Mediziner die geringen Nebenwirkungen der Homöopathika schätzten. In einer 2001 abgeschlossenen deutschen Befragung unter 70 Alternativmedizinern berichteten die Homöopathen in den Interviews zum Beispiel, erfolglose konventionelle Therapieversuche bei chronisch Kranken oder schwere Nebenwirkungen von Behandlungen auf einer Intensivstation seien für sie die Motivation gewesen, in die Fußstapfen Hahnemanns zu treten (zitiert nach Gunnar Stollberg in Claudia Witt (Hrsg.): *Der gute Arzt aus interdisziplinärer Sicht,* KVC Verlag, 2010).

Und immer wieder bewegen auch gute Erfahrungen am eigenen Leibe Ärzte dazu, sich näher mit Homöopathie zu befassen. Cornelia Bajic ließ zu Beginn ihrer ärztlichen Laufbahn sich selbst und ihre Familie von einem Bonner Homöopathen therapieren: »Ich war skeptisch und wollte wissen, ob an der Homöopathie etwas dran ist. Also habe ich mich mit meiner ganzen Familie zu einem homöopathischen Arzt in Behandlung begeben. Er konnte tatsächlich helfen. Meine kleine Tochter litt an Neurodermitis, und es war beeindruckend, wie schnell diese unter der homöopathischen Behandlung verschwand«, sagt die Ärztin aus Remscheid, zurzeit Erste Vorsitzende des Deutschen Zentralvereins homöopathischer Ärzte.

Bajic zufolge entscheiden sich vor allem solche Mediziner für die Homöopathie, die § 1 in Samuel Hahnemanns *Organon* besonders ernst nehmen: »Des Arztes höchster und einziger Beruf ist, kranke Menschen gesund zu machen, was man Heilen nennt« (zitiert nach der 6. Auflage, marixverlag, 2005). »Wir sind sehr idealistische Ärzte. Wenn man Patienten wirklich heilen kann und deren Leben auf den richtigen Weg bringt, dann ist das sehr erfüllend«, sagt Cornelia Bajic.

Allerdings wäre auch das Finanzielle ein gut nachvollziehbarer Grund, warum sich viele Mediziner für die Homöopathie als Therapie mit einer erheblichen Nachfrage durch eine zahlungskräftige Klientel interessieren könnten: Oft sind es gerade gebildete, gesundheitsbewusste Besserverdiener, die dem Arzt für eine naturheilkundliche Behandlung auf Privatrechnung ihr Portemonnaie öffnen. Schon Ende der 80er-Jahre gaben 90 Prozent von 936 Kinder- und Allgemeinärzten sowie Internisten an, dass ihre Patienten öfter oder gelegentlich nach Naturheilverfahren fragten – und dass diese Patienten meist aus dem bürgerlichen Mittelstand stammten (Robert Jütte: *Geschichte der Alternativmedizin*, C. H. Beck, 1996). Laut einer neueren repräsentativen Umfrage des CGM Gesundheitsmonitors hatten 37,3 Prozent der Homöopathie anbietenden Ärzte diese vor allem deshalb im Leistungskatalog, weil Patienten explizit danach fragten. Überzeugt von der Lehre Hahnemanns waren dagegen nur 23,5 Prozent. Immerhin 26,8 Prozent beriefen sich noch auf gute Erfahrungen mit der Homöopathie, und 12,4 Prozent wollten schlicht »den Placebo-Effekt nutzen« (Basis: 440 Ärzte, August 2010).

Die Gebührenordnung für Ärzte (GOÄ) bietet niedergelassenen Medizinern attraktive Möglichkeiten, der Nachfrage der Patienten zur Zufriedenheit beider Seiten nachzukommen. Sie regelt, wie viel Ärzte für diverse Gespräche, Untersuchungen und Behandlungen von solchen Patienten nehmen dürfen, die entweder privat versichert sind oder ihre Rechnung komplett aus eigener Tasche bezahlen. Speziell für homöopathisch tätige Mediziner enthält die GOÄ schon seit Längerem die Ziffern 30 und 31. Nach Ziffer 30 dürfen sie für eine homöopathische Erstanamnese mit einer Mindestdauer von einer Stunde mindestens 52,46 Euro abrechnen. Oft multiplizieren homöopathische Ärzte den Betrag noch mit einem Aufwertungsfaktor von 2,3, gelegentlich auch mit 3,5 für besonders hohen Aufwand. Dann werden 120,65 bis 183,60 Euro fällig. Ziffer 31 regelt die Gebühr für homöopathische Folgeanamnesen mit einer Mindestdauer von 30 Minuten. Dafür dürfen die Ärzte dreimal im Halbjahr 26,23 Euro oder – aufmultipliziert – 60,33 oder 91,80 Euro liquidieren.

Obwohl längst nachgewiesen ist, dass der Erfolg einer Therapie wesentlich von der Beziehung und den Gesprächen zwischen Arzt und Patient beeinflusst wird, können selbst Privatärzte von solchen Sätzen für ein Patientengespräch nur träumen: 8,74 Euro gesteht ihnen die Gebührenordnung für eine »eingehende« Beratung von mindestens zehn Minuten zu, multipliziert mit den entsprechenden Faktoren wären das dann 20,11 oder höchstens 30,60 Euro – abzurechnen nur einmal pro Behandlungsfall.

Damit ist die Homöopathie in dieser Hinsicht im Gesundheitssystem deutlich bessergestellt als die herkömmliche Medizin – und somit attraktiv für alle Ärzte, denen daran liegt, ihre Patienten nicht nur zwischen Tür und Angel zu sprechen.

Eine starke Lobby für die Homöopathie

Schon zu Samuel Hahnemanns Zeiten begannen sich homöopathische Ärzte zu organisieren. Wahrscheinlich hatten seine Schüler den »Meister« vorher eingeweiht. Aber man wüsste doch gern, was im Jahr 1829 in seinem Kopf vorging, als man ausgerechnet die Feier seines 50. Doktorjubiläums zum Anlass nahm, im anhaltinischen Köthen einen Ärzteverein zu gründen. Möglicherweise ließ er es grummelnd geschehen. Zu Hahnemanns Leben gehörte die ständige Sorge, dass ihm andere Ärzte oder auch Ärzteorganisationen in seine Lehre »dreinschwatzen« könnten. Einige Jahre zuvor stand er jedenfalls ärztlichen Standesvertretungen noch entschieden skeptisch gegenüber. Seine rhetorische Frage »Wozu überhaupt Vereine, was können sie auch im besten Fall Gutes ausrichten?« ist aus einem seiner Briefe überliefert (zitiert nach Robert Jütte in Martin Dinges: *Weltgeschichte der Homöopathie*, C. H. Beck, 1996).

Ob er nun grummelte oder nicht: Im Jahr 1829 wurde der Deutsche Zentralverein homöopathischer Ärzte (DZVhÄ) gegründet und Hahnemann zu seinem Ehrenpräsidenten ernannt. Man könnte es als die Geburtsstunde der Homöopathie-Lobby im deutschsprachigen Raum bezeichnen.

So ehrenwert die Motive vieler Ärzte sein mögen, sich von der konventionellen Medizin ab- und der Homöopathie zuzuwenden: Wenn es um Lobbyarbeit, um die Verankerung und den Ausbau der eigenen Heilkunde im Gesundheitssystem geht, agiert man auch im Globuli-Lager schon lange professionell und beharrlich. Der 1829 gegründete Deutsche Zentralverein homöopathischer Ärzte hat seine Geschäftsstelle in Bonn und seine Pressestelle in Berlin. Als älteste Ärztevereinigung in Deutschland vertritt er die Interessen von Medizinern in der Nachfolge Hahnemanns.

Im Herbst 2011 hatte er etwa 4000 Mitglieder, darunter circa 2100 Allgemeinärzte, 300 Kinder- und Jugendärzte, 190 Internisten und 150 Frauenärzte, außerdem Zahnärzte, Hals-Nasen-Ohren-Ärzte, Neurologen, Psychiater und Hautärzte. Damit gehört der Zentralverein eher zu den kleineren Ärztevereinigungen, hat aber durchaus ähnlich viele Mitglieder wie etwa die Deutsche Gesellschaft für Allgemeinmedizin und Familienmedizin.

Der Zentralverein zählt es zu seinen wichtigsten Lobbyaufgaben, die Homöopathie zu verbreiten, ihre Stellung im Gesundheitswesen zu festigen und sie an den Hochschulen zu etablieren. Auch international ist man bestens vernetzt: Die Berliner Dependance des Zentralvereins dient zugleich als Sekretariat des homöopathischen Weltärzteverbandes Liga Medicorum Homoeopathica Internationalis (LMHI). Liga und Zentralverein kooperieren seit 2009 bei der Organisation ihrer Öffentlichkeitsarbeit. Für Ärzte bietet der Zentralverein einen erheblichen Teil der homöopathischen Weiterbildung in Deutschland an. Er hilft Medizinern bei Abrechnungsfragen rund um homöopathische Leistungen und führt Lobbygespräche mit Politikern sowie Funktionären von Kassen und Ärztekammern. Patienten finden beim DZVhÄ jede Menge praktischer Tipps, wie sie vorgehen können, um die Kosten einer homöopathischen Behandlung von der Kasse bezahlt zu bekommen. Der Verein bietet eine regelmäßig aktualisierte Liste von solchen Fach- und Allgemeinärzten, die im Rahmen spezieller Verträge homöopathische Leistungen mit bestimmten Kassen abrechnen. Umgekehrt können sich Patienten darüber informieren, ob ihre Krankenversicherung dazugehört. Falls nicht, »sollten Sie über einen Wechsel in eine andere Krankenkasse nachdenken«, empfiehlt man im Sonderheft »Homöopathie und Kostenerstattung« der Zeitschrift *Homöopathie* des DZVhÄ, denn: »Das ist einfacher als Sie denken.« Der Zentralverein hat auch für den Wechsel die passenden Tipps parat, ebenso wie zu privaten Zusatzversicherungen für gesetzlich Versicherte mit Interesse an Homöopathie.

1988 wurde innerhalb des Zentralvereins die Hahnemann-Gesellschaft gegründet, ursprünglich eine Arbeitsgemeinschaft, um Ärzte zu unterstützen, die sich besonders eng an die Homöopathie nach Hahnemann hielten. Inzwischen ist die Hahnemann-Gesellschaft ein gesundheitspolitisch aktiver Verein mit Sitz in Detmold, der dafür kämpft, die

Homöopathie »im Gesundheitssystem abzusichern«. Es geht unter anderem darum, die besonders aufwendige »klassische« Homöopathie nach Hahnemann mit ihren langen Patientensitzungen bei den Kassen erstattungsfähig zu machen, für gesetzlich wie für privat Versicherte.

Offensichtlich hat man dabei großen Erfolg: Derzeit haben etwa 80 Krankenkassen sogenannte Selektivverträge geschlossen – mit der »Managementgesellschaft des Deutschen Zentralvereins homöopathischer Ärzte mbH«. Vereinfacht gesagt wirbt der DZVhÄ zunächst bei den Kassen für entsprechende Verträge, und seine Managementgesellschaft schließt sie dann ab. Das Konstrukt einer solchen Managementgesellschaft bietet den Vorteil, dass sich homöopathische Ärzte für Verträge zusammentun können, um ihre Leistungen mit einer Kasse abzurechnen.

Auch zu Politikern pflegt der DZVhÄ beste Kontakte. Man versuche, durch Informationen »Aufklärungsarbeit zu leisten, denn die Unkenntnis gegenüber der Homöopathie ist doch sehr groß«, sagt die Erste Vorsitzende Cornelia Bajic. Bei den Funktionären der Bundesärztekammer (BÄK) scheint der Zentralverein bei der Aufklärung sogar schon ein ganzes Stück weiter zu sein: »Die Akzeptanz in der BÄK für die ärztliche Homöopathie ist erheblich größer als früher. Der DZVhÄ wird dort als Fachverband inzwischen ernst genommen und gehört.«

Konkret arbeitet der Verein gerade an einer Ausweitung der Homöopathie-Ziffern in der Gebührenordnung für Ärzte (GOÄ). Schon im Jahr 1996 schaffte es die Hahnemann-Gesellschaft durch ihre Lobbyarbeit, die erwähnten Abrechnungsziffern 30 und 31 für homöopathische Arztgespräche in diesem Leistungskatalog zu verankern. Aktuell scheint dem DZVhÄ gerade ein weiterer Erfolg zu gelingen: In der nächsten Fassung der Gebührenordnung wird homöopathisch arbeitenden Medizinern voraussichtlich noch mehr finanzieller Spielraum zugestanden.

Beschlossen wird die GOÄ von der Bundesregierung mit Zustimmung des Bundesrates. Doch die Drehscheibe für Beratungen, Lobbygespräche und GOÄ-Entwürfe ist die Bundesärztekammer. Unter anderem im Juli und im September 2011 traf sich der DZVhÄ-Vorstand in Berlin mit Vertretern der Bundesärztekammer – und konnte im Oktober 2011 vermelden, dass der Entwurf für eine neue GOÄ den Interessen der Homöopathen angepasst wurde: Künftig sollen Ärzte ihren Patienten nicht nur wie bisher eine einstündige, sondern gleich eine zweistündige Erstanamnese berechnen können, und zusätzlich fünf statt wie bisher drei Folgegespräche pro Halbjahr.

Vor allem aber soll noch eine weitere Homöopathie-Ziffer in den privaten Gebührenkatalog: Sucht der Arzt nach dem Patientengespräch in Nachschlagewerken oder elektronischen Datenbanken nach dem passenden Homöopathikum für seinen Patienten, soll er diese »Repertorisation und Analyse« künftig extra auf die Rechnung setzen können. Was er natürlich tun wird. Denn ohne Repertorisation keine klassische Therapie mit Homöopathika.

PR für Globuli

Journalisten bietet die Pressestelle des DZVhÄ gern ihre Hilfe an. Auch die Autoren dieses Buches bedanken sich hiermit noch einmal ausdrücklich für diese Unterstützung. Weniger freundlich geht der Zentralverein zuweilen mit publizierter Kritik an der homöopathischen Methode um: Zügig konterte der Verein mit einer scharf formulierten Pressemitteilung, als die Stiftung Warentest im Jahr 2005 im Buch *Die andere Medizin* zu dem Ergebnis kam, dass die Homöopathie als allgemeines Behandlungskonzept nicht geeignet sei. Der Verein sah Millionen von Patienten durch die Stiftung Warentest verunsichert und homöopathische Ärzte als Scharlatane dargestellt: »Dagegen verwehrt sich der Deutsche Zentralverein homöopathischer Ärzte (DZVhÄ) aufs Schärfste.« Als die Stiftung Warentest ihr Buch wenige Monate später vom Markt nahm, nachdem eine Homöopathiefirma vor Gericht eine einstweilige Verfügung erwirkt hatte, freute man sich wohl auch beim Zentralverein, der damalige Erste Vorsitzende ließ sich mit den Worten zitieren: »Nun hat Stiftung Warentest die Gelegenheit, in der 6. Auflage auf die massive Kritik, die das Buch ausgelöst hat, konstruktiv einzugehen.« Das Buch erschien danach in einer korrigierten Version.

Im Jahr 2007 zog der Verein gleich selbst vor Gericht und forderte eine Gegendarstellung vom ZDF: In der Wissenschaftssendung des Physikers und Moderators Joachim Bublath war davon die Rede gewesen, dass Homöopathika in Studien nicht besser als Placebos abschnitten. Auf die Forderung des Zentralvereins, im Fernsehen eine ausformulierte Gegendarstellung vorzulesen, ließ sich das ZDF allerdings nicht ein. Anfang 2008 wies dann das Landgericht Mainz den entsprechenden Antrag aus formalen Gründen zurück.

Die Wehrhaftigkeit ist auch eine Art Referenz an die historischen Wurzeln des Vereins: Schon in den ersten Statuten aus dem Jahr 1832 zählte die Abwehr von literarischen und juristischen Attacken der Gegner zu den zentralen Aufgaben des Zentralvereins (zitiert nach Robert Jütte in Martin Dinges: *Weltgeschichte der Homöopathie*, C. H. Beck, 1996).

Streit um die beste Medizin

Zu Lebzeiten Hahnemanns stritten sich konventionelle Ärzte und Homöopathen mit Leidenschaft: Die etablierte Ärzteschaft bekämpfte die Homöopathen erbittert, und auch der Meister selbst galt im Umgang mit seinen Gegnern nicht als zimperlich. Im Jahr 1796 erhielt Samuel Hahnemann von einem eher gemäßigten Kritiker immerhin die Gelegenheit, die Ergebnisse seiner Arzneiprüfungen und seine homöopathische Theorie einem breiteren Fachpublikum vorzustellen. Der bekannte Arzt Christoph Wilhelm Hufeland, der unter anderem Goethe behandelte, später der Berliner Charité vorstand und das *Journal der practischen Arzneykunde und Wundarzneykunst* herausgab, ließ Hahnemanns »Versuch über ein neues Princip zur Auffindung der Heilkräfte der Arzneisubstanzen« drucken. Der Text löste unter Ärzten eine breite Debatte über das vermeintliche neue Heilprinzip aus. Die Zeit seiner Veröffentlichung gilt noch heute gemeinhin als Geburtsjahr der Homöopathie.

Auch Hufeland war kein Anhänger von Hahnemanns Ideen. Er gab dem Doktor aus Köthen aber in manchen Punkten recht und machte viele Jahre nach Hahnemanns Artikel sogar den Vorschlag, homöopathische Methoden in die Heilkunde der damaligen Zeit zu integrieren, so der Medizinhistoriker Robert Jütte in seiner *Geschichte der Alternativen Medizin*.

Eine offene Tür für die Homöopathie, die Hahnemann damals donnernd ins Schloss warf. In wie üblich scharfzüngiger Manier schrieb er 1831 als Antwort auf Hufelands Vorschläge eine Art Essay: »Die Allöopathie. Ein Wort der Warnung an Kranke jeder Art.« Darin brachte er zum Ausdruck, dass seine Lehre völlig unvereinbar sei mit dem »Curverfahren der alten Arzneischule«. Letztere hatte er ohnehin schon Jahre zuvor mit der abwertenden Bezeichnung »Allopathie« oder »Allöopathie« belegt. Die Wortfusion aus altgriechisch *állos* für anders und *páthos* für Leiden sollte den seiner Meinung nach falschen Einsatz herkömmlicher Arzneien bezeichnen, »welche ein im gesunden Körper andersartiges (allopathisches) Uebelbefinden erzeugen können, als die zu heilende Krankheit darbietet« (*Reine Arzneimittellehre, Erster Theil,* Arnoldische Buchhandlung, 1811). Im Lauf der Zeit wurde die Allopathie immer mehr zum Kampfbegriff und Schimpfwort, mit dem sich Homöopathen vehement von allen anderen Medizinern abzusetzen pflegten.

Der Streit zog sich durch die Jahrhunderte und flackerte bis in die 1990er-Jahre hinein immer wieder auf. In kritischen Stellungnahmen distanzierten sich ärztliche Gremien, Fachgesellschaften und Verbände wie die Deutsche Krebsgesellschaft, die Arzneimittelkommission der deutschen Ärzteschaft, die damalige Deutsche Gesellschaft für Pharmakologie und Toxikologie oder die Arbeitsgemeinschaft der Wissenschaftlichen Medizinischen Fachgesellschaften (AWMF) lautstark von unwissenschaftlichen Heilverfahren. Im Jahr 1997 appellierte der in Eisenach versammelte Deutsche Ärztetag (vergeblich) an die Bundestagsabgeordneten, unkonventionelle Verfahren nicht ohne unabhängige Prüfung ihrer Wirksamkeit von den Kassen bezahlen zu lassen.

Die Medizin hat sich mit der Homöopathie arrangiert

Doch seitdem ist weitgehend Ruhe eingekehrt. Die aufgerissenen Gräben von einst werden heute von Homöopathen durchaus beklagt. »Hahnemann hätte damals wohl die Chance gehabt, die Homöopathie innerhalb der etablierten Medizin anzusiedeln. Er hat sie nicht genutzt«, bedauert Curt Kösters, der die Homöopathie heute für »prinzipiell anschlussfähig an die Medizin« hält. Cornelia Bajic möchte den Dialog zwischen der Homöopathie und der konventionellen Medizin voranbringen: »Man muss sich austauschen und voneinander lernen, Respekt haben vor der jeweils anderen Methode, aber das muss für beide Richtungen gelten.« Längst treffen sich bayerische Homöopathen mit ihren konventionellen Kollegen und diskutieren gemeinsam Fälle von Patienten und mögliche Therapien, obwohl homöopathische Medikamente pharmakologisch der herkömmlichen Arzneikunde widersprechen.

Mit ihrer Charmeoffensive scheinen die Homöopathen bei Vertretern der konventionellen Medizin offene Türen einzurennen: Zwischen Globuli-Anhängern und wissenschaftsbasierten Ärzten herrscht heutzutage offenbar eitel Sonnenschein. Kaum ein Mediziner lehnt sich mit Kritik an der Lehre Hahnemanns aus dem Fenster. Praktisch kein Dr. med. thematisiert, wie spekulativ die angebliche Wirksamkeit hoch potenzierter Arzneien ist. Selbst Mediziner, die weder Homöopathie praktizieren noch daran glauben, geben sich tolerant oder gleichgültig gegenüber unkonventionellen Verfahren. Manch einer mag vielleicht sogar ganz froh sein, den einen oder anderen »hoffnungslosen Fall« zum alternativen Kollegen durchreichen zu können. »Die Mehrheit der konventionellen Ärzte hier sieht die Homöopathie gelassen. Sie verstehen nicht, warum es hilft, aber vermitteln die Patienten an uns weiter«, wurde Curt Kösters, damals Zweiter Vorsitzender des Deutschen Zentralvereins homöopathischer Ärzte, vor einigen Jahren von der Tageszeitung *Die Welt* zitiert.

Heutzutage erscheint nur noch selten ein homöopathiekritischer Leserbrief oder Kommentar in einem deutschen Medizinerfachblatt. Stattdessen stellen sich die Zeitschriften der Fachverlage anscheinend gern in den Dienst der Homöopathie: In Artikeln dürfen Ärzte offen und unhinterfragt Homöopathika preisen: für Frauen mit Schwangerschafts- oder Wechseljahresbeschwerden werden sie empfohlen oder gegen eine Reihe von Kinderkrankheiten. Während homöopathische Ärzte zu Recht umstrittene Methoden der konventionellen Medizin als »nicht evidenzbasiert« kritisieren, dürfen sie im selben Text von Kügelchen schwärmen, deren Wirksamkeit zum einen ebenfalls schlecht belegt ist, die aber zum anderen auch noch jeglicher naturwissenschaftlichen Plausibilität entbehren.

In der ärztlichen Weiterbildung gehen Homöopathen und Ärztekammern längst Hand in Hand. Die Lehre Hahnemanns hat ihren festen Platz im Alphabet der Lehrveranstaltungen: Zwischen Handchirurgie und Infektiologie rangiert die Homöopathie – anscheinend auf Augenhöhe mit wissenschaftlich basierten Fachgebieten der Medizin – in der Musterweiterbildungsordnung (MWBO) der Bundesärztekammer. Die regelt unter anderem, was Ärzte lernen müssen, bevor sie eine offiziell von den Landesärztekammern anerkannte Zusatzbezeichnung führen können. Etwa 6900 Ärzte mit der Zusatzbezeichnung Homöopathie waren im Jahr 2011 in Deutschland registriert. Die groben inhaltlichen Vorgaben der MWBO wie »Therapieansatz der Homöopathie« wurden von Landesärztekammern praktisch im Wortlaut übernommen. Etwas genauer definiert das *(Muster-) Kursbuch Homöopathie,* was die Ärzte lernen sollen. Erarbeitet wurde es von der Bundesärztekammer zusammen mit dem deutschen Zentralverein homöopathischer Ärzte. Nach diesem Buch büffeln Ärzte, die im Studium noch Anatomie, Zellphysiologie oder Pharmakologie lernten, nun Inhalte wie »Wesen der Krankheit (Verstimmung der Lebenskraft)«, »das Simile-Prinzip« oder »die Potenzierung (Dynamisierung)« von Arzneimitteln. Die Ärztekammern verleihen die Zusatzbezeichnung Homöopathie und geben für solche Weiterbildungsveranstaltungen ihre offizielle Anerkennung. Dafür bekommen sie von den Veranstaltern und von den weitergebildeten Ärzten diverse Gebühren.

Auch an Krankenhäusern haben wissenschaftsbasierte Mediziner offenbar kein Problem damit, Kranke mit einer Mischung aus wissenschaftsbasierten und homöopathischen Therapien zu behandeln: Die Website des DZVhÄ und das Jahresprogramm des Vereins verweisen auf insgesamt ein gutes Dutzend Kliniken und Klinikstationen, wo Patienten auch homöopathische Mittel bekommen, darunter die Charité Ambulanz für Prävention und Integrative Medizin und das Immanuel Krankenhaus in Berlin sowie das Dr. von Haunersche Kinderspital in München.

Die Bundesärztekammer als berufspolitische Spitzenorganisation deutscher Mediziner hat sich offensichtlich für die Ausweitung der Homöopathen-Ziffern in der Gebührenordnung stark gemacht. Ihr ehemaliger und im Jahr 2011 verstorbener Präsident Jörg-Dietrich Hoppe brach wiederholt eine Lanze für die Homöopathie. Im Jahr 2010 sprach er sich zum Beispiel dafür aus, homöopathische Behandlungen im Leistungskatalog von Krankenkassen zu belassen, offenbar auch, weil sie zum ärztlichen Alltag gehörten: »Die Wirkung von homöopathischen Mitteln ist zwar nicht naturwissenschaftlich belegbar, trotzdem ist die Homöopathie ein wichtiger Zweig in der Ausbildung von Ärzten geworden«, wurde Hoppe im Berliner *Tagesspiegel* zitiert. Kurz vorher hatte der SPD-Gesundheitspolitiker Karl Lauterbach noch die Streichung gefordert, weil es keinen klaren Nutzennachweis für die Homöopathie gibt.

Tolerante Medizin im »Dialog«

Der damalige Präsident der Bundesärztekammer gehörte auch zu jenem Kreis von Medizinern und Wissenschaftlern, die vor Jahren beschlossen hatten, den Dialog mit den Vertretern der unkonventionellen Heilmethoden zu institutionalisieren: Im Jahr 2000 gründeten sie in Düsseldorf das »Dialogforum Pluralismus in der Medizin«. Ursprünglich angesiedelt bei der Ärztekammer Nordrhein, zog die Geschäftsstelle 2010 ins Zentrum der ärztlichen Lobby und residiert nun direkt bei der Bundesärztekammer in Berlin.

Der Kreis sieht sein Ziel darin, »durch einen offenen Dialog innerhalb der Ärzteschaft einen wesentlichen Beitrag zu einem konstruktiven Diskurs zwischen Vertretern der konventionellen und der komplementären Therapierichtungen zu leisten«. Es soll dabei auch um die begrüßenswerte »Abgrenzung unseriöser und fragwürdiger Therapien« gehen. Allerdings stellt das Forum die fragwürdige Therapie der Homöopathie unhinterfragt neben die Pflanzenmedizin. Letztere gilt zwar ebenfalls als Alternativverfahren, kann aber im Gegensatz zur Homöopathie für viele Arzneimittel auf pharmakologisch erklärbare Wirkmechanismen verweisen.

In einem programmatisch anmutenden *Ärzteblatt*-Artikel mit dem Titel »Was ist seriöses Therapieren?« wurde im Jahr 2010 etwas deutlicher, welche Haltung das Forum gegenüber verschiedenen Richtungen in Medizin und Wissenschaft vertritt: »Medizinpluralismus und die Verpflichtung zu Wissenschaftlichkeit können auf den ersten Blick als ein Widerspruch erscheinen«, war da zu lesen. Jedoch sei »die Wissenschaft selbst schon pluralistisch«.

Pluralistische Medizin auf pluralistischem Fundament klingt bunt und tolerant, fast wie eine Art Wissenschafts-Multikulti. Allerdings haben sich Naturwissenschaft und Medizin heute zum Glück weit davon entfernt, lediglich ein buntes Sammelbecken unterschiedlicher Strömungen, Theorien oder Schulen zu sein. Und zwar nicht zuletzt deshalb, weil Wissenschaft immer auch Fehlersuche ist: Hypothesen, die einer Überprüfung nicht standhalten, landen irgendwann in der Abstellkammer der nur vermeintlich schlauen Ideen. Die harte Währung der Naturwissenschaft ist nicht die Theorie oder Behauptung, sondern die Begründung dahinter. Wissenschaft fordert Belege, die eine Behauptung entweder unterfüttern oder aber infrage stellen. Dazu gehören Experimente, die so standardisiert sind, dass man sie immer wieder durchführen kann und dabei im besten Fall zu ähnlichen Ergebnissen kommt.

Der Spaß in der Wissenschaft hört in der Regel da auf (man könnte auch sagen: er fängt da an), wo jemand einfach etwas behauptet, ohne es zu belegen. Wer ernsthaft die Schwerkraft auf der Erde infrage stellt, sollte gute Gründe dafür vorbringen können. Wer für hoch verdünnte Homöopathika eine Heilkraft ohne Wirkstoff, nur durch »Dynamisation« und »geistartige« Kräfte behauptet und damit großzügig weite Teile der Naturwissenschaften planiert, der muss damit leben, dass Wissenschaftler erst mal die Karten auf dem Tisch sehen wollen. Ohne sie ist die Behauptung eben nicht mehr als eine – zugegeben hübsche – Idee.

In der Medizin sind unbelegte Behauptungen besonders problematisch, weil dadurch bei Kranken unbegründete Hoffnungen auf Heilung geweckt werden können. Sollte ein toleranter Umgang mit unbelegten Behauptungen die Basis sein, auf der das Dialogforum den Pluralismus in der Medizin einfordert, spiegelt sich darin aus unserer Sicht ein Wissenschaftsverständnis wider, gegen das die Wissenschaft selbst schon lange erbittert ankämpft: die Vorstellung, dass an Hochschulen und Instituten ständig eine neue Sau durchs Dorf getrieben wird. Wäre es so, würden Wissenschaft und Medizin im Wesentlichen der Mode unterliegen, wären aber unfähig zum Erkenntnisfortschritt. Unserer Meinung nach entspricht das zum Glück nicht ganz der Realität.

Von der »Vermutungskunst« zur evidenzbasierten Medizin

Von der Antike bis weit ins 18. und 19. Jahrhundert, als Samuel Hahnemann wirkte, beriefen sich Ärzte bei der Frage nach der besten Therapie vor allem auf zwei Dinge: erstens auf die Autorität der berühmten Doktoren, von denen sie selbst gelernt hatten, zweitens auf ihre eigenen subjektiven Eindrücke, wenn sie ihre Patienten befragten, ansahen, abhorchten oder auch mal beschnüffelten. Ärzte machten sich viele Gedanken, wie im kranken Körper wohl alles zusammenhängen könnte, und brachten ihre Theorien und Therapien zu Papier. Ging es einem Patienten nach einer Therapie besser, wertete man das selbstbewusst und selbstverständlich als Erfolg der eigenen ärztlichen Kreativität.

Zu Recht geißelte Hahnemann diese Heilkunde seiner Epoche als rückständig, autoritätsgläubig, spekulativ und lebensgefährlich für die Kranken: Der »gewöhnliche Arzt alter

Schule« habe zwar Gründe für sein schädliches Tun vorzubringen, schrieb Hahnemann, »die aber nur auf Vorurteilen seiner Bücher und Lehrer beruhen, und auf Autorität dieses oder jenes gepriesenen Arztes alter Schule«. Vehement forderte der Begründer der Homöopathie eine grundlegende Überprüfung der Heilkunst und sprach damit sicher heutigen Vertretern evidenzbasierter Medizin aus der Seele: »Kein Geschäft ist nach dem Geständnisse aller Zeitalter einmütiger für eine Vermutungskunst (ars conjecturalis) erklärt worden, als die Arzneikunst; keine kann sich daher einer prüfenden Untersuchung, ob sie Grund habe, weniger entziehen, als sie, auf welcher das teuerste Gut im Erdenleben, Menschengesundheit sich stützt« (*Organon der Heilkunst*, 6. Auflage, Vorrede zur sechsten Ausgabe und Vorerinnerung zur ersten Auflage von 1810).

Hahnemann begann, sein eigenes Tun zu überprüfen: Akribisch nahm er Arzneimittelprüfungen an Gesunden und Behandlungen an Kranken vor, schrieb auf, was er beobachtete, und versuchte zu erklären, was er sah. Damit war er schon deutlich weiter als die Ärzte seiner Zeit, die eifrig die antiken Lehren vom Ungleichgewicht der Säfte im menschlichen Körper zitierten. Intuitiv und bloß auf Basis subjektiver Beobachtungen lag Samuel Hahnemann oft richtig: Er sah, wie Patienten unter Aderlässen und Abführkuren dahinsiechten, und kritisierte das so selbstherrliche wie brachiale Tun der Ärzte. Obwohl er keine Ahnung davon hatte, welche Bakterien die Cholera oder Tuberkulose übertrugen, hielt er die Trennung der Kranken von den Gesunden für das einzige zuverlässige Mittel, Epidemien im Keim zu ersticken.

Was Hahnemann als Kind seiner Zeit jedoch noch fehlte, waren medizinische Erkenntnisse über den menschlichen Körper und seine Krankheiten sowie geeignete Methoden zur Überprüfung seiner Ideen. Erst später im 19. Jahrhundert fanden grundlegende naturwissenschaftliche Erkenntnisse und das konsequente Forschen nach Ursache und Wirkung Eingang in die Medizin. 40 Jahre nach Hahnemanns Tod isolierte Robert Koch stäbchenförmige Bakterien als Erreger der Tuberkulose, weitere zehn Jahre später entdeckte Wilhelm Conrad Röntgen die nach ihm benannten Strahlen zum Blick in den Körper. Und geradezu abwegig erschien den Ärzten noch zu Hahnemanns Lebzeiten die Idee, den Nutzen ihrer Medizin mithilfe von systematischen Experimenten an Patienten zu hinterfragen. Es sollte in Deutschland noch bis in die Jahre nach dem Zweiten Weltkrieg dauern, bevor sich ganz allmählich eine wissenschaftliche Methodik verbreitete, die heute als Basis einer »evidenzbasierten Medizin« gilt.

Auf der Zuschauerbank der Medizingeschichte

Anfangs gebar der Wunsch, die Wirksamkeit der Homöopathie zu belegen oder zu widerlegen, hin und wieder Impulse für wissenschaftliche Experimente: Ab 1829 verglich der deutsch-russische Homöopath Dr. Herrmann in zwei Militärkrankenhäusern die Wirkung von Homöopathika mit der von Placebo-Pillen aus Brotkrume, Kakao oder Milchzucker sowie dem Effekt von Pflege und Bädern. Am besten erging es dabei den »nur« gepflegten und gebadeten Patienten. Im Jahr 1835 initiierten homöopathiekritische Ärzte im Nürnberger Wirtshaus »Zum rothen Hahn« eine Arzneimittelprüfung mit Kochsalzlösungen: Einige Teilnehmer tranken dynamisierte homöopathische Lösungen, andere schlicht verdünntes Salzwasser. Weder die Probanden noch der Leiter des Versuchs wussten, wer nun was schluckte – eine frühe Variante einer Doppelblindstudie, wie sie heute in der Medizin als ein Standard gilt.

Doch die meisten Entwicklungen hin zur wissenschaftsbasierten Heilkunde von heute haben die Homöopathen seit Hahnemann eher passiv zur Kenntnis genommen. Sie haben sie wie Zuschauer auf der Bank an sich vorüberziehen lassen. War Hahnemann noch in vielen Dingen den Ärzten seiner Zeit weit voraus, ist die Homöopathie durch ihr Festhalten an Hahnemanns Wissensstand gegenüber der Medizin schon lange ins Hintertreffen geraten. Sie hat sich von dramatischen Entwicklungen abgekoppelt und sich eine eigene Welt geschaffen.

Auch wenn Hahnemanns Gedankengebäude an vielen Stellen renoviert und ausgebaut wurde – seine Fundamente wurden nie infrage gestellt: Ausgehend von Hahnemanns Ähnlichkeitsprinzip und seinen Arzneimittellehren erstellten der Amerikaner James Tyler Kent und andere bekannte Homöopathen ihre »Repertorien«: strukturierte Listen von Krankheitssymptomen, auf deren Basis bis heute Homöopathen die mutmaßlich passenden Globuli, Tabletten oder Tropfen heraussuchen. Zwar sind heute ungleich mehr Homöopathika in Gebrauch als zu Hahnemanns Zeiten, doch immer noch werden diese Präparate in klassischen Arzneimittelprüfungen getestet. Selbst wenn solche Versuche auch heute zuweilen doppelblind durchgeführt werden, so basieren sie doch weiterhin auf Hahnemanns Idee, dass die beim Gesunden hervorgerufenen Symptome das Mittel dafür geeignet erscheinen lassen, genau diese Symptome beim Kranken zu lindern. Und auch im Jahr 2012 diskutieren Homöopathen auf Tagungen über »Miasmen«, tief sitzende Ur-Übel, die angeblich viele chronische Krankheiten hervorrufen sollen: Führte Hahnemann die meisten hartnäckigen Leiden noch auf drei Grundübel zurück (die krätzeähnliche »Psora«, die »Sykosis«, die sich durch (Feig-)Warzen bemerkbar macht, und die »Syphilis« mit Geschwüren), haben homöopathische Ärzte diese Vorstellung inzwischen ein wenig dem modernen Krankheitsgeschehen angepasst. Sie haben unter anderem noch die »Karzinogenie« eingeführt, ein Miasma zur Umschreibung von Krebs. Etwas vereinfacht gesagt, stellen sich viele Homöopathen bösartige Tumorerkrankungen heute als Ausdruck einer Verschmelzung von Warzen- und Syphilisanteilen vor. Wobei die Deutung dieser Miasmen in den verschiedenen Homöopathie-Strömungen erheblich auseinandergeht, was die Lage nicht gerade übersichtlich macht.

Wissenschaftlich belegbare und oft detailliert erforschte Ursachen wie Stoffwechselstörungen, Durchfallbakterien, Schnupfenviren oder chronische Entzündungen spielen dagegen im Krankheitsgeschehen nach homöopathischer Lesart höchstens eine Nebenrolle. Wenngleich homöopathische Ärzte ihren Patienten in Aussicht stellen, sie »von Grund auf« und »ganzheitlich« zu behandeln, ist die Homöopathie von ihrem Ursprung her eine Lehre von der Linderung äußerlicher Symptome: Es gehört zu den von Samuel Hahnemann selbst verfassten und in seinem *Organon* (§ 6 und 7) niedergeschriebenen Prinzipien, dass der Arzt gar nicht in der Lage ist, die inneren Ursachen einer Krankheit zu erfassen, und sich daher beschränken möge auf »nichts, als äußerlich durch die Sinne erkennbare Veränderungen im Befinden des Leibes und der Seele, Krankheitszeichen, Zufälle, Symptome«. Diese wahrnehmbaren Zeichen repräsentieren nach Hahnemann »die Krankheit in ihrem ganzen Umfange, das ist, sie bilden zusammen die wahre und einzig denkbare Gestalt der Krankheit«. Er spottete sogar über Mediziner, die meinten, sie müssten im Inneren des Körpers nach organischen Krankheitsursachen suchen.

Noch heute behandeln Ärzte mit Globuli und anderen Homöopathika im Wesentlichen die auf mannigfaltige Weise verstimmte Lebenskraft und berufen sich dabei auf ein angeblich allgemeingültiges Ähnlichkeitsprinzip als biologische Gesetzmäßigkeit.

Im Jahr 2012 findet sich im Jahresprogramm des DZVhÄ eine Art Kurzdefinition der homöopathischen Ganzheitsmedizin: Im Gegensatz zu anderen Heilsystemen lege sie ihrem Vorgehen »keine vorbestimmten Ganzheiten zugrunde, etwa funktionale anatomisch-physiologische Bezüge, definierte Krankheitsbilder oder andere prozessuale Vorgänge, wie etwa die Schulmedizin«.

Die Wissenschaft und die Rosinen

Ganz verschließen wollen sich heute aber auch Homöopathen nicht mehr der Idee, man könne ihre Disziplin wissenschaftlich erforschen (siehe Kapitel 3).

Cornelia Bajic vom DZVhÄ wünscht sich unter homöopathischen Ärzten mehr Interesse an Wissenschaft: »Die Homöopathen haben sich viel zu lange abgeschottet und den Dialog mit der konventionellen Medizin gemieden, aber das ist verkehrt.« Im Prinzip sei »auch die Homöopathie mit den Methoden der evidenzbasierten Medizin erforschbar«. Ihrem Vorgänger Curt Kösters scheint es ebenfalls ein echtes Anliegen zu sein, der Homöopathie endlich auf den Zahn zu fühlen: »Ich sage es ungern, aber manchmal erscheint mir die Welt der Homöopathie ein wenig autistisch. Es würde uns guttun, uns mehr dafür zu öffnen, dass wir wissenschaftlich begründen, was wir tun. Auch deshalb haben wir 2010 die WissHom gegründet.« Die WissHom ist die Wissenschaftliche Gesellschaft für Homöopathie, ein Verein mit Sitz im anhaltinischen Köthen. Gegründet von homöopathischen Ärzten und Wissenschaftlern, widmet sie sich der Erforschung der Homöopathie und der Weiterentwicklung ihrer Arzneimittellehre.

Vordergründig bedient sich auch die Homöopathie der Werkzeuge und Methoden der evidenzbasierten Forschung. Allerdings nehmen sich homöopathisch tätige Ärzte, Lobbyorganisationen und homöopathienahe Wissenschaftler regelmäßig das Recht heraus, die Werkzeuge dieser Forschung etwas zurechtzuschleifen und gebräuchliche Methoden klinischer Studien gleich ganz in Zweifel zu ziehen. Eine Praxis mit langer Tradition: Schon 1835 im Nürnberger Wirtshaus

»Zum rothen Hahn« kritisierten die Homöopathen im Nachhinein den Kochsalzversuch, zu dem sie sich zuvor selbst bereit erklärt hatten. Dabei war herausgekommen, dass die homöopathische Kochsalzlösung anhand der Symptome der Probanden nicht zweifelsfrei von normaler Kochsalzlösung zu unterscheiden war.

Homöopathische Ärzte betonen die Bedeutung von »Versorgungsforschung«. Dabei werden Patienten sozusagen im Freiland beobachtet, in diesem Fall unter den Alltagsbedingungen einer homöopathischen Arztpraxis. Solche Versorgungsstudien sollen die Homöopathie besser abbilden als die künstlichen Zustände »klinischer« Studien.

Versorgungsforschung kann hilfreich sein, um eine bereits etablierte Therapie noch einmal unter Alltagsbedingungen zu testen. Sie ist aber kaum geeignet, um die Wirksamkeit von Arzneimitteln zu untermauern. In Freilandstudien hat man kaum Kontrolle darüber, was die beobachteten Patienten sonst noch so treiben: Der eine raucht, der andere nicht; der eine ist dick, der andere dünn; der eine nimmt mehrere Homöopathika und konventionelle Medikamente bunt durcheinander, der andere hat sämtliche Medikamente im Klo runtergespült. Daher ist Versorgungsforschung extrem anfällig für alle möglichen Zufallseffekte. Und zu allem Überfluss auch noch für sämtliche der in Kapitel 2 geschilderten Placebo- und Kontext-Effekte, denn die Patienten wissen ja, dass sie von echten Ärzten mit echten Medikamenten behandelt werden.

Möglicherweise sind Zufälle und Placebo-Effekte die wichtigsten Gründe, weshalb Homöopathie im Freiland tendenziell besser abschneidet als unter streng standardisierten Bedingungen. Das macht Versorgungsforschung für Homöopathen attraktiv. Allerdings lässt sich aus diesen Studien nur ableiten, dass das Gesamtpaket »Arzt plus Gespräche plus Kügelchen plus alles Mögliche« wirkt. Eine Wirksamkeit der Globuli jedoch nicht.

Um den Besonderheiten der Homöopathie gerecht zu werden, schrauben Homöopathen auch schon mal am Design klinischer Studien: Dann werden die Patienten zwar zufällig auf mehrere Gruppen verteilt, wissen danach aber trotzdem genau, wer echte Globuli bekommt und wer nicht. Oder der eigentlichen Studie wird eine Art »Vorwaschgang« vorgeschaltet, bei dem die Probanden Homöopathika erhalten. Danach werden gezielt diejenigen Patienten aus der Studie entfernt, deren Behandlungsergebnisse nicht so positiv waren. Nur jene, die besonders gut auf Homöopathika angesprochen haben, dürfen weitermachen. Man könnte einwenden, dass bei diesem Design vor allem Menschen untersucht werden, die besonders empfänglich sind für Placebo-Effekte.

Ein paar durchaus homöopathienahe Wissenschaftler wie der Statistiker Rainer Lüdtke verweisen zu Recht darauf, dass es trotz einiger positiver Studienergebnisse »in der Gesamtschau aller Studien zu den verschiedensten Erkrankungen« für die Homöopathie »negative Evidenz« gebe. Und dass sich positive Studienergebnisse in unabhängigen Untersuchungen nicht wiederholen ließen – was unter Wissenschaftlern in der Regel die Alarmglocken klingeln lässt (DZVhÄ Jahresprogramm 2012).

Auch Stefan Willich und Claudia Witt vom Institut für Sozialmedizin, Epidemiologie und Gesundheitsökonomie der Berliner Charité fassten vor einiger Zeit den Forschungsstand zur Homöopathie inklusive diverser Schwachpunkte zusammen: Sie gaben zu bedenken, dass bei der Versorgungsforschung »nicht zwischen dem Arzneimittel-Effekt und Placebo-Effekt unterschieden werden« könne und dass von den klinischen Patientenstudien zur Homöopathie »die meisten nach den heutigen Standards der Forschung methodische Schwächen haben«.

Das hindert homöopathische Ärzte allerdings nicht daran, einzelne positive Studienergebnisse mit Inbrunst zu zitieren und aussagekräftige Studien mit enttäuschenden Ergebnissen für die Homöopathie immer wieder methodisch in Zweifel zu ziehen oder erst gar nicht zu erwähnen. In der wissenschaftlichen Medizin kritisiert man einen selektiven Umgang mit Forschungsergebnissen als systematische Verzerrung, ein Phänomen, das aus dem Bereich der Pharmaindustrie bekannt und gut untersucht ist. Im Alltag lässt sich ein solches Verhalten etwas schlichter als Rosinenpicken bezeichnen.

In Homöopathenkreisen heißt es dagegen, es gebe eben große Unterschiede bei der Interpretation von Studien zur Homöopathie – und die sollten ohnehin am besten von Homöopathen beurteilt werden.

Auf diese Weise hat die Homöopathie aus ihrer Sicht immer recht, indem sie evidenzbasierte Medizin auf ganz spezielle Art für sich nutzt: als Etikett.

Opfer der eigenen Subjektivität

Schon zu Hahnemanns Lebzeiten und kurz nach seinem Tod stritten Homöopathen mit dem Meister persönlich oder untereinander immer wieder darum, welche Homöopathie denn nun die richtige sei. Mal ging es um den Sinn stark verdünnter Homöopathika, mal darum, ob nur eines oder auch mehrere Mittel gleichzeitig gegeben werden dürften, mal um die Frage, ob man die damalige Medizin mit der Homöopathie kombinieren dürfe. Abweichler von der reinen Lehre kritisierte Hahnemann erbittert in bisweilen ans Unflätige grenzenden Schmähschriften. Schüler, die dem Meister nicht mehr bedingungslos folgen mochten, verstieß er aus dem engsten Kreis seiner Anhänger.

Wie Robert Jütte in seiner *Geschichte der Alternativen Medizin* bemerkt, durchzieht der Streit darüber, wie viel Abweichung von Hahnemanns reiner Lehre noch erlaubt ist, »wie ein roter Faden die Geschichte der Homöopathie, wenngleich die Etikettierungen für die einzelnen Richtungen oder Schulen sich geändert haben«. Mit der Verbreitung der Homöopathie rund um den Globus legten immer mehr Homöopathen den Grundstein für eigene Strömungen oder Gedankengebäude, ob in Mexiko, Österreich oder Indien. Inzwischen kämpfen sich homöopathisch tätige Ärzte durch ein schier undurchdringliches Gestrüpp homöopathischer Lehren: von der Homöopathie nach Bönninghausen über die Schulen nach Dorcsi, Herscue oder Ortega bis hin zu den Strömungen nach Sankaran oder Scholten.

Wir haben diese Auswahl von Lehren (es gibt noch viele mehr) hier einfach in alphabetischer Reihenfolge aufgeführt, um auf ein zentrales Dilemma hinzuweisen: Wer sich heute als Arzt für die Homöopathie entscheidet, kann sich aus persönlicher Überzeugung oder aus Sympathie für den Gründer zur einen oder anderen Schule bekennen. Doch abgesehen von der Frage, wie man es mit der Abweichung von Hahnemann halten will, hat ein Homöopath wenig Möglichkeiten zu vergleichen. Alle Schulen beanspruchen für sich, wirksame Homöopathie zu sein.

Und so verbreitet inzwischen eine große Zahl von Ärzten, Heilpraktikern und Quereinsteigern ihre ganz persönlichen Konzepte in Büchern, auf Kongressen und Internetseiten: Einige propagieren geometrische Homöopathie-Zeichen zum Aufmalen auf den Körper. Andere mischen eine Prise Psychotherapie unter Hahnemanns Lehre und wollen »emotionale Verletzungen« mithilfe homöopathischer Hochpotenzen angehen. Ärzte im Schwarzwald praktizieren »Homöopunktur«: Sie spritzen unter Berufung auf Samuel Hahnemann und asiatische Nadeltechnik den Patienten homöopathische Mittel in Akupunkturpunkte am Körper. Da angeblich sowohl die Punkte als auch die Homöopathika bestimmten Organen zugeordnet werden, soll sich durch die gezielte Injektion die Heilkraft der Mittel noch besser entfalten.

Auch Laien betreiben eifrig Homöopathie-Exegese: Veganer beraten einander, welche tierischen Homöopathika man besser weglassen sollte, Imker betreiben Homöopathie für Bienen, und an einer Staatlichen Lehr- und Versuchsanstalt wird auch schon mal über die homöopathische Behandlung von Bäumen referiert.

Eine nahezu beliebige Verwendung des Begriffs Homöopathie, die längst auch von homöopathischen Ärzten beklagt wird. Schon 1998 erschien in der *Allgemeinen Homöopathischen Zeitung* eine ausführliche Standortbestimmung des Deutschen Zentralvereins homöopathischer Ärzte, in der festgestellt wurde, der von Samuel Hahnemann geprägte Begriff Homöopathie werde in der Öffentlichkeit immer wieder falsch verwendet, »indem damit auch Heilweisen bezeichnet werden, die mit der Homöopathie Hahnemanns nichts zu tun haben«.

Das Problem mit den Placebos

Obwohl sich bis heute so viele verschiedene Strömungen hinter der Fahne Hahnemanns versammeln, findet ein Aspekt kaum Erwähnung: Schon der Meister reichte seinen Patienten Placebos, und zwar ganz bewusst. Mit Himbeersaft und Milchzucker hielt Samuel Hahnemann gelegentlich besonders anspruchsvolle Kranke bei Laune. Seine Patienten waren es von Behandlungen bei konventionellen Ärzten gewohnt, jeden Tag ihre Medizin zu schlucken, während Hahnemann seinen Homöopathika lieber Zeit ließ, ihre Wirkung zu entfalten. »In dieser Zwischenzeit, bis das zweyte Medicament gereicht wird, kann man den Kranken zur Stillung seines Verlangens nach Arzney und Beruhigung seines Gemüths etwas Unschuldiges, z.B. täglich etliche Theelöffel voll Himbeersaft, oder etliche Pulver Milchzucker einnehmen lassen«, befand der Meister in einem Aufsatz von 1814 (zitiert nach Samuel Hahnemann: *Gesammelte kleine Schriften*, hrsg. von Josef M. Schmidt, Daniel Kaiser, Haug Verlag, 2001). In seinen Krankenberichten notierte er genau, wann er Patienten ein echtes und wann ein Scheinmedikament gab.

Egal, ob man Homöopathika als Placebos betrachtet oder nicht, gehörte Hahnemann damit zu den Pionieren der systematischen Verabreichung von Placebos. Heute ist die Gabe von Pseudomitteln im ärztlichen Alltag weitverbreitet, wie viele Umfragen unter Medizinern aus allen möglichen Ländern inklusive Deutschland belegen. Niedergelassene Doktoren verordnen ihren Patienten entweder Mittel ganz ohne Wirkstoff oder sogenannte Pseudo-Placebos: Präparate, deren Wirkstoffe nach dem Stand der Forschung bei dem betreffenden Kranken wohl nichts bewirken, Vitaminpillen zum Beispiel oder sehr niedrig dosierte Arzneimittel. Klinikärzte verordnen Placebos beispielsweise gegen Schmerzen, Schlaflosigkeit oder depressive Verstimmungen.

Legt man die bereits erwähnte Ärzteumfrage zur Homöopathie (CGM Gesundheitsmonitor 2010) zugrunde, behandelt auch etwa die Hälfte aller homöopathisch aktiven Mediziner ihre Patienten mit Kügelchen, Tabletten oder Tropfen, obwohl sie nicht unbedingt an deren Wirkung glauben. Jeder achte Therapeut gab sogar an, explizit den Placebo-Effekt nutzen zu wollen. Eine Absicht, die erst einmal weder positiv noch negativ zu bewerten ist. Wie bereits ausführlich in Kapitel 2 beschrieben, können bewusste wie unbewusste Placebo-Effekte erheblich dazu beitragen, Krankheitssymptome zu lindern. Allerdings zieht die Gabe von Placebos in der ärztlichen Praxis immer gewisse ethische und rechtliche Verwicklungen nach sich, die man im Wesentlichen auf ein Problem zurückführen kann: Wer vom Arzt unaufgeklärt ein Placebo verordnet bekommt, wird dadurch getäuscht.

Dass die Situation im Detail noch etwas komplexer ist, zeigt eine immerhin 200-seitige Stellungnahme, in der der Wissenschaftliche Beirat der Bundesärztekammer 2010 den ärztlichen Umgang mit Placebos thematisierte und Empfehlungen dazu abgab. Danach kann es zum Beispiel vertretbar sein, ein Pseudomedikament zu verordnen, wenn keine nachweislich wirksame Arzneimitteltherapie existiert und eine Scheinbehandlung bei der Krankheit des Patienten Aussicht auf Erfolg hat.

Homöopathika als harmlose Placebos?

Ärzte empfehlen ihren Patienten Homöopathika auch deshalb, weil die Mittel als »sanft« und nebenwirkungsarm gelten. »Selbst wenn es nichts nützt, es wird wohl auch nicht schaden«, scheint dabei oft die Devise zu sein. Allerdings kann sich dadurch bei Kranken ein ohnehin schon weitverbreitetes Misstrauen gegenüber wirksamen Medikamenten verfestigen, denen unterstellt wird, eben nicht sanft, sondern brachial, giftig und gefährlich zu sein. Zudem haben Ärzte durchaus Alternativen zur Homöopathie, wenn es ihnen vor allem darum geht, ihre Patienten vor Nebenwirkungen zu bewahren. Etwa die Option, erst einmal keine unnötigen Mittel zu verschreiben. Wenn Mediziner auch wegen geringfügiger Beschwerden schnell den Rezeptblock zücken, um ihre Klienten zufriedenzustellen, ist das kritisch zu sehen – egal ob es sich um ein Homöopathikum oder ein konventionelles Medikament handelt. Denn beim Patienten verfestigt sich mit jedem Rezept weiter die Vorstellung, tatsächlich ernsthaft krank und behandlungsbedürftig zu sein – was einen Heilungsprozess nachweislich verzögern kann.

Weitere Nebenwirkungen lassen sich vermeiden, wenn Ärzte konsequent in Datenbanken schauen, welche Präparate miteinander unerwünschte Wechselwirkungen produzieren. Neuere Studienergebnisse deuten außerdem an, dass man künftig vielleicht Placebo-Effekte dafür einsetzen könnte, die Dosierung von Medikamenten zu reduzieren. Bei chronischen Krankheiten, die es oft erfordern, lebenslang Medikamente mit schweren Nebenwirkungen zu schlucken, könnten Mediziner dann einen Teil der echten Arzneimittel gegen Scheinpillen austauschen, die den pharmakologischen Effekt der echten Mittel sozusagen imitieren würden.

Selbst für das Dilemma, dass der Arzt den Patienten nicht täuschen darf, eine Placebo-Therapie aber in der Regel auf Täuschung beruht, zeichnet sich seit einiger Zeit ein Ausweg ab: Erste Daten belegen, dass Placebos auch dann noch wirkten, wenn die Patienten wussten, dass sie wirkstofflose Pillen schluckten. Entscheidend war dabei, dass die Kranken darüber aufgeklärt wurden, was ein Placebo ist und dass es keinesfalls nutzlos ist, sondern bekanntermaßen eindrucksvolle Wirkung entfalten kann.

Anders als man vermuten könnte, sind Kranke dem Einsatz von Scheinmedikamenten gar nicht so abgeneigt: Eine Schweizer Befragung von insgesamt mehr als 400 Patienten und etwa 230 Ärzten, veröffentlicht 2011 im *British Journal of General Practice*, kam zu dem Ergebnis, dass überraschend viele Patienten Placebos als etwas Positives sehen: 87 Prozent der Befragten glaubten, dass sich körperliche Beschwerden bessern können, wenn man nur fest an die Wirksamkeit einer Behandlung glaubt. Auf ein Scheinmedikament würden sich viel mehr Patienten einlassen, als die ebenfalls befragten Mediziner vermuteten – allerdings in Verbindung mit Offenheit: 70 Prozent der Befragten wünschten sich vor der Verabreichung eines Placebos eine Aufklärung durch den Doktor. Eine Forderung, die auch der Wissenschaftliche Beirat der Bundesärztekammer in seiner Stellungnahme zu Placebos in der Medizin betont.

Dort liegt aus unserer Sicht ein großes Problem der Homöopathie: Wenn Ärzte Homöopathika wissentlich als Placebos einsetzen, den Patienten aber nur erklären, dass die Heilkraft der Mittel auf den unerklärlichen Wirkungen von Ähnlichkeitsprinzip und Potenzierung beruht, ist das keine umfassende Aufklärung.

Hinzu kommt, dass Placebos immer nur ein Mittel zweiter Wahl sind. Mediziner sind gehalten, einer spezifisch wirksamen Behandlung den Vorrang zu lassen. Nur wenn es eine solche nicht gibt oder der Patient sie nicht will, kann ein Arzt versuchen, mit einem Placebo zu helfen. Eine Scheintherapie ist aber »unzulässig, wenn sie unter Außerachtlassen grundlegender Erkenntnisse der medizinischen Wissenschaft erfolgt. Sie entspricht nicht dem einzuhaltenden Qualitätsstandard, wenn es Interventionen gibt, die für den Patienten erfolgversprechender und in der Wissenschaft unbestritten sind«, stellte der Wissenschaftliche Beirat der Bundesärztekammer in seiner Stellungnahme klar. Selbst wenn »unbestritten« in der Medizin ein hoher Anspruch ist – weniger umstrittene Therapien als die Homöopathie gibt es allemal. Ein Arzt, der eindeutige Empfehlungen medizinischer Leitlinien ignoriert und einem Kranken lieber ein homöopathisches Placebo verordnet, handelt wohl nicht nach diesem Qualitätsstandard. Viele Autoren vor uns haben bereits auf Gefahren hingewiesen, wenn Mediziner wirksame Therapien zugunsten wirkungsloser Homöopathika unterlassen.

Der Arzt als Droge in Weiß

Ethisch unverfänglicher als eine Pseudopille sind in jedem Fall solche heilsamen Effekte, die ein Arzt allein dadurch entfaltet, dass er Zuversicht und Anteilnahme ausstrahlt oder seinem Patienten fest die Hand gibt – die in Kapitel 2 ausführlich beschriebenen Kontext-Effekte. Da es wahrscheinlich keine ärztliche Handlung ohne Kontext gibt, haben Doktoren damit ein Instrument in der Hand, das über den Erfolg oder Misserfolg einer Behandlung mitentscheidet: Ein optimistischer Arzt, dem ein Kranker vertraut, kann die Wirkung seiner Medizin ebenso steigern, wie ein missmutiger und unseriös wirkender Doktor sie beeinträchtigen kann.

Verschiedene Studien haben belegt, dass Patienten therapeutisch schon allein von der Begegnung mit dem Arzt profitieren, ob der nun wissenschaftsbasiert oder alternativmedizinisch arbeitet. 2010 konnte in einer britischen Studie an Rheumakranken gezeigt werden, dass die Konsultation eines Homöopathen in der Lage war, Gelenkbeschwerden deutlich zu lindern – und zwar unabhängig davon, ob die Patienten nun ein Homöopathikum bekamen oder nicht.

Doch weder die Homöopathie noch andere sogenannte Naturheilverfahren können ein Monopol auf Zuwendung in der Arzt-Patient-Beziehung beanspruchen. Der von homöopathischen Ärzten immer wieder vorgebrachte Gegensatz zwischen vermeintlich einfühlsamer Komplementärheilkunde und angeblich unmenschlicher moderner Medizin ist ein künstlich aufgebauter: Mitgefühl und Verständnis für die Probleme der Patienten hängen von der Person des Arztes ab, nicht von der Methode, die er praktiziert. Wenn Kranke heute die Erfahrung machen, von desinteressierten Medizinern abgefertigt zu werden, liegt das an der Person dieser Ärzte und sicher auch an einer unzureichenden Honorierung der »sprechenden« und zuhörenden Medizin, des Dialogs zwischen Arzt und Patient, aber nicht an der Medizin an sich. »Die Medizin wäre verkrüppelt, wollte sie die seelischen Bedingungen und sozialen Umstände bei ihren Patienten ausklammern«, schrieb 2011 Johannes Köbberling, ehemaliger Präsident der Deutschen Gesellschaft für Innere Medizin, in der *Zeitschrift für Evidenz, Fortbildung und Qualität im Gesundheitswesen.* Der Unterschied zwischen der Zuwendung durch den herkömmlichen Arzt und der durch den Homöopathen ist bislang eher, dass Letzterer für seine Zuwendung deutlich mehr Geld bekommt. Das ist aus unserer Sicht ein Missstand im Gesundheitswesen, der wissenschaftsbasierte Ärzte davon abhält, das wohl mächtigste Placebo einzusetzen, das sie zur Hand haben: ihre eigene Persönlichkeit.

Vielleicht könnte man einen ethisch vertretbaren Umgang mit Placebo- oder auch Kontext-Effekten folgendermaßen charakterisieren: Das eine zu tun, ohne das andere zu lassen; sich dem Patienten mitfühlend zu widmen, aber ohne ihm eine nachweislich wirksame Therapie vorzuenthalten. Wenn keine wirksame Therapie existiert, ein Placebo in Betracht zu ziehen, wenn der Patient einverstanden ist. Dafür braucht man keine Globuli, sondern in erster Linie das, was wir uns wohl alle von einem Arzt wünschen: Interesse an seinen Patienten und die Fähigkeit, es auszudrücken.

Warum Homöopathie autoritär ist

Bis weit ins 20. Jahrhundert hinein war Medizin ein weitgehend hierarchisch organisiertes Geschäft: Der Arzt war der Experte, und der Kranke konnte nur darauf vertrauen, was der Experte verordnete. Was blieb ihm auch anderes übrig? Wie hätte er die Therapie eines Arztes sinnvoll mit der eines anderen vergleichen sollen? Wenn der Doktor sich auf die Erfahrung und das dicke Lehrbuch seines Professors berief, konnte der Patient so viel geballter Autorität wenig entgegenhalten.

Diese festgefügte Hierarchie ist ins Wanken geraten. Seit Anfang der 1990er-Jahre setzt sich in Kliniken und Arztpraxen immer mehr der Gedanke durch, dass Mediziner nicht nur die Möglichkeit, sondern sogar die Pflicht haben, ihren Patienten gegenüber zu begründen, warum sie eine bestimmte Therapie vorschlagen. Mithilfe der evidenzbasierten Medizin verändert sich das Verhältnis von Arzt und Patient: vom Agieren eines Doktors, der den passiv Leidenden nach eigenem Gutdünken kuriert, hin zu einem Dialog auf Augenhöhe, in dem ein Arzt seinen mündigen Patienten über Nutzen und Risiken von Pillen und Operationen aufklärt, damit der sich sinnvoll zwischen verschiedenen Optionen entscheiden kann.

Evidenzbasierte Medizin führt zu einer radikalen Umkehr von Macht und Beweislast in der Arztpraxis: Ärzte können sich heute nicht mehr das Recht nehmen, selbstbewusst a priori vom Nutzen ihrer Therapie auszugehen, nach dem Motto: »Soll doch erst mal einer kommen, der mir das Gegenteil beweist.« Denn es gilt in der evidenzbasierten Medizin zunächst als offen, ob eine Behandlung den Patienten nützt, schadet oder gar nichts bewirkt. So lange, bis diese Frage durch mehrere sauber durchgeführte Studien mit ähnlich positivem Ergebnis eindeutig beantwortet wird. Ein wissenschaftlicher Ansatz, der dazu führt, dass heute der Doktor in der Pflicht ist, seinem Patienten gegenüber zu rechtfertigen, warum er dieses und nicht jenes vorschlägt.

Es gehört zur menschlichen Würde, dass heute jeder selbstbestimmt oder mithilfe seiner Angehörigen entscheiden kann über das, was seine persönliche Gesundheit oder Krankheit betrifft. Und es ist zu begrüßen, dass Patienten dieses Recht zunehmend auch einfordern: Umfragen, wie sie regelmäßig zum Beispiel von der Techniker-Krankenkasse oder im Rahmen des Bertelsmann-Gesundheitsmonitors durchgeführt werden, belegen immer wieder, dass die Mehrheit der Kranken vom Arzt umfassend informiert werden will und sich nicht allein auf dessen Entscheidung verlässt.

Auch alternativmedizinische Ärzte halten die Rechte der Patienten hoch. Sie interpretieren sie in dem Sinn, dass Kranke das Recht und die Möglichkeit haben sollten, sich selbstbestimmt für Alternativen und Ergänzungen zur konventionellen Medizin zu entscheiden – etwa für die Homöopathie. Sie gilt vielen Medizinern als ein Therapiesystem auf Augenhöhe, das die Patienten nicht bevormunden will: Gespräche finden nicht in verklausuliertem Medizinerjargon statt, sondern in der Sprache der Patienten. Der Arzt nimmt sich Zeit für die Symptome und Probleme des Kranken und versucht, sich in ihn hineinzuversetzen.

Hat man sich einmal für die Homöopathie entschieden, ist die Selbstbestimmung des Patienten allerdings eher beschränkt. Der Grund dafür liegt darin, dass die Interpretation fest in der Hand des Arztes liegt. Wie soll ein Kranker nachvollziehen, warum sein Doktor ihn nach der einen oder aber nach der anderen homöopathischen Lehre therapiert? Der Doktor kann erzählen, dass er sich auf die klassische Homöopathie nach Hahnemann beruft, weil er sie für die reine Lehre hält, oder auf eine andere Schule, die er für moderner hält. Er kann Einzelmittel nach Dr. Hahnemann geben oder Komplexmittel nach Pastor Felke. Er wird seinem Patienten allerdings eines nicht beantworten können: die Frage, warum die eine Homöopathie ihn besser gesund macht als die andere. Die Entscheidung liegt damit in der Hand des Arztes, der sich in seiner Praxis auf eine bestimmte Schule festgelegt hat – der aber selbst auch keine wissenschaftlich nachvollziehbaren Kriterien in der Hand hat, wie sich die Wirksamkeit verschiedener Optionen einer homöopathischen Therapie vergleichen ließe.

Und der sich außerdem noch auf seine Erfahrung beruft: Immer wieder betonen homöopathische Ärzte, dass Homöopathie letztlich »Erfahrungsmedizin« sei, deren Wirksamkeit schon seit 200 Jahren Tag für Tag von Millionen Ärzten an ihren Patienten beobachtet wird.

Ärztliche Erfahrung und Intuition haben auch in der wissenschaftsbasierten Medizin ihren festen Platz: Einem erfahrenen Arzt, der schon viele Patienten gesehen hat und weiß, worauf er besonders achten muss, sollte es leichter fallen, eine korrekte Diagnose zu stellen als einem Berufsanfänger. Auch am OP-Tisch wird die Erfahrung des Chirurgen nicht als Nachteil gesehen. Kein verantwortungsbewusster Mediziner würde seine Erfahrung unterschlagen, dass ein neues Medikament bei seinen Patienten unangenehme Nebenwirkungen zeigt: Er würde diese Beobachtung sofort ans Bundesinstitut für Arzneimittel und Medizinprodukte melden.

Und ein sensibler und erfahrener Arzt, der das Gefühl hat, dass sein Patient ihm im Sprechzimmer etwas Wichtiges schamvoll verschweigt, wird vorsichtig nachfragen.

Ärzte agieren zwar auf den Fundamenten von naturwissenschaftlichen Erkenntnissen und klinischen Studien, sollten aber immer die persönliche Situation der Kranken in die Behandlung einbeziehen. Auch Lehrbücher zur evidenzbasierten Medizin sehen den Mediziner nicht als studienfixierten Zahlenfuchser, sondern fordern ihn auf, sein Wissen aus Studien mit dem Wissen über seinen individuellen Patienten sowie mit dessen Wertvorstellungen abzugleichen. Kein Arzt, der seinen Beruf ernst nimmt, wird eine Therapieentscheidung allein auf Basis von Statistiken treffen. Nicht zuletzt deshalb heißen evidenzbasierte Leitlinien für Ärzte Leitlinien und nicht Richtlinien: Sie sollen leiten, sind aber nicht bindend für jeden nur erdenklichen Einzelfall.

Problematisch wird es hingegen immer dann, wenn Ärzte sich das Recht nehmen, bei ihren Entscheidungen allein auf die Erfahrung zu setzen. Wer sich zu sehr oder gar ausschließlich auf Beobachtungen verlässt, läuft immer Gefahr, daraus Fehlschlüsse zu ziehen wie den folgenden: Geht es einem Patienten schlecht, er bekommt ein Medikament und es geht ihm besser, dann kann das nur an dem Medikament gelegen haben. Eine Art Kurzfassung dieser vermeintlichen Kausalkette ist der von Homöopathen regelmäßig vorgebrachte Satz »Wer heilt, hat recht«, der unausgesprochen unterstellt, dass natürlich der Arzt eine Heilung herbeigeführt hat.

Eine Deutung, der wir entschieden widersprechen möchten, weil es viele andere Ursachen für eine Besserung geben kann – erst recht bei Arzneimitteln wie Homöopathika, die keinen wissenschaftlich plausiblen Wirkmechanismus vorzuweisen haben. Wir sind in diesem Buch auf Placebo-Effekte eingegangen, die Kraft der ärztlichen Zuwendung und auf das »Wunder« der menschlichen Selbstheilung, die immer wieder erstaunlich gut funktioniert, ohne dass sie durch irgendein Medikament aktiviert worden wäre. Andernfalls könnte sich niemand von einer unbehandelten Erkältung oder Mittelohrentzündung wieder erholen. Was aber andauernd passiert.

Wir widersprechen der Aussage »Wer heilt, hat recht« auch deshalb entschieden, weil sie eine nicht mehr zeitgemäße Vorstellung bemüht: die Exklusivität der ärztlichen Deutungshoheit. Einem Mediziner, der für sich in Anspruch nimmt, die Wirksamkeit seiner Therapien allein aufgrund guter Erfahrungen beurteilen zu können, kann der Patient nichts entgegensetzen. Er sitzt heute vor dem Erfahrungsmediziner so hilflos wie einst vor dem Halbgott in Weiß. Der Kranke kann noch nicht einmal prüfen, ob der nette Arzt seine angeblich gute Erfahrung aus der Praxis überhaupt ehrlich schildert, sondern muss sich darauf beschränken, die Story zu glauben. Daher ist Erfahrungsmedizin nicht transparent. Sie ist es umso weniger, als sich der nächste Erfahrungsmediziner um die Ecke ebenfalls auf seine gute Erfahrung beruft, aber eine völlig andere Methode praktiziert. Letztlich fügt ein Arzt, der sich auf Hahnemann und andere Lehrer sowie auf seine eigene Erfahrung beruft, der langen Liste von Autoritäten in der Geschichte der Homöopathie noch eine weitere hinzu: sich selbst.

Welche Medizin wollen wir?

Wir (als Nichtmediziner) glauben, dass es der Medizin wie jeder anderen Profession (also auch unser eigenen: dem Journalismus) guttut, zu lernen und sich weiterzuentwickeln. Dafür braucht man Maßstäbe, was »Qualität« sein soll. In der Welt der Medien ist »Qualitätsjournalismus« in aller Munde. Womit der Begriff allerdings gefüllt werden soll, darüber gehen die Meinungen doch ziemlich auseinander.

Die Medizin ist da schon deutlich weiter: Sie hat in den

letzten Jahrzehnten immer mehr Kriterien oder »Indikatoren« definiert, die helfen, Qualität in der Medizin einzuschätzen und verschiedene Behandlungen miteinander zu vergleichen. Es geht um Antworten auf Fragen wie: Hat ein Kranker eine große oder geringe Chance, geheilt zu werden, wenn er diese Pille schluckt? Wie hoch ist dabei sein Risiko für schwere Nebenwirkungen? Kann ein Patient darauf hoffen, durch eine bestimmte Herz-OP länger zu leben und um einen Infarkt herumzukommen?

Evidenzbasierte Medizin entbindet den Arzt weder von seiner Verantwortung für den einzelnen Kranken, der vor ihm sitzt, noch nimmt sie Arzt und Patient die Freiheit der Entscheidung ab. Sie ist ein Kompass, nicht mehr und nicht weniger: Wer nicht nach Norden segeln will, kann das tun, sofern er gute Gründe dafür hat. Allerdings hat ein Schiff ohne Kompass in der Regel ein Problem.

Wenn Medizin für Ärzte wie Patienten transparent sein soll, muss sie wissenschaftlich überprüfbar sein. Eine im Wesentlichen auf spekulativen Wirkmechanismen und persönlicher Erfahrung basierende Lehre wie die Homöopathie halten wir nicht für transparent. Ihre Verankerung im ärztlichen System ist unserer Meinung nach eine ungerechtfertigte Anerkennung einer intransparenten Lehre: durch den Gesetzgeber, die Bundesärztekammer, die Landesärztekammern und durch studierte Mediziner, die Therapievielfalt fordern, aber damit Beliebigkeit erreichen.

Eine solche Anerkennung birgt noch eine weitere Gefahr, nämlich die, dass sich bei Kranken wie Ärzten der Eindruck verbreitet, es sei egal, ob eine Therapie wissenschaftlich plausibel und nachweislich wirksam ist. Homöopathie könnte damit sogar zu einem Türöffner für herkömmliche Behandlungsmethoden werden, deren Nutzen für die Patienten ebenfalls fragwürdig ist. Die Medizin ist ohnehin immer noch voll von Produkten und Methoden, deren Nutzen sich bislang niemand so genau angeschaut hat.

Wir erkennen ausdrücklich an, dass homöopathische Ärzte zum Teil erstaunliche Therapieerfolge vorweisen können, etwa bei chronischen Leiden wie Neurodermitis oder Allergien. Es wäre aber wünschenswert, wenn Mediziner mit diesen Erfolgen als das umgehen würden, was sie sind: beeindruckende Belege für die Wirksamkeit ärztlicher Zuwendung und medizinischer Rituale. Das ist nichts Anrüchiges, sondern ein echtes Pfund, mit dem Ärzte arbeiten können und sollen.

Wir wünschen uns Mediziner, die mit beiden Füßen fest auf dem Boden von Naturgesetzen und physiologisch-biologischen Zusammenhängen stehen, einen Überblick über die Studienlage in ihrem jeweiligen Fachgebiet haben, aber trotzdem die Menschlichkeit und den Blick für den ganzen Patienten nicht aus den Augen verlieren. Ärzte, die die Kranken kompetent und seriös über Vor- und Nachteile, vor allem aber über Unsicherheiten von Diagnose- oder Therapiemethoden aufklären und die das Verhältnis zu ihrem Patienten als ein partnerschaftliches begreifen, in dem der Kranke mitentscheidet, was mit ihm zu geschehen hat. Ärzte, denen bewusst ist, dass ein weißer Kittel, ein fester Händedruck, ein medizinisches Procedere, Empathie und Optimismus dazu beitragen können, einen Menschen gesund zu machen, und die mit diesem Wissen verantwortungsbewusst umgehen.

Wir wünschen uns, dass gerade besonders engagierte Ärzte die Homöopathie nicht als vermeintlichen Ausweg aus dem medizinischen System nutzen würden, um Ideale von einer menschlicheren Heilkunst zu verwirklichen. Längst setzen sich in der konventionellen Medizin zum Beispiel die Deutsche Gesellschaft für Allgemeinmedizin und Familienmedizin (DEGAM) oder Initiativen innerhalb der Kassenärztlichen Vereinigungen dafür ein, die »sprechende« Medizin zu fördern und angemessen abrechnungsfähig zu machen. Ärzte, denen es um den Dienst am Patienten geht, um eine Aufwertung des persönlichen Gesprächs gegenüber der Apparatediagnostik, um Zuwendung und ein partnerschaftliches Verhältnis zu den Kranken, werden überall innerhalb der Medizin gebraucht – nicht nur in einer kassen- und privatärztlichen Abrechnungsnische, wie sie die Homöopathie für sich besetzt hat.

Wir sind überzeugt von der heilsamen und lindernden Kraft von Spiritualität und Glaubensvorstellungen jeglicher Art. Nicht umsonst arbeiten Kliniken mit religiösen Seelsorgern verschiedener Bekenntnisse zusammen und stellen ihren Kranken Gebets- und Meditationsräume zur Verfügung. Ein Kranker hat das Recht auf jeglichen Glauben, der ihm in seiner speziellen Situation guttut, und jeder Doktor hat die Pflicht, diesen Glauben zu respektieren. Allerdings ist es nicht Aufgabe eines Arztes, dem Patienten gegenüber einen Glauben zu vertreten. Und er hat keine Berechtigung, seine Therapien vorrangig auf Glauben zu gründen. Auch nicht auf den Glauben an Wirksamkeit.

5 Die andere Pharmaindustrie: Wie man mit Glauben Geld verdient

In heutigen Begriffen könnte man Willmar Schwabe als Selfmade-Millionär und Marketing-Genie bezeichnen. Wohl keine Persönlichkeit mit Ausnahme von Samuel Hahnemann hat die deutsche Homöopathie so geprägt und befördert wie der schnauzbärtige Pharmaunternehmer aus dem sächsischen Vogtland.

Schon als junger Apotheker und frischgebackener Doktor der Pharmazie war Willmar Schwabe angetan von Hahnemanns Theorien. Und er hatte offenbar etwas Wichtiges erkannt, als er sich 20 Jahre nach des Meisters Tod anschickte, ein weltumspannendes Homöopathie-Imperium aufzubauen: Angesichts einer wachsenden Zahl homöopathischer Ärzte würde er sein Unternehmen niemals gegen deren Interessen etablieren können. Der Schlüssel zu Erfolg und Profit lag im Schulterschluss mit der Ärzteschaft.

Eine für Apotheker damals nicht selbstverständliche Haltung. Noch zu Hahnemanns Lebzeiten hatten die Pharmazeuten erbittert mit den homöopathischen Doktoren darum gestritten, wer das attraktive Recht haben sollte, Globuli und andere Mittel herzustellen und zu verkaufen. Man kann sich das Aufheulen im Apothekerlager lebhaft vorstellen, als dieses lukrative Privileg im Jahr 1843 in Preußen auch homöopathischen Medizinern zuteil wurde.

Doch aus den dauernden Grabenkämpfen hielt sich der junge Willmar Schwabe heraus, als er zwei Jahrzehnte später in Leipzig die »Homöopathische Central-Officin Dr. Willmar Schwabe« gründete. Für ihn stellten Ärzte keine Gegner dar, sondern das, was sie bis heute für die Pharmaindustrie sind: begehrte Kunden, die Tag für Tag große Mengen von Arzneimitteln an den Patienten oder die Patientin bringen.

Produzieren und publizieren

Um die Kundschaft erfolgreich zu binden, fuhr der Unternehmer zweigleisig: Der Apotheker und Arzneiproduzent Schwabe stellte homöopathische Medikamente her, die so genau wie möglich den Vorgaben Hahnemanns entsprachen und damit auch die Ansprüche orthodoxester Homöopathen befriedigten. Diese Mittel konnte er in immer größeren Mengen liefern. Er ließ eigene Arzneipflanzen für die Gewinnung homöopathischer Urtinkturen anbauen und setzte Hahnemanns präzise Regeln zum Verschütteln und Verdünnen im industriellen Maßstab um: Während andere Apotheker weiterhin mit Glasfläschchen und Mörsern hantierten, baute Schwabe über mehrere Jahrzehnte Fabriken auf, in denen später zum Teil Maschinen das homöopathische Handwerk übernahmen, etwa ausgeklügelte »Verreibungsmaschinen«, die die homöopathischen Grundstoffe mit Zucker verrubbelten.

Gleichzeitig arbeitete Willmar Schwabe als Verleger und Publizist mit Feuereifer daran, »die Verbreitung der Homöopathie mit einer Vielzahl propagandistischer Mittel zu fördern«, wie es der Medizinhistoriker Robert Jütte in der von Martin Dinges herausgegebenen *Weltgeschichte der Homöopathie* ausdrückt (C. H. Beck, 1996). Unter den Schwabe'schen Firmendächern wurden Unmengen Papier bedruckt: Zum Unternehmen gehörte ein kompletter Verlag mit Setzerei, Druckerei, Buchbinderei und Sortimentsbuchhandlung. Ein Verlag, der laut Martin Dinges »nicht nur jeden Arzt, sondern auch jeden homöopathischen Laien mit seinen Broschüren zu erreichen versuchte«. Des Weiteren wurden dort Homöopathie-Bücher für Ärzte, Ratgeber für Laien und die *Leipziger Populäre Zeitschrift für Homöopathie* gedruckt und trugen in großem Stil dazu bei, die Begeisterung für die Lehre Hahnemanns in der Welt zu verbreiten.

Willmar Schwabe etablierte in Leipzig ein Krankenhaus, in dem sich Ärzte in Homöopathie ausbilden lassen und sie erforschen konnten. Die Firma finanzierte Kongresse und Seminare für Mediziner und unterstützte homöopathische Arzneimittelprüfungen. So gut waren die Kontakte des Unternehmers zu Medizinern, dass er zu den ausgewählten Pharmazeuten gehörte, die in den damaligen »Centralverein homöopathischer Ärzte Deutschlands« aufgenommen wurden. Wenige Jahre vor seinem Tod schaffte er es sogar noch, die *Allgemeine Homöopathische Zeitung* an seinen Verlag zu binden – das wichtigste homöopathische Fachblatt und bis heute das offizielle Verbandsorgan des Zentralvereins.

Das Erbe des Unternehmers

Vor allem aber prägte Schwabe entscheidend die bis heute gültigen Standards, nach denen Homöopathika in vielen Ländern der Welt produziert werden. Der Pharmachef verfasste ein Arzneibuch mit detaillierten Vorschriften zur Herstellung von Globuli, homöopathischen Tabletten oder Tropfen und ließ es in vielen Sprachen drucken. Sein Erbe lebt bis heute fort: im amtlichen *Homöopathischen Arzneibuch*, an das sich Industrie, Apotheker und Zulassungsbehörden halten.

Schwabes industrielle Pharmaproduktion mit angegliederter Marketing-Maschine zahlte sich aus: Über Jahrzehnte wuchs aus seiner Leipziger »Officin« ein international agierendes Unternehmen, das den Homöopathika-Markt über lange Zeit beherrschte. Um 1900 hatte die Firma bereits

50 Ableger im Ausland. Unter seinem Sohn, der ebenfalls Willmar hieß, brachte sie es in den 1920er-Jahren auf mehr als 2500 Filialen in aller Welt. Neben Homöopathika stellte das Schwabe'sche Unternehmen auch nichthomöopathische Pflanzenpräparate her. Nach dem Krieg wurde der Sitz der Firma nach Karlsruhe verlegt, und nach diversen Umstrukturierungen trennten sich die beiden Produktionslinien: Die pflanzlichen Arzneimittel werden in Karlsruhe bis heute unter dem bekannten Firmennamen »Dr. Willmar Schwabe« hergestellt, und aus dem Homöopathiezweig ging 1961 die »Deutsche Homöopathie-Union« (DHU) in Karlsruhe hervor. Sie ist heute Marktführer für Homöopathika in Deutschland mit einer riesigen Lieferpalette, darunter klassische Einzelmittel in der Tradition Hahnemanns ebenso wie Kombinationspräparate auf Basis mehrerer Arzneisubstanzen.

Marketing und Lobbyarbeit wie die Großen

Als naturnah und sanft präsentieren sich Homöopathika-Hersteller mit ihren Produkten. Bunte Blümchen, strotzende Wiesen und bauschige Wölkchen beherrschen optisch die Werbeauftritte der Branche. Ein Alternativ-Image, das bei Patienten auf fruchtbaren Boden fallen dürfte: Begegnen doch viele den Giganten der konventionellen Chemie- und Pharmabranche eher mit Misstrauen.

Doch auch wenn Homöopathie-Firmen üblicherweise nicht in der Liga der ganz großen Konzerne mitspielen und die Ideologie hinter ihren Arzneimitteln eher erdverbunden daherkommt, in Sachen Marketing und Lobbyarbeit spielt die Globuli-Branche die gleiche Klaviatur wie Arzneimittelkonzerne der klassischen Chemieindustrie: Auch homöopathische Pharmafirmen decken Ärzte und Apotheker kostenlos mit Fachliteratur ein, statten sie mit Broschüren, Postern und anderen Werbeartikeln für Praxis und

Ladentisch aus. Pharmareferenten schwärmen aus und »beraten« Mediziner und Pharmazeuten über die bunte Welt homöopathischer Medikamente. Homöopathika-Hersteller finanzieren Tagungen und Seminare für Ärzte, wo fleißig auf die hauseigenen Produkte hingewiesen wird. In medizinischen Fachzeitschriften erscheinen »Sonderberichte« zur Wirksamkeit homöopathischer Mittel – gedruckt mit freundlicher Unterstützung der Industrie. Für Laien bietet man Kongresse, Infotage und öffentliche Vorträge über homöopathische Therapeutika an, Politiker werden gern durch die Produktionshallen geführt.

Eine Strategie, die sich offenbar lohnt: Homöopathika genießen bei Patienten ein bemerkenswert positives Image. Tausende Ärzte verordnen sie. Apotheken räumen ihnen die besten Plätze im Schaufenster frei. Und wie nebenbei ist es der Branche in den letzten Jahrzehnten auch gelungen, die Arzneigesetze zu ihren Gunsten zu beeinflussen. Die Wirksamkeit homöopathischer Arzneimittel etwa muss bei Weitem nicht so aufwendig belegt werden wie die von pharmakologisch wirkenden Mitteln.

Eine Größe auf dem Pharmamarkt

Wer in die Apotheke geht, stellt fest, dass Homöopathika üblicherweise nicht allzu teuer sind. Doch auch das medikamentöse Kleinvieh macht sich bezahlt. Längst hat sich die homöopathische Industrie zu einem nicht zu vernachlässigenden Player auf dem Arzneimittelmarkt gemausert. Was wenig verwundert, wenn laut der Deutschen Homöopathie-Union weltweit schätzungsweise eine halbe Milliarde Menschen homöopathische Arzneimittel verwendet. Zwar liegen die Umsätze der deutschen Globuli-Hersteller weit unter den mehrstelligen Milliardensummen der ganz großen Pharmariesen. Doch immerhin verkauft die Globuli-Branche laut Bundesverband der pharmazeutischen Industrie (BPI) hierzulande jährlich 50 Millionen Packungen homöopathischer Arzneimittel und setzt damit etwa 250 Millionen Euro um.

Was homöopathisch tätige Firmen tatsächlich einnehmen, dürfte noch deutlich über der Viertelmilliardenmarke liegen: Zum einen ist in dieser Summe der Homöopathika-Bedarf der Krankenhäuser nicht erfasst, zum anderen verdienen einige der deutschen Hersteller einen erheblichen Teil ihres Geldes im Ausland. Allein die beiden Großen im deutschen Markt dürften es zusammen auf etwa 300 Millionen Euro Umsatz bringen. So nahm die in Baden-Baden ansässige Firma Heel Biologische Heilmittel im Jahr 2011 knapp 200 Millionen Euro ein, das meiste davon im Ausland. Als einer der größten Homöopathika-Produzenten überhaupt und als Weltmarktführer für homöopathische Injektionsampullen beschäftigt die Firma allein in Baden-Baden etwa 800 Mitarbeiter, weltweit sind es knapp 1400. Bekanntestes unter den mehr als 400 Mitteln dürfte das bei Sportärzten beliebte Traumeel sein, das zum Beispiel bei Gelenkverletzungen zum Einsatz kommt. Homöopathische Mittel von Heel kann man in mehr als 50 Ländern der Welt kaufen.

Der zweite große Mitbewerber, die »Deutsche Homöopathie-Union« in Karlsruhe, setzt mit etwa 500 Mitarbeitern rund 100 Millionen Euro im Jahr um (Quelle: *Pharmazeutische Zeitung* 17/2012). Unschlagbar dürfte die Union aber bei der unfangreichen Palette lieferbarer Arzneimittel sein: Nach eigenen Angaben ist das Unternehmen in der Lage, rund 1400 Ausgangsstoffe zu mehr als 400000 verschiedenen Arzneimitteln unterschiedlichster Potenz zu verarbeiten, vor allem zu Globuli. Knapp 13 Milliarden Zuckerkügelchen verlassen jährlich die Produktion, hinzu kommen Kombinationsmittel in Tablettenform wie das Heuschnupfenmittel DHU, homöopathische Gele, Salben und Tropfen sowie Schüßler Mineralsalze. Letztere sind zwar keine klassischen Homöopathika, werden aber ebenso wie diese schrittweise homöopathisch verdünnt und daher auch im amtlichen *Homöopathischen Arzneibuch* geführt.

Abgesehen von einigen Größen ist die Branche in Deutschland geprägt durch kleinere Mittelständler, von denen ein großer Teil im Süden der Republik sitzt. Der weltgrößte Hersteller für Homöopathika ist übrigens nicht im Mutterland der Homöopathie zu Hause, sondern in Frankreich. Im Städtchen Sainte-Foy-lès-Lyon hat das bis heute familiengeführte Unternehmen Boiron seinen Sitz, der Jahresumsatz beträgt etwa eine halbe Milliarde Euro.

Die Industrie gibt die Marschrichtung vor

Verbreitung und Ausrichtung der Homöopathie sind schon seit fast 150 Jahren untrennbar mit den Geschäftsmodellen pharmazeutischer Unternehmer verbunden, von denen viele aus dem Apothekermilieu stammten. War es im 19. Jahrhundert vor allem die Familie Schwabe, die Produktion und Vermarktung der Homöopathika beherrschte, drängten danach immer mehr Konkurrenten auf den Markt, etwa die Bonner Firma Dr. Madaus & Co. (später ansässig in Radeburg und Radebeul bei Dresden). Man lieferte sich erbitterte Preiskämpfe mit Schwabe und setzte ebenfalls auf aggressives Marketing: Auch andere Homöopathie-Firmen finanzierten Ärztekongresse und betätigten sich wie Willmar Schwabe rege als Verleger homöopathischer Publikationen, die »systematisch zur Markterweiterung eingesetzt wurden, indem man sie Arzneimittelpackungen beilegte«, wie der Historiker Martin Dinges in der *Weltgeschichte der Homöopathie* schreibt. Gleichzeitig hielten die Globuli-Hersteller eine große Fülle homöopathischer Fachzeitschriften am Leben, indem sie darin Anzeigen schalteten oder die Blätter gleich selbst herausgaben.

Großproduzenten wie Boiron oder Schwabe bauten ihre Imperien auch international aus. Länder wie Spanien oder

Rumänien wurden geradezu für die Homöopathie erobert. Dabei trieben die Firmen aber nicht einfach nur die generelle Verbreitung der Lehre voran. Sie nahmen auch Einfluss darauf, welche Form der Homöopathie in einem Land praktiziert wurde. Das ist bis heute so geblieben: Es sei erkennbar, schreibt Martin Dinges, »dass bestimmte Richtungen innerhalb der Homöopathie von solchen Unternehmen bevorzugt und dann am Markt auch durchgesetzt werden«. Fast unnötig zu erwähnen, dass es sich dabei um Richtungen handelt, zu denen die Firmen die passenden Medikamente liefern können.

Auf dem deutschen Markt hat sich über die Jahrzehnte anscheinend eine Art Hahnemann'sche Patt-Situation ergeben: Samuel Hahnemann hatte noch die Kombination mehrerer Mittel als unvereinbar mit seiner Theorie verdammt. In seiner Nachfolge propagierten dagegen viele Homöopathen die Gabe gerade solcher Kombinations- oder Komplexmittel. Eine doppelte Nachfrage, der die pharmazeutische Industrie gern nachkam und bis heute nachkommt. So bestimmen die Einzelmittel nach Hahnemann und die Kombinationsmittel das Sortiment zu ähnlichen Teilen: Von den Homöopathika, die laut Bundesinstitut für Arzneimittel und Medizinprodukte (BfArM) 2012 als verkehrsfähig galten, stellten die Kombinationspräparate etwa die Hälfte dieser Arzneimittel, die andere Hälfte entfiel auf Einzelpräparate.

Homöopathie für jeden Geschmack

Und alles, was zu kaufen ist, wird auch mit der passenden Theorie vermarktet. Bemerkenswert universal wirbt in dieser Hinsicht die Deutsche Homöopathie-Union: Das Unternehmen stellt in seinen Broschüren auf der einen Seite die ehrwürdige Tradition der Hahnemann'schen Einzelmittel heraus. Man preist den »sehr großen Anwendungsbereich« dieser Präparate, der nicht nur ein Symptom umfasse, sondern gleich »den ganzen Menschen, der an diesem Symptom oder auch an mehreren leidet«.

Gleichzeitig produziert die Firma aber auch noch eine Reihe von Kombinationspräparaten und propagiert bei denen eben eine ganz andere Homöopathie: die »organotrope Komplexmittel-Therapie«, die sich auf den naturheilkundlich engagierten Pastor Emanuel Felke beruft. Da eine Mischung mehrerer Arzneistoffe mit der aufwendigen ärztlichen Symptomanalyse und Arzneimittelfindung nach Hahnemann nicht vereinbar ist, betont die DHU beim Marketing für Komplexmittel auch nicht die Hahnemann'sche Tradition, sondern die moderne Bequemlichkeit: So soll man sich mit Komplexmitteln eben diese aufwendige Arzneimittelfindung nach Hahnemanns Ähnlichkeitsregel ersparen können, weil die Mittel gleich für ein bestimmtes Anwendungsgebiet gedacht sind. Und bei seiner speziellen Komplex-Produktlinie für Laien betont das Unternehmen, dass man sich den homöopathischen Arzt auch gleich ganz sparen kann, denn damit »steht Ihnen jetzt eine Produktfamilie zur Seite, mit der Sie viele häufige Beschwerden selbst behandeln können«.

Eine zentrale Rolle dürfte die DHU außerdem bei der Popularisierung der Schüßler Mineralsalze gespielt haben, die mit Hahnemann'schen Vorstellungen eigentlich nur noch gemeinsam haben, dass sie verdünnt werden. So sieht sich die Deutsche Homöopathie-Union in ihrem Internetauftritt als »Wegbereiter« dieser Therapierichtung: »Waren die Schüßler Salze zu Beginn nur einer überschaubaren Anwendergruppe und wenigen Therapeuten bekannt, entwickelte die DHU mit einer breiten Aufklärungskampagne, intensiver Öffentlichkeitsarbeit und zahlreichen Publikationen die Schüßler Salze zu einer der populärsten Naturheil-Therapien unserer Zeit.« Im Interview mit der *Pharmazeutischen Zeitung* betonte DHU-Geschäftsführer Franz Stempfle im Frühjahr 2012 ebenfalls das Engagement seines Unternehmens für diese Therapie: »Auch bei der Wiederbelebung der Methode vor gut zehn Jahren war die DHU die treibende Kraft und der eigentliche Impulsgeber.«

Globuli aus eigenem Blut

Auch andere homöopathische oder von der Homöopathie abgeleitete Therapie-Spielarten sind unmittelbar mit den Geschäftsmodellen bestimmter Firmen verknüpft. So propagiert die Homeda Pharma GmbH in Eschweiler bei Aachen die Homöo-Isopathie. Dabei geht es nicht einfach nur wie in der Homöopathie darum, Ähnliches mit Ähnlichem zu heilen – der Wortteil »Iso« aus dem Altgriechischen im Namen deutet Gleichheit an. Um Gleiches mit Gleichem zu heilen, werden bei Homeda die höchstpersönlichen Ausscheidungen oder Gewebe eines Patienten zu homöo-isopathischen Arzneimitteln verarbeitet.

Dazu muss man zum Beispiel – gegebenenfalls mit Unterstützung durch Arzt oder Apotheker – ein Pröbchen Blut, Urin, Stuhl, Muttermilch oder ausgehusteten Auswurf, ein Stück Warze, Tumorgewebe oder Plazenta spenden und an Homeda verschicken lassen. Dort wird die Probe dann homöopathisch zu einer sogenannten KörperSubstanzVerdünnung oder KSV verschüttelt und in Form von Globuli oder Tropfen zur Abholung an die Apotheke des Vertrauens versandt. Voraussetzung ist allerdings, dass einem die eigene Gesundheit nicht nur lieb, sondern auch teuer ist: Zehn Gramm Globuli kosten zwischen 64,11 und 106,37 Euro, zehn Milliliter Tropfen zwischen 57,38 und 99,95 Euro. Je stärker ein Mittel verdünnt und je öfter es geschüttelt wurde, desto mehr kostet es.

Für stolze 441 Euro (Preise: Stand August 2012) wird werdenden Eltern mit besonders gut gefülltem Portemonnaie sogar eine »Neugeborenen-KSV« angeboten. Dafür sollen direkt nach der Geburt einige Tropfen Nabelschnurblut entnommen und in einem speziellen Gefäß an Homeda geschickt werden. »Innerhalb kürzester Zeit bereiten wir Ihr kostbares Gut für Ihr Kind zum höchst persönlichen und individuellen homöo-isopathischen Arzneimittel auf«, wirbt das Unternehmen und erwähnt dabei auch den Hoffnungsträger »Stammzellen« im Nabelschnurblut. Das Besondere an der Methode, so die Firma, sei »das unerschöpfliche Depot«: Bei Bedarf könnten die Eltern oder ihr Kind »bis ins hohe Alter immer wieder neue Globuli und Dilutionen herstellen lassen« – aus der ursprünglichen Blutprobe. Allerdings ist nach fünf Lebensjahren des Kindes erst einmal Schluss. Dann muss nämlich nachgezahlt werden.

Tatsächlich unerschöpflich erscheint dagegen der Fundus der Therapie- und Geschäftsmodelle, die allesamt für sich in Anspruch nehmen, auf homöopathischen Prinzipien zu fußen: Bei der »Homöopunktur« wird der Inhalt speziell produzierter homöopathischer Ampullen in Akupunkturpunkte gespritzt, »Kolloide« zum Aufsprühen auf die Haut sollen das menschliche Immunsystem ausbalancieren. Selbst die »Spagyrik«, bei der Arzneimittel nach den originellen Prinzipien mittelalterlicher Alchemie zubereitet werden, schaffte es auf den Markt homöopathischer Medikamente und ins *Homöopathische Arzneibuch* der Bundesrepublik Deutschland. So hat inzwischen jede noch so exotische Glaubensrichtung der Homöopathie in diesem Land ihre Heimat gefunden: unter dem Dach einer der vielen geschäftstüchtigen Pharmafirmen.

Werbung in lockerem Gesetzesrahmen

Um die jeweilige Strömung im Sinne der eigenen Produkte zu unterstützen, lassen sich homöopathisch tätige Pharmafirmen so einiges einfallen. Bei der Werbung für gesundheitsrelevante Produkte sind sie zwar wie alle pharmazeutischen Unternehmen unter anderem ans »Gesetz über die

Werbung auf dem Gebiete des Heilwesens« gebunden, kurz: Heilmittelwerbegesetz (HWG). Doch die deutsche Gesetzgebung bietet reichlich Gelegenheiten, die Ärzte, Apotheker, Heilpraktiker und Laien von den Vorteilen der eigenen Medikamente zu überzeugen. Zwar darf ein Hersteller nicht in der Öffentlichkeit für seine verschreibungspflichtigen Arzneimittel werben, wohl aber beim medizinischen Fachpersonal, das diese Mittel unters Volk bringt. Und bei rezeptfreien Mitteln – darunter fallen praktisch alle Homöopathika – soll das HWG liberalisiert und an die in diesem Fall laschere EU-Gesetzgebung angepasst werden. Dann wäre es auch zulässig, öffentlich mit persönlichen Geschichten zufriedener Patienten oder auch mit wissenschaftlichen Studien für ein Medikament zu werben – auch wenn der Hersteller die Studien selbst in Auftrag gegeben hat. Werbepraktiken, die Verbraucherschützer als unangemessen suggestiv kritisieren.

Lediglich bei der Angabe von Anwendungsgebieten müssen speziell die Homöopathika-Hersteller auf der Hut sein: Ist ihr Arzneimittel in einem vereinfachten Verfahren »registriert«, dürfen sie dafür nicht mit einen konkreten Anwendungsgebiet werben wie »Heuschnupfen«. Für eine solche Werbung brauchen sie für das Medikament eine Zulassung und müssen umfassendere Daten vorlegen – allerdings sind die Auflagen nicht so streng wie für konventionelle Produzenten.

»Empfehler« und »Verordner« werden bearbeitet

In Sachen Werbung nutzt die Alternativbranche dagegen die gleichen Kanäle wie klassische Arzneimittelkonzerne: Da Homöopathika in der Regel nicht rezeptpflichtig sind, kaufen Patienten die meisten Globuli, Tabletten oder Tropfen in der Apotheke auf eigene Faust. Natürlich nicht ganz, denn sie werden ja beim Kauf vom Apotheker beraten. Der wiederum wird regelmäßig von den Gesandten der homöopathischen Pharmaindustrie beraten, man könnte auch sagen: bearbeitet. Im Branchenjargon heißt der Apotheker daher auch nicht Apotheker, sondern »Empfehler«: Er soll seinen Kunden möglichst die Homöopathika des eigenen Hauses empfehlen.

Doch auch der Arzt ist für die Potenzen-Industrie von Interesse: Selbst wenn er Homöopathika meist nicht auf Kassenkosten verordnet, kann er sie dennoch aufschreiben und den Patienten mit einem »Grünen Rezept« in die Apotheke schicken. Das Mittel muss der Patient dann zwar selbst bezahlen. Er tut es aber sicher lieber, wenn der Arzt seines Vertrauens ihm das Mittel verschrieben hat. Bei ausgewählten Krankenkassen können Mediziner sogar auf deren Kosten verordnen. Also rangieren die Ärzte bei Pharmafirmen unter dem Begriff »Verordner«.

Die freundlichen Abgesandten

Um den Apotheker oder Arzt auf seine verantwortungsvolle Rolle als Empfehler oder Verordner vorzubereiten, lassen sich auch alternative Produzenten eine Menge einfallen: Genau wie große Konzerne beschäftigen Homöopathie-Firmen wie die DHU, Heel, Hevert oder Pascoe freundliche Außendienstmitarbeiter, auch Pharmareferenten oder Pharmaberater genannt.

Üblicherweise teilt ein Pharmaunternehmen die Deutschlandkarte in Gebiete auf, von denen jeder Außendienstler oder ein Team ein bestimmtes beackert. Die dort ansässigen Apotheker und Ärzte, gegebenenfalls auch Kliniken, werden regelmäßig kontaktiert und nach Möglichkeit persönlich vom Referenten besucht. Im Jahr 2010 veröffentlichten Klaus Lieb und Simone Brandtönies von der Universitätsmedizin Mainz im *Deutschen Ärzteblatt* eine nicht repräsentative anonyme Befragung von etwa 200 Fachärzten. Drei Viertel gaben an, mindestens einmal pro Woche Pharmabesuch zu erhalten. Jeder fünfte wurde gar täglich besucht.

Berater stellen die neuesten Arzneimittel vor oder präsentieren Studien, bei denen die Medikamente ihrer Firma besonders positiv abgeschnitten haben, wobei es sich dabei üblicherweise um von den Firmen selbst bezahlte Forschung handelt. Im Gepäck haben Referenten bei ihren Besuchen auch zum Beispiel kostenlose Musterpackungen von Arzneimitteln, Werbebroschüren zur Weitergabe an Kunden und Patienten, Werbe- und Dekorationsmaterialien für die Apotheke sowie kleine Geschenke wie Schreibwaren oder Kalender. Manche laden auch zum Essen ein. Kritisiert wird diese flächendeckende Beeinflussung des medizinischen Fachpersonals schon seit Jahren. Doch Daten zur Arbeit von Pharmareferenten gibt es kaum, weil aus der Branche wenig über deren stilles Tun verlautet. Grobe Schätzungen gehen von insgesamt etwa 15000 Vertretern aus, die im Jahr etwa 20 Millionen Mal deutsche Arztpraxen und Krankenhäuser besuchen. Hinzu kommt noch die Beratung und Unterstützung der Apotheker.

Die deutsche Homöopathie-Union deckt Pharmazeuten zum Beispiel kostenlos mit ihrem Kundenmagazin *Gesund durch Homöopathie* ein, das zeigen soll, »wie faszinierend und vielseitig die kleinen Globuli sind und in wie vielen unterschiedlichen Kontexten sie eine Rolle spielen«. Die Druckauflage der Werbezeitschrift beträgt laut Angabe des Unternehmens 320000 Exemplare. Homöopathische Firmen bieten Service-Hotlines an, wo man gern Fachfragen zu den eigenen Arzneimitteln beantwortet oder auf Anfrage kostenlos Nachdrucke von Studien zu den eigenen Produkten oder Fachliteratur zur Homöopathie verschickt. Darüber hinaus bekommen Ärzte von der Pharmaindustrie auch schon mal Tipps, wie man sich bei Abrechnungsfragen in der Homöopathie gegen die Krankenkassen durchsetzt oder wie sich die Arztpraxis mithilfe privater Zusatzleistungen profitabler machen lässt.

Den Umsatz immer im Blick

Damit die Außendienstler ihrem Unternehmen möglichst hohe Einnahmen bescheren, setzen auch alternative Firmen wie Heel, Pascoe oder Wala auf digitale Vernetzung und professionellen Datenaustausch: Bei Heel zum Beispiel wurde schon vor Jahren ein aufwendiges Software-System für Vertrieb und Außendienst aufgebaut, das die Pharmareferenten in ganz Deutschland mit der Zentrale in Baden-Baden verknüpfte. Seitdem kann man sich im Stammhaus einen noch schnelleren Überblick über den Stand der Arzt- und Apothekenbesuche und die Vertriebsleistung der ausgeschwärmten Mitarbeiter verschaffen.

Denn Pharmareferenten tippen üblicherweise Berichte über jeden Arzt oder Apotheker, den sie kontaktieren. Wer Besuch bekommt, sollte also damit rechnen, dass das nette Gespräch präzise protokolliert und verwertet wird: Steht man der Homöopathie aufgeschlossen gegenüber? In welchem Fachverband ist man organisiert? Hat man sich kostenlose Arzneimittelpackungen geben lassen?

Durch den digitalen Abgleich mit aktuellen Marktdaten lässt sich für ein Unternehmen schnell nachvollziehen, ob die Besuche eines Beraters bereits angeschlagen und mehr Umsatz für die eigene Firma generiert haben. Oder ob der Außendienst noch einmal vorstellig werden muss, um einen Arzt oder Apotheker weiter zu bearbeiten. Und noch etwas Wichtiges wird vermerkt: Ist der Doktor oder Pharmazeut bereits in den Genuss von Schulungen zur Homöopathie gekommen?

Fortbildung nach Punkten

Seit dem Jahr 2004 ist der Alltag für Kassenärzte in Deutschland deutlich anstrengender geworden. Seitdem müssen sie belegen, dass sie sich neben ihrer Arbeit in der Praxis ständig fortbilden, also fachlich auf dem Laufenden halten. Alle fünf Jahre müssen sie bei ihrer Kassenärztlichen Vereinigung, mit der sie ihre Leistungen abrechnen, nachweisen, dass sie Seminare und Fachkongresse besucht, Prüfungsfragen in medizinischen Fachblättern korrekt beantwortet oder an ärztlichen Onlineschulungen teilgenommen haben. Für jede Fortbildung lässt sich der Arzt Punkte bestätigen. Fortbildung kostet den Arzt in jedem Fall Zeit, oft auch viel Geld: Seminare, Kongresse und Fachzeitschriften für Mediziner können extrem teuer sein. Doch ohne ausreichend Fortbildungspunkte kann die Kassenärztliche Vereinigung dem Doktor die Vergütung kürzen, schlimmstenfalls sogar die Zulassung entziehen.

Für Ärzte ist Fortbildung daher ein Muss, und viele sind wohl dankbar, wenn sie ihnen so leicht wie möglich gemacht wird. Auch Apotheker und Heilpraktiker sollen sich fortbilden. Für sie wird das Sammeln von Punkten ebenfalls von Landesapothekerkammern und Heilpraktikerverbänden immer wieder propagiert. Für Ärzte- und Apothekerkammern bilden Fortbildungen eine zusätzliche Einnahmequelle: Sie nehmen für ihre offizielle Anerkennung einer Fortbildung vom Veranstalter Gebühren.

Und Veranstalter gibt es reichlich: Der Fortbildungsmarkt ist zum Tummelplatz der Pharmaindustrie geworden, die ihn als Marketinginstrument entdeckt hat. Sie sponsert bepunktete Kongresse, Seminare, Prüfungsfragebögen in medizinischen Fachzeitschriften oder Onlineschulungen, die sich auf speziellen Websites abrufen lassen. Eine Praxis, die seit Jahren kritisiert wird – bis hin zu der Forderung, dass keine Fortbildungspunkte mehr für pharmafinanzierte Veranstaltungen vergeben werden dürfen.

Auch die Globuli-Industrie macht dabei keine Ausnahme. Im November 2011 fand der »2. Homöopathie-Kongress Karlsruhe« im dortigen Kongresszentrum statt. Eingeladen waren Ärzte, Heilpraktiker und Apotheker ebenso wie interessierte Laien. Mehr als 2200 Besucher hörten sich öffentliche Vorträge an: zur homöopathischen Selbstbehandlung, zu Homöopathie für Kinder, in der Schwangerschaft oder bei Notfällen. Der Eintritt war frei. Zum parallel stattfindenden Fachkongress kamen 350 Ärzte, Apotheker und Heilpraktiker. Die Tagung war immerhin als offizielle Fortbildungsveranstaltung von der Landesärztekammer und der Landesapothekerkammer in Baden-Württemberg anerkannt. Wer teilnahm, konnte sich Punkte sichern. Außerdem würdigte man auf dem Kongress noch das 50-jährige Firmenjubiläum der Deutschen Homöopathie-Union. Denn das Karlsruher Unternehmen war Veranstalter der ganzen Tagung und nutzte sie, um mit Patienten wie Fachleuten in Kontakt zu treten.

Schwindel mit Beigeschmack

Auch beim Mitbewerber Heel setzt man auf Fortbildung. So freute sich offenbar MEDI DIDAC, ein Anbieter von Fortbildungen im Gesundheitswesen und Kooperationspartner der Bayerischen Landesärztekammer, im Jahr 2012 eine neue Ärzte-Onlineschulung zum Thema Schwindel – gemeint ist das Kreiseln im Kopf – präsentieren zu können: »Als Sponsor für die produktneutrale Fortbildung konnte die Biologische Heilmittel Heel GmbH, Baden-Baden, gewonnen werden.«

Wie produktneutral das Fortbildungsmodul zur Schwindeltherapie tatsächlich ist, darüber lässt sich wohl streiten: Auf zwölf Seiten finden sich in Text und Infografiken mehr als zehn Hinweise auf ein homöopathisches Kombinationsarzneimittel oder -präparat. Es soll indische Kokkelskörner, Schierling, Grauen Amber und Steinöl enthalten, teils in niedriger Potenz von D2 bis D4 (1:100 bis 1:10000). Eine ziemlich präzise Verklausulierung des Produkts VertigoHeel aus dem Hause Heel. Die gesponserte Fortbildung betont die »gute Studienlage« zu diesem Mittel und führt zahlreiche Untersuchungen an Ratten und Menschen an, die dessen Wirksamkeit belegen sollen. Demgegenüber findet sich in der offiziellen Ärzte-Leitlinie der Deutschen Gesellschaft für Neurologie zum Thema Schwindeltherapie überhaupt kein Hinweis darauf, dass für homöopathische Medikamente irgendein Effekt gegen Schwindel belegt ist.

Apothekerkurse mit Wohlfühlfaktor

Gelegentlich springt auch der Pharmagroßhandel mit ins Boot: So vermittelte Ebert+Jacobi Holdermann, eine pharmazeutische Großhandlung, im Frühsommer 2012 diverse Homöopathie-Seminare für Apotheker, darunter bepunktete Fortbildungen und eine Weiterbildung für das Apothekerzertifikat »Homöopathie und Naturheilverfahren«. Sie fanden nicht etwa in einem deutschen Tagungszentrum statt, sondern auf der griechischen Insel Kos, in der 5-Sterne-Anlage »Neptune Resort« mit beeindruckender Pool- und Spa-Landschaft. Begleitpersonen und Kinder durften laut Einladungsprospekt gern mitgebracht werden, für Familienappartements und eine Kinderbetreuung vor Ort war gesorgt. Sogar ein Ausflug auf Kos und die Bahnanreise zum Flughafen in der ersten Klasse waren im Schulungsprogramm inbegriffen.

Natürlich zahlten die Apotheker für diese Reise eine Menge Geld. Und natürlich wurden sie auf Kos auch geschult. Deshalb konnten sie den Luxustrip hinterher von der Steuer absetzen, worauf im Prospekt eindrücklich hingewiesen wurde. Des Weiteren fanden die Seminare mit freundlicher Unterstützung eines Pharmaherstellers statt: der Deutschen

Homöopathie-Union in Karlsruhe. Ohne die hätten die Apotheker womöglich etwas mehr für die Kombination aus Intensivschulung plus 5-Sterne-Feeling bezahlt. Das Engagement der DHU wurde im Prospekt auch nicht mehr als nötig betont. Vielmehr stand als Partner die Niedersächsische Akademie für Homöopathie und Naturheilverfahren in Celle im Vordergrund, deren Reputation und Verantwortung für die wissenschaftliche Leitung der Seminare hervorgehoben wurde.

Allerdings sollte man auch dort wenig Berührungsängste gegenüber der Pharmaindustrie haben. Die Akademie kooperiert regelmäßig in Sachen Fortbildung mit dem Bundesverband der Arzneimittelhersteller (BAH), einem Lobbyverband, in dem wiederum diverse Homöopathika-Hersteller vertreten sind. Der BAH wäre wohl ein schlechter Lobbyverband, wenn er bei seinen Kooperationen das Interesse seiner Mitgliedsfirmen, Arzneimittel zu verkaufen, vernachlässigen würde. Und so ist auf der Verbandswebsite auch zu lesen: »Da die Apotheke eine Schlüsselfunktion bei dem Weg des Arzneimittels zum Patienten übernimmt, möchte der BAH in einer langfristig angelegten Kooperation mit der Niedersächsischen Akademie für Homöopathie und Naturheilverfahren (N.A.H.N.) in Celle sehr bewusst einen Beitrag zur Stärkung der besonderen Therapierichtungen in Deutschland leisten.«

Alternative Therapeuten im Visier der Industrie

Auch Heilpraktiker, die ihren Patienten des Öfteren Homöopathika empfehlen, werden von der Industrie umworben: Als im Herbst 2011 in der Rheingoldhalle des Mainzer Kongresszentrums die Tagung »Forum Heilpraxis« stattfand, konnten die alternativen Therapeuten dafür pro Kongresstag sieben Fortbildungspunkte ergattern. Zum Programm gehörten auch diverse Workshops. Für den Kongress und einen Teil der Workshops musste man bezahlen. Andere Workshops waren kostenlos. Sie wurden freundlich unterstützt von Unternehmen aus dem Bereich der Alternativmedizin, zum Beispiel von der Firma Meckel-Spenglersan. Die hatte ihre homöopathischen »Spenglersan-Kolloide« auch gleich zum Titel ihres Workshops gemacht. Dabei sollte es laut Programm am Beispiel der Allergie darum gehen, mithilfe der Spenglersan-Immuntherapie »bei Kindern und Erwachsenen das Immunsystem wieder in Balance zu bringen«. Neben der immunologischen Balance dürfte man dabei im Hause Meckel-Spenglersan vermutlich auch die ökonomische Bilanz im Blick gehabt haben.

Interessanterweise ist zumindest für Ärzte aus Umfragedaten belegt, dass viele die Objektivität von pharmafinanzierten Veranstaltungen als eher gering einstufen. Doch das hat der Vielfalt auf dem Basar der Schulungen bisher kaum Abbruch getan. Ein System, in dem sich offenbar alle Beteiligten wohlfühlen, ob mit oder ohne Punktekonto. Homöopathika-Produzenten unterstützen Seminare, die zum Teil von ihren eigenen Mitarbeitern gehalten werden. Oder niedergelassene Ärzte, Apotheker und Heilpraktiker lassen sich als Referenten vor den Karren der Industrie spannen und würdigen die Homöopathika der Unternehmen mal mehr, mal weniger prominent in ihren Präsentationen. Wieder andere Ärzte, Apotheker oder Heilpraktiker im geschätzten Publikum bessern unter angenehmen Bedingungen ihr Punktekonto auf oder leben zumindest mit dem guten Gefühl, in Sachen Homöopathie wieder einmal dazugelernt zu haben.

Die Lehre von der Homotoxikologie

Ein besonders beeindruckendes Gedankengebäude, das unmittelbar mit dem Geschäftsmodell einer Pharmafirma verknüpft ist, errichtete ab Ende der 1940er-Jahre der im westfälischen Herford geborene und später nach Baden-Baden übergesiedelte Arzt Hans-Heinrich Reckeweg: In seiner Lehre von der »Homotoxikologie« stellte er sich Krankheiten als Versuch des Körpers vor, sich von bestimmten Giften zu befreien, den sogenannten Homotoxinen. Substanzen wie zum Beispiel Arsen, alle möglichen Umweltgifte wie Schwermetalle und Ammoniak oder auch der Tabakrauch sollen den Menschen homotoxisch vergiften. Wohl kein Mediziner oder Pharmakologe wird bestreiten, dass derlei Chemikalien und Partikel je nach Dosis wenig gesundheitsfördernd wirken.

Der homotoxikologischen Lehre zufolge wird der Körper – kurz gesagt – ständig von neuen Giften überschwemmt, was seine Fähigkeit, sich selbst zu entgiften, so überstrapazieren kann, dass er krank wird. Dabei durchläuft der Leidende mehrere Phasen, im Extremfall sind es angeblich sechs, an deren Ende man dann chronisch oder an Krebs erkrankt. Homotoxikologen warnen eindringlich vor der heutigen Zeit, die von einer »hoch industrialisierten Umwelt« geprägt sei, von »synthetischen Molekülen« und nicht zuletzt von »einer auf Unterdrückung abzielenden Medizin«, wie einem Vorlesungsskript der »Internationalen Akademie für Homotoxikologie« zu entnehmen ist.

Homotoxine lauern angeblich auch in der Nahrung und an »geopathisch geladenen Orten«: in der Nähe von unterirdischen Wasserläufen oder Höhlen. Solcherlei Ladungen stünden »sogar mit dem Entstehen oder einem beschleunigten Verlauf von Krebs in Zusammenhang«. Außerdem könne ein Homotoxin »in seinem höchsten Zustand sogar immaterieller Natur sein. Das heißt, dass kein Molekül für die gesundheitsschädliche Wirkung verantwortlich ist, sondern ein psychischer Zustand, eine Emotion oder sogar ein Gedanke.«

Spätestens bei Krebs durch Wasseradern und Toxinen ohne Moleküle dürften die meisten wissenschaftsbasierten

Mediziner und Pharmakologen im Gedankengebäude der Homotoxikologie eilig nach dem Notausgang suchen. Wer drinnen weiter durch die Gänge irrt, fragt sich dagegen sicher, wie es gelingen kann, der allgegenwärtigen homotoxischen Überladung zu entkommen. Eine Antwort auf diese Frage bleibt das Lehrmaterial zur Homotoxikologie natürlich nicht schuldig: Die Erlösung von der schleichenden Vergiftung erfolgt mithilfe von »antihomotoxischen Präparaten«. Dabei handelt es sich – man ahnt es bereits – um spezielle homöopathische Arzneimittel.

So hilft angeblich eine Injeel-Injektion von hoch verdünntem Blei gegen Bleivergiftung, ein verdünntes Quecksilberpräparat soll gefährliches Quecksilber aus dem Körper jagen und homöopathisch potenziertes Penicillin die schädlichen Folgen einer Antibiotikatherapie lindern.

Ein wissenschaftliches Universum und die Verbindungen zur Pharmaindustrie

Auch wenn die Homotoxikologie der wissenschaftsbasierten Medizin in vielen Punkten widerspricht, wirkt sie auf den ersten Blick respektabel und gut aufgestellt: Die ›Internationale Gesellschaft für Homöopathie und Homotoxikologie‹ (IGHH) mit Partnerorganisationen in 25 Ländern sieht laut Satzung ihren Zweck in der »Pflege und Förderung der Biologischen Medizin und der Naturheilverfahren, insbesondere der Homöopathie, der Homotoxikologie und deren Erforschung, sowie der auf der Homotoxikologie basierenden Antihomotoxischen Therapie«. Sie kämpft auch für den »Erhalt der Therapierichtung und Therapiefreiheit durch ständiges politisches Lobbying«, wie es in einer Broschüre heißt. Dabei zieht sie offensichtlich an einem Strang mit der »Internationalen Gesellschaft für Biologische Medizin« (IGBM), die sich auch ihre Geschäftsstelle mit der IGHH teilt. Und ständig erweitern Ärzte in Fortbildungen ihre

Kenntnisse auf diesem Gebiet, angeboten zum Beispiel durch die ›Internationale Akademie für Homotoxikologie‹.

In medizinischen Fachzeitschriften sind Studien zur antihomotoxischen Therapie erschienen, unter anderem mit Beteiligung des Baden-Badener ›Instituts für Antihomotoxische Medizin und Grundregulationsforschung‹. Mit dem »Hans-Heinrich-Reckeweg-Preis« werden seit Jahren Forschungsarbeiten auf dem Gebiet der Homotoxikologie prämiert. Der Aurelia-Verlag für Naturheilkunde würdigt in seinem Internetauftritt und seinen Publikationen die Bedeutung antihomotoxischer Heilmittel und ihre Sonderstellung in der homöopathischen Therapie.

Auf den zweiten Blick fällt allerdings auf, dass die Fäden dieses homotoxischen Netzwerks immer wieder bei einer Arzneimittelfirma zusammenlaufen: bei Heel in Baden-Baden. Der Arzt Hans-Heinrich Reckeweg ist nämlich nicht nur Vater der Homotoxikologie. Er gründete auch im Jahr 1936 das Unternehmen Heel, das sich seitdem zu einem der größten Homöopathika-Hersteller der Welt gemausert hat.

Heel hat sich innerhalb der Homöopathie-Branche spezialisiert auf Kombinations-Arzneimittel nach dem Prinzip der Homotoxikologie. Die Firma ist weltweit der wichtigste Hersteller solcher Therapeutika. Wenn auch gelegentlich unter dem Label Homotoxikologie exotische Verfahren wie homöopathische Eigenbluttherapien praktiziert werden – wer antihomotoxische Arzneimittel sucht, landet vorrangig bei Heel. Wenn also ein Unternehmen besonders stark von der Verbreitung der Homotoxikologie profitieren würde, dann wäre es die Pharmafirma aus Baden-Baden.

Und verbreitet wird nach Kräften. Dabei hält man mit dem eigenen Firmennamen aber eher hinterm Berg. Er findet sich, wenn überhaupt, nur im Kleingedruckten. So erscheinen die beiden mit der Homotoxikologie befassten Fachgesellschaften zunächst als neutrale alternativmedizinische Vereine ohne kommerzielles Interesse. Dass beide Gesellschaften ebenso wie die Firma Heel ihren Sitz in Baden-Baden haben, ist dennoch kein Zufall, denn Heel-Chef Hans-Heinrich Reckeweg gab den Impuls zu ihrer Gründung. So verwundert es wenig, dass Vertreter der Gesellschaften in ihren Vorträgen antihomotoxische Heel-Homöopathika wie Hepeel, Reneel, Traumeel oder Zeel ausführlich würdigen. Oder dass das Bildmaterial in den Broschüren der Gesellschaften zum Teil von Heel stammt.

Konsequent betriebene Fortbildung

Zudem werden die zwei Fachgesellschaften lobend im Geschäftsbericht der Delton AG erwähnt. Delton ist eine strategische Managementholding. Zu ihrem Portfolio gehört seit 1977 die Firma Heel. Alleinaktionär von Delton ist Stefan Quandt aus der Familie der BMW-Erben. Der Delton-Geschäftsbericht des Jahres 2004 hob hervor, ein »konsequent betriebenes Fortbildungskonzept von Heel für Fachgruppen« trage zur Verbreitung der Homotoxikologie bei. Weltweit würden Seminare und Symposien zu diesem Therapieansatz angeboten. Und zusätzlich gefördert würden »diese Aktivitäten« noch durch »weltweit tätige Fachgesellschaften« wie die »Internationale Gesellschaft für Homotoxikologie« (damals anscheinend noch ohne Homöopathie im Namen) und die »Internationale Gesellschaft für Biologische Medizin«. Man darf wohl vermuten, dass man bei Heel diesen Gesellschaften freundschaftlich verbunden ist und sie nach Kräften unterstützt.

Auf der anderen Seite des Atlantiks ist die »Society of Homotoxicology of North America« (SOHNA) aktiv. Die SOHNA hat es sich laut eigener Aussage zur Aufgabe gemacht, Ärzte und anderes Personal im Gesundheitswesen zu schulen, und zwar nicht nur in Homotoxikologie, sondern auch explizit darin, wie die Produkte von Heel anzuwenden sind. Bei der Organisation von Schulungsveranstaltungen in den USA und Kanada kooperiert die SOHNA natürlich mit Heel.

Die IGHH und die IGBM kooperieren wiederum mit der Europa-Universität Viadrina. Sie unterstützen dort den Masterstudiengang »Kulturwissenschaften – Komplementäre Medizin« am »Institut für transkulturelle Gesundheitswissenschaften« (IntraG). Das wird von Harald Walach geleitet, einem bekannten Experten auf dem Gebiet der Forschungsmethodik in der Komplementärmedizin. Seine Stiftungsprofessur finanziert ebenfalls die Firma Heel. Die Homotoxikologie gehört als Wahlpflichtmodul zu den Inhalten des Masterstudiengangs. Und mehrere Lehrbeauftragte des Studiengangs glänzen an anderer Stelle durch Vorträge, in denen die Vorzüge antihomotoxischer Heel-Produkte herausgestellt werden.

Darüber hinaus sitzt im Beirat des IntraG noch Frau Alta Smit, dort geführt als »General Manager« der bereits erwähnten Internationalen Akademie für Homotoxikologie. Die IAH bietet Homotoxikologie-Schulungen für Ärzte an. Was auf der Viadrina-Website unerwähnt bleibt: Die Ärztin Anna Aletta Smit oder kurz Alta Smit ist nicht nur Geschäftsführerin der Akademie. Als »Director of Medical Affairs and Research« ist sie vor allem ein hohes Tier bei der Pharmafirma Heel und bekam 2009 zusammen mit einem der Geschäftsführer Gesamtprokura für das Unternehmen.

Den Zweck, zu dem Smits Internationale Akademie schon vor Jahren gegründet wurde, findet man wiederum in einem älteren Geschäftsbericht der Delton AG, zu der Heel gehört. Im Bericht 2003 zeigte man sich hocherfreut, dass sich das Auslandsgeschäft von Heel weiter positiv entwickelt habe, zum Beispiel in den USA, Spanien oder Peru. Damit komme die Firma Heel ihrer Vision »Heel in jedes Haus« immer näher. Und auch die »Internationale Akademie für Homotoxikologie, ein Standard-Lehrprogramm, das die Basis-Elemente der Homotoxikologie und der auf ihrem Boden entwickelten Heel-Präparate vermitteln soll«, trage dazu bei, dieses Ziel zu erreichen. Offenbar war die Akademie schon 2003 als eine Art weltweite Heel-Schulungsmaschinerie geplant: Sie werde künftig »die Grundlage für die ärztliche Aus- und Weiterbildung im homotoxikologischen Therapie-Ansatz weltweit bilden«, so die Ausführungen im Geschäftsbericht. Auf diesem Weg ist die Akademie inzwischen wohl gut vorangekommen: Ihre Informationen sind bereits auf Deutsch, Englisch, Spanisch, Polnisch, Russisch, Französisch, Portugiesisch und Italienisch online abrufbar.

Literatur aus der Feder der Industrie

Auch das Fachblatt *Journal of Biomedical Therapy* wird verlegt von der Internationalen Akademie für Homotoxikologie. Verantwortliche Chefredakteurin des Blattes ist Heel-Managerin Alta Smit. Neben ihr gehörte im Jahr 2011 auch David Lescheid zum Redaktionsteam, der damals schon als Manager und Redakteur für Heel arbeitete. In Heft 1/2011 schrieb er einen Artikel über angebliche homotoxikologische Zusammenhänge bei Entzündungsprozessen, ohne klaren Hinweis, dass er für Heel arbeitet.

Die Internationale Akademie für Homotoxikologie residiert an der Bahnackerstraße 16 in Baden-Baden und damit direkt neben dem Gebäudekomplex der Firma Heel Biologische Heilmittel. Dort hatte vor einigen Jahren auch das »Institut für Antihomotoxische Medizin und Grundregulationsforschung« in Baden-Baden seinen Sitz. Als Vertreter dieses Instituts publizierte zum Beispiel der Wissenschaftler Michael Weiser Forschungsergebnisse zur Wirksamkeit von Komplex-Homöopathika. Im Jahr 2004 erschien unter seiner Beteiligung eine Arbeit zur Wirkung des Heel-Homöopathikums Traumeel S auf menschliche Immunzellen im Reagenzglas. Weiser war allerdings damals kein unabhängiger

Mitarbeiter irgendeines Instituts. Er hatte zu diesem Zeitpunkt schon jahrelang für Heel gearbeitet.

Ebenfalls unter der Adresse Bahnackerstraße 16 ist der Aurelia-Verlag zu Hause, laut Internetpräsenz »ein kleiner Verlag für Naturheilkunde«, den der »Visionär und Idealist« Hans-Heinrich Reckeweg gegründet habe. Einen klaren Hinweis auf die Firma Heel kann der Buchkunde lange suchen. Dafür findet er aber Publikationen wie *Biologische Medizin in der Pädiatrie*, ein Buch, in dem »zahlreiche Antihomotoxische Therapiekonzepte« inklusive der zugehörigen Heel-Präparate für Krankheiten im Kindesalter vermittelt werden. Außerdem *Schwangerschaft – Gesundheit für zwei*, ein Ratgeber, der nicht nur Haus-, sondern auch Heel-Mittel gegen Schwangerschaftsbeschwerden auflistet, sowie *Homoeopathia Antihomotoxica: Symptomen- und Modalitätenverzeichnis mit Arzneimittellehre* nach Hans-Heinrich Reckeweg. Man könnte noch erwähnen, dass die Aurelia-Verlag GmbH bis 2008 eine 100-prozentige Tochter der Delton AG war. Anfang 2009 wurde der Verlag dann laut Handelsregister enger an Heel angebunden. Die Geschäftsführer des Aurelia-Verlags sind übrigens Ralph Schmidt und Rainer Hopfgarten. Sie sind gleichzeitig die Geschäftsführer von Heel.

Und auch die jährlich 15 000 Euro Preisgelder für den »Hans-Heinrich-Reckeweg-Preis« für wissenschaftliche Arbeiten zur Homotoxikologie werden von Heel gestiftet. So kontrolliert das Unternehmen fast geräuschlos nahezu die gesamte wissenschaftliche Kulisse im Dienste der Homotoxikologie. Ein Beispiel von Pharmamarketing, das sicher nicht nur in der Welt der Homöopathie seinesgleichen sucht.

Lobbyverbände – eine Heimat für die Homöopathie

Auch außerhalb des medizinischen Fachkosmos sind die Vertreter der Globuli-Branche genau wie andere Pharmafirmen professionell in Wirtschaft und Politik vernetzt: Produzenten wie die Deutsche Homöopathie-Union, Heel, Hevert oder Pflüger organisieren sich gemeinsam mit ihren konventionellen Kollegen im Bundesverband der Arzneimittelhersteller (BAH), dem mit mehr als 450 Unternehmen mitgliederstärksten deutschen Verband der Arzneimittelindustrie. Der BAH macht sich stark für die Homöopathie und vergisst dabei nicht, deren unterschiedliche Strömungen, die sich in der Branche abbilden, zu würdigen: Auf der Website wird ebenso von der Hahnemann'schen Erfolgsgeschichte geschwärmt wie vom Vorteil der Komplexmittel und der Lehre des Pioniers Hans-Heinrich Reckeweg.

Der BAH liefert dort auch gleich noch die Erklärung, warum man Hersteller homöopathischer Einzelmittel nicht damit belästigen sollte, die Wirksamkeit ihrer Homöopathika genauso in Patientenstudien zu belegen, wie es Hersteller konventioneller Arzneimittel tun müssen: Die »individuelle Therapie der unterschiedlichen Patientenpersönlichkeiten« mache es schließlich so schwierig, homöopathisch behandelte Probanden miteinander zu vergleichen: »Deshalb lässt sich eine rein krankheitsbezogene klinische Studie in der klassischen Homöopathie nicht realisieren«, so das Fazit des BAH. Die mit hohem Aufwand forschenden klassischen Arzneimittelhersteller dürften das möglicherweise anders sehen.

Innerhalb des BAH engagiert sich eine eigene Arbeitsgruppe zu homöopathischen und anthroposophischen Arzneimitteln sowie eine weitere AG »Öffentlichkeitsarbeit für homöopathische Arzneimittel«, um – laut Verbandsbericht 2010/2011 – »diese Therapierichtung verstärkt in das Licht der Öffentlichkeit zu rücken«. Unter Beteiligung von BAH und Unternehmen fand im September 2011 zum dritten

Mal der »Tag der Homöopathie« mit diversen Infoveranstaltungen statt. In seinen Pressemeldungen kontert der BAH auch ärgerliche Angriffe auf das homöopathische Geschäftsmodell. Als 2010 der SPD-Gesundheitspolitiker Karl Lauterbach im *Spiegel* mit der Forderung zitiert wurde, gesetzliche Krankenkassen sollten keine homöopathischen Behandlungen mehr bezahlen, widersprach der BAH in einer beherzt formulierten Pressemitteilung. Der Vorstoß aus der SPD klinge »nach reinem Oppositionspopulismus und nicht nach sorgfältigem Umgang mit den Interessen der Patienten und Versicherten«.

Eine Lobbyheimat haben die Interessen der Homöopathie-Branche auch im Bundesverband der Pharmazeutischen Industrie (BPI) gefunden, der 260 Unternehmen mit rund 72000 Mitarbeitern vertritt, darunter konventionelle ebenso wie alternative. Im Herbst 2005 stritt der BPI mit den Verbraucherschützern der Stiftung Warentest, weil die in einem Sachbuch zur Alternativmedizin zu dem Schluss gekommen war, dass viele alternative Heilmethoden wirkungslos und für Patienten nicht von Nutzen seien. Dagegen verwahrte sich der Lobbyverband BPI und schwang sich dabei gleich noch zum Fürsprecher der Patienten auf: Immerhin würden doch »schulmedizinisch austherapierte, chronisch kranke Menschen mithilfe alternativer Verfahren geheilt«.

Gesetzgebung im Sinne der Industrie

Auf Initiative des BPI-Landesverbands Baden-Württemberg und einiger Mitglieder wurde auch das »Kompetenzforum Homöopathie und Anthroposophie« gegründet. Das Lobbyforum lud im Sommer 2009 die damaligen SPD-Bundestagsabgeordneten Peter Friedrich und Johannes Jung zu einem Besuch aufs Firmengelände der Deutschen Homöopathie-Union in Karlsruhe ein. Es war ein heißer Sommer, zumindest für die Interessenlage der deutschen Globuli-Industrie, und die Branche hatte Gesprächsbedarf. Damals stand die 15. Novelle des Arzneimittelgesetzes ins Haus, die unter anderem darauf abzielte, Homöopathika in vielen Bereichen anderen Arzneimitteln gleichzustellen, was mit dem Verlust gewisser Privilegien für die Branche verbunden gewesen wäre.

Geändert werden sollte zum Beispiel der Paragraf 39, was für Hersteller registrierter Homöopathika höchst ärgerlich gewesen wäre: Sie hätten künftig die Herstellung und Prüfung ihrer Mittel nur noch mit Zustimmung der zuständigen Bundesbehörde verändern können. Vor allem für einen Produzenten hätte das möglicherweise unerfreulichen Mehraufwand bedeute: für die DHU mit ihrem riesigen Sortiment von etwa 400000 Arzneimitteln.

Das galt es zu verhindern. Und dabei spielte der Rundgang der SPD-Abgeordneten wohl eine tragende Rolle. Schon einen Monat nach dem Lobbytermin konnte die DHU in einer Pressemitteilung vermelden: »Bewegung in die Debatte um die 15. AMG-Novelle kam Anfang Juni 2009. Bei einem Besuch in der DHU nutzten die beiden Bundestagsabgeordneten Peter Friedrich aus Konstanz und Johannes Jung aus Karlsruhe (beide SPD) die Gelegenheit, den Sachverhalt intensiv mit Vertretern der Unternehmen der Besonderen Therapierichtungen zu erörtern. Auf Basis der Erkenntnisse aus diesem Gespräch kam die vorgesehene Gesetzesänderung im Gesundheitsausschuss des Deutschen Bundestags noch einmal zur Diskussion und wurde – zu guter Letzt – rückgängig gemacht.« Der aus Industriesicht inakzeptable Satz in Paragraf 39 wurde wie von Zauberhand aus dem Gesetzeswerk gestrichen. Er steht bis heute nicht drin.

Deutsche Homöopathie-Unternehmen sitzen auch nah an den Schalthebeln europäischer Politik, die im Rahmen der europaweiten Angleichung von Arzneigesetzen immer wichtiger wird. Die Hersteller werden vom europäischen Lobbyverband der homöopathischen und anthroposophischen

Branche repräsentiert, der European Coalition on Homeopathic and Anthroposophic Medicinal Products (ECHAMP). Deren Vertreter frühstücken zum Beispiel schon mal in Brüssel gemeinsam mit EU-Parlamentariern und legen ihnen die Philosophie und die besonderen Bedürfnisse der alternativen Therapierichtungen ans Herz.

Guck mal, wer da bloggt

Weniger herzlich geht es zuweilen im Internet zu: Vier Produzenten homöopathischer und anthroposophischer Präparate – Heel, Staufen-Pharma, Wala Heilmittel und Hevert-Arzneimittel – finanzieren das Blog CAM Media.Watch. Die Firmen bezahlen für den Internetauftritt jährlich insgesamt 38 000 Euro (Stand August 2012), was auf der Blogseite auch vermerkt ist. Ein wissenschaftlicher Beirat unterstützt das Internetangebot, wo Beiträge zu Homöopathie und anderen Verfahren der komplementären und alternativen Medizin veröffentlicht werden (englisch: Complementary and Alternative Medicine oder CAM).

Das Blog versteht sich nach eigener Aussage als »Watchblog, das fachkompetent und kritisch rezensiert, was Publikumsmedien rund um das Thema ›Komplementärmedizin und Forschung‹ schreiben«. Man betont die »Unabhängigkeit von Redaktion und wissenschaftlichem Beirat«. Das Internetangebot preist allerdings regelmäßig die Vorzüge der alternativen Therapien. Man betont die guten Erfahrungen von Ärzten und Patienten, stellt wissenschaftliche Belege für die Wirksamkeit zusammen oder Umfragedaten zur hohen Akzeptanz der Alternativmedizin in der Bevölkerung.

Mit der Arbeit des Blogs soll Journalisten ein Blick »hinter die Kulissen der wissenschaftlichen Erforschung von Naturheilverfahren, Komplementärmedizin sowie unkonventioneller Verfahren« gewährt werden. Blicken dürfen Journalisten auch durchaus. Und die Alternativmedizin loben dürfen sie auch. Aber wenn Journalisten oder homöopathiekritische Wissenschaftler es wagen, Produkte der Globuli-Branche als Placebo zu bezeichnen oder das pharmagesponserte Blog zu kritisieren, bekommen sie dessen geballte Unabhängigkeit schnell am eigenen Leib zu spüren: Dann finden sie sich dort öffentlich ausgestellt, und ihnen wird wahlweise »falsche Darstellung«, »Dampfplauderei« oder »Pauschalisierung« unterstellt.

Nicht nur der Internetauftritt selbst wird von der alternativen Arzneimittelbranche freundlich unterstützt. Zu den Autoren und wissenschaftlichen Beiräten gehören auch Stefan Schmidt und Harald Walach vom Institut für transkulturelle Gesundheitswissenschaften der Europa-Universität Viadrina, die beide mit Stiftungsprofessuren von alternativen Pharmafirmen ausgestattet sind.

In der Tat ist es zu begrüßen, dass Watchblogs die Arbeit von Unternehmen kritisch begleiten und dadurch eine wichtige Gegenöffentlichkeit im Internet aufbauen. Auch Journalisten sollten bei ihrer Arbeit offen für konstruktive Kritik aus der Blogosphäre sein. Allerdings werden unabhängige Watchblogs üblicherweise nicht ausgerechnet von derjenigen Industrie bezahlt, der sie publizistisch den Rücken stärken.

Mehr Transparenz, Kontrolle und Distanz

Die Medizin ist in Deutschland zusammen mit der Pharmaindustrie groß geworden und die Pharmaindustrie mit der Medizin. Ärzte, Großhändler, Apotheker und Arzneiproduzenten leben hierzulande in einer Art tradierter Symbiose, die an manchen Stellen zu einem erheblichen Einfluss der Pharmafirmen auf das Gesundheitssystem geführt hat – vor allem im Bereich der pharmagesponserten Fortbildung und in der Kultur des Pharmareferententums. Dabei macht es kaum einen Unterschied, ob es sich bei den Pharmaproduzenten um konventionelle oder um alternative Firmen handelt.

Für Patienten und andere Außenstehende sind die Interessenlagen im Gestrüpp des Gesundheitswesens undurchschaubar: Verschreibt mir mein Arzt ein bestimmtes Medikament, weil es für mich nach dem Stand der Wissenschaft das beste ist oder weil er kürzlich Besuch vom Pharmaberater erhalten hat? Legt mir der Apotheker eine spezielle Packung auf den Tresen, weil er gerade das neue Werbematerial für seine Apotheke bezahlt bekommen hat? Macht mich die Heilpraktikerin auf ein bestimmtes Homöopathikum aufmerksam, weil sie kurz zuvor in einer Schulung von dessen Hersteller gesessen hat?

Man kann nicht davon ausgehen, dass sich die Industrie freiwillig von ihren etablierten Marketingwerkzeugen verabschiedet. Es ist erwähnenswert, dass konventionelle Pharmafirmen aus dem Verband Forschender Arzneimittelhersteller 2004 wenigstens den Verein »Freiwillige Selbstkontrolle für die Arzneimittelindustrie« gründeten. Der Verein hat unter anderem einen Verhaltenskodex für die Zusammenarbeit mit Ärzten, Apothekern und anderem medizinischem Fachpersonal erarbeitet und kann bei Verstößen Unterlassungserklärungen und Ordnungsgelder fordern. Zumindest von den Firmen, die dort Mitglied sind. Gegenüber externen Unternehmen ist er hingegen ziemlich machtlos. Ohnehin gilt der Kodex unter Kritikern als schwammig, und manches Beanstandungsverfahren wurde schon wieder fallen gelassen. Und da Homöopathika-Produzenten nicht zum Verband »forschender« Arzneimittelhersteller gehören, sind sie ohnehin noch nicht einmal diesen Regeln der freiwilligen Selbstkontrolle unterworfen.

Dass der Gesetzgeber bisher klaffende Lücken gelassen hat bei der Frage, wie Pharmareferenten mit Ärzten umgehen dürfen, trat im Sommer 2012 unangenehm zutage: Da entschied der Große Senat für Strafsachen am Bundesgerichtshof, dass Kassenärzte ganz legal Schecks oder andere Geschenke von einer Pharmafirma dafür annehmen dürfen, dass sie besonders häufig deren Medikamente verordnen. Kein Gesetz in Deutschland verbietet es ihnen, und hier besteht nicht nur aus unserer Sicht dringender Handlungsbedarf.

Die Kontrolle über die Ärzte-Fortbildung hat der Gesetzgeber bisher weitgehend in die Hände der Landesärztekammern gelegt. Sie geben den Schulungen ihren offiziellen Segen und zertifizieren sie. Zwar schreibt das Sozialgesetzbuch vor, dass die Fortbildung der Kassenärzte »frei von wirtschaftlichen Interessen« sein muss, worauf die Kammern zu achten haben. Das scheint aber angesichts des großen bunten Angebots nicht immer gewährleistet. Bei Beanstandungen wurde von Kammerseite anscheinend schon mal auf personelle Überforderung verwiesen. Im Bereich der Fortbildungsnachweise für Apotheker oder Heilpraktiker sind dem Einfluss der Industrie Tür und Tor sogar noch weiter geöffnet. Hier kann letztlich jeder frei auswählen, welche Fortbildungen er besucht und wozu er sich einladen lässt.

Dass es viele Ärzte mit Problembewusstsein gibt, die durchaus Distanz zur Industrie wahren wollen, zeigt das Beispiel des Vereins »Mein Essen zahl ich selbst« (MEZIS). Über die Initiative sind etwa 30000 Ärzte organisiert, der größte Teil davon über die Kassenärztliche Vereinigung Bayern. Diese Mediziner wollen sich nicht mehr von der Industrie einladen und beeinflussen lassen. Auch einige Apotheker unterstützen die Arbeit von MEZIS. Ein Beispiel, das Schule machen sollte, unter konventionell wie unter alternativ tätigen Medizinern, unter Pharmazeuten und Heilpraktikern.

Auch Politikern und Behörden stünde es gut zu Gesicht, die homöopathische Industrie mit etwas Abstand als das zu betrachten, was sie ist: als einen Teil der Arzneimittelbranche, der gut organisiert seine wirtschaftlichen Interessen vertritt und sich im Gesundheitssystem mithilfe seines alternativen Blümchen-Images eine Sonderstellung erkämpft hat. Allerdings sind in einem evidenzbasierten Gesundheitssystem keine Blümchen gefragt, sondern wissenschaftlich stichhaltige Antworten auf die Frage, welches Arzneimittel am Ende für die Patienten den größten Nutzen hat.

6 Im Reich der Pharmazie: Fragen Sie Ihren Apotheker

Die beiden Apotheken der schmucken Kleinstadt liegen in Sichtweite zueinander: die Post-Apotheke am zentralen Platz direkt neben der Kirche und die Martins-Apotheke etwa 200 Meter die Hauptstraße hinunter. Die Post-Apotheke stammt aus einer Zeit, in der noch Pferdekutschen über das Kopfsteinpflaster rumpelten und die Menschen pompöse Perücken trugen. Seit 275 Jahren haben Generationen von Apothekern in dem Backsteinbau die Bewohner mit Arzneien versorgt und ihnen wohl auch mit Rat und Tat zur Seite gestanden. Die hohen, hellen Holzregale der heutigen Apotheke machen die ehrwürdige Tradition spürbar. Sie sind mit Säulchen verziert und mit zwei Heiligenstatuen, diversen Mörsern und Stößeln, alten Glas- und Porzellangefäßen sowie einer als Äskulap-Statue gestalteten Waage hübsch bestückt. Bis in Griffhöhe stapeln sich die Medikamentenschachteln. Man muss schon ein wenig suchen, um zwischen Klosterfrau-Saft, Seefischölkapseln und Bachblüten-Pastillen ein bescheidenes Regalfach mit homöopathischen Kügelchen zu entdecken.

Bis vor wenigen Jahren stand bei den Bewohnern die Martins-Apotheke im Ruf, eher alternativ ausgerichtet zu sein, und die Post-Apotheke, sich eher auf die Erzeugnisse der chemisch orientierten Pharmaindustrie zu konzentrieren. Seit 2008 werden beide gleich geführt, denn seitdem haben sie mit Sina Petritch dieselbe Inhaberin. Petritch ist eine freundliche, junge Frau, die allem Anschein nach ihren Beruf mit großer fachlicher Neugierde und Zugewandtheit zu ihren Kunden ausübt. Sie hat, wie alle anderen Apotheker auch, ein streng naturwissenschaftlich orientiertes Pharmaziestudium absolviert – mit den Disziplinen Physik, Chemie und vor allem der Arzneimittelkunde.

Doch nur wenig davon, sagt Petritch, bereitete sie auf den späteren Beruf als Apothekerin vor. So erschien es ihr nur konsequent, sich auch jenseits der Naturwissenschaften fortzubilden, schließlich sind alternative Heilmethoden in den Medien ein wichtiges Thema, also wohl auch für die Kunden. Petritch besuchte eine aufwendige Fortbildungsveranstaltung der Apothekerkammer Niedersachsen und darf sich seitdem »Fachapothekerin für Naturheilkunde und Homöopathie« nennen. Sie tut es aber nicht. Sie will auch nicht, dass sie in diesem Buch erwähnt wird – auch wenn sie an den Passagen, die sie betreffen, nichts auszusetzen hat –, weshalb sowohl ihr Name als auch die Namen der Apotheken geändert sind. Sie fürchtet, dass ihre Kunden ihr die Kompetenz in der »chemischen« Pharmazie absprechen könnten, wenn sie ihr Fachwissen in den »alternativen« Richtungen zu sehr herausstellen würde. So taucht der Begriff »Homöopathie« nur in einem relativ unscheinbaren Schriftzug auf der Glasfront des Eingangs zur Post-Apotheke auf. Das ist durchaus stimmig: Schließlich will Petritch zwar auf die Wünsche der Kunden etwa nach Homöopathika eingehen, aber sie will nicht missionieren. Ihre Hauptaufgabe sieht sie vielmehr darin, Kunden vor einer Überschätzung der Mittel zu bewahren.

Unter Apothekern finden sich, so meinen Experten unisono, Vertreter aller Couleur: von streng naturwissenschaftlich bis hin zu offensiv »alternativ« ausgerichteten. Die große Mehrheit dürfte jedoch die pragmatische Haltung Sina Petritchs teilen: Auf der einen Seite weiß sie, dass bei behandlungsbedürftigen Krankheiten kein Weg an nachgewiesen wirksamen Pharmapräparaten vorbeiführt, aber sie weiß genauso um deren teilweise schweren Neben- und Wechselwirkungen, die sogar bereits eingeführte Medikamente wieder vom Markt verschwinden ließen. Auf der anderen Seite will sie auch diejenigen Kunden nicht verprellen, die Bagatellerkrankungen mit »sanfter« Medizin, sprich nebenwirkungsfreien Mitteln, behandeln möchten. Dieser Nachfrage versucht sie mit größtmöglicher Sachkunde zu begegnen.

Wie auch immer Apotheker ihre Schwerpunkte setzen, sie stecken im selben Zwiespalt wie die Ärzte: Ihre naturwissenschaftliche Ausbildung reibt sich gehörig am Glauben der Kunden an die Heilkraft von Globuli – und oft auch an ihrem eigenen. Die Patienten kümmert dieser Zwiespalt nicht. Sie fordern nichts Geringeres als eine sowohl wirksame als auch nebenwirkungsfreie Medizin, was nur leider ein Ding der Unmöglichkeit ist, da jeder erwünschten Wirkung auch unerwünschte Aspekte innewohnen, also Wirkungen untrennbar mit Nebenwirkungen verknüpft sind. Wie Ärzte und Apotheker sich da durchlavieren und dabei das Vertrauen der Kunden in ihr Fachwissen einlösen, ist ihre Sache. Apotheker trifft es dabei besonders hart, weil sie, auch wenn manche das nicht gern hören, eher die Rolle eines Dienstleisters einnehmen: Was der Arzt verschreibt, müssen sie liefern. Und was der Kunde verlangt, können sie ihm schwerlich verweigern. Sonst geht er zur Konkurrenz.

Vom Magier zum Chemiker

In der Frühzeit der Medizin waren weniger Fachwissen, sondern eher magische Fähigkeiten der Heiler gefragt. So schreibt der Pharmaziehistoriker Georges Dillemann in dem Werk *Illustrierte Geschichte der Medizin* (Andreas, 1992): »Bei den primitiven Völkern musste der Heilkundige auch in der Zauberei versiert sein.« Wenn also die ersten »Pharmazeuten« bereits heilkräftige Kräuter kannten, sammelten, aufbewahrten und daraus frühe Arzneien herstellten, dienten diese Mittel in erster Linie dazu, die magischen Handlungen zu unterstützen. Noch im Mittelalter wurde Krankheit vor allem als Strafe Gottes angesehen, weshalb Gebeten ein größeres Gewicht beigemessen wurde als den Arzneien. Genas der Kranke, hatten die Beschwörungen offenbar ihre Wirkung getan. So wurden – in Umkehrung der heutigen Situation etwa in der Homöopathie – den eingesetzten Kräutern vermutlich sogar weniger Heilkräfte zugeschrieben, als sie tatsächlich besaßen.

Zu der Zeit, als Samuel Hahnemann über seiner neuen Heilslehre brütete, kannte die Medizin bereits einen großen Arzneischatz. Diese Medikamente setzte auch Hahnemann ein – wenngleich er ihre Wirkung dem Simile-Prinzip folgend neu interpretierte. Die *Pharmacopée française,* ein von Medizinprofessoren und Apothekern verfasstes klassisches Arzneibuch von 1818, das bis heute immer wieder überarbeitet und neu aufgelegt wird, erwähnt insgesamt 923 pflanzliche, mineralische und tierische Heilmittel und schildert, wie sie zuzubereiten sind. Die tatsächlichen Wirkungen der früher gebräuchlichen Mittel waren recht verschieden: Zum einen finden sich darunter starke Drogen wie Opium, zum anderen aber auch reichlich obskure Substanzen. Manche Ärzte schworen sogar auf Mittel, die es gar nicht gab, beispielsweise das Horn eines Einhorns, das in Wahrheit meist von einem Narwal stammte.

Vier Perioden zum effektiven Medikament

Der Historiker Dillemann unterscheidet vier Perioden, in denen sich die Wissenschaft den heutigen Medikamenten schrittweise annäherte und so die Pharmazie auf ein immer solideres Fundament stellte. In der ersten Periode, die bis in das Altertum zurückreicht, lernte man, Zucker und Alkohol zu gewinnen. In der zweiten Periode zu Beginn der Neuzeit gelang es den Chemikern bereits, einfache organische Verbindungen, wie etwa diverse Säuren, selbst herzustellen. Die dritte Periode nimmt ihren Anfang im frühen 19. Jahrhundert, also zu der Zeit, in der Hahnemann sein großes Werk, das *Organon*, niederschrieb. Die Forscher gingen damals den aktiven Substanzen in Kräutern auf den Grund, indem sie die wirksamen Komponenten extrahierten und isolierten. Sie konnten damit zeigen, dass die Wirkung etwa einer Pflanze tatsächlich auf einzelne chemische Verbindungen zurückging. So stellte bereits 1804, also sechs Jahre vor der Erstveröffentlichung des *Organons*, der deutsche Apotheker Friedrich Wilhelm Sertürner das Morphium als die aktive Substanz aus Opium dar. In der Folge gelang es, auch weitere Wirkstoffe in Reinform zu gewinnen, wie das Strychnin, Coffein und Nicotin, später auch diverse Vitamine und zu Beginn des 20. Jahrhunderts die Antibiotika. »Dank immer feinerer und ausgeklügelterer physikalischer Methoden«, so Dillemann, »häufte die extraktive Chemie Erfolg auf Erfolg. Die Heilkunde verdankt ihr viele kostbare natürliche Wirkstoffe.«

Doch die Forscher gewannen wirksame Substanzen nicht nur aus der Natur, sondern auch aus dem Labor. In einer vierten Periode stellten sie die verschiedensten Substanzen her, deren therapeutische Fähigkeiten oft erst später entdeckt wurden. So wurde das Chloroform bereits 1831 synthetisiert, aber erst 1847 als Narkosemittel verwendet. Sobald eine wirksame Verbindung gefunden war, gingen die Forscher daran, chemische Veränderungen an den Molekülen vorzunehmen, die die erwünschten Wirkungen verstärken und die unerwünschten Wirkungen abschwächen sollten.

Vor diesem historischen Hintergrund wirkt die Homöopathie wie ein Schnappschuss aus einer Zeit, in der die pharmazeutische Chemie noch in den Kinderschuhen steckte.

Noch zu Lebzeiten Hahnemanns machte die Forschung enorme Fortschritte, die ein ums andere Mal seine Thesen ad absurdum führten. Immer neue Erkenntnisse standen sehr wohl mit dem mechanistischen, nicht aber mit dem homöopathischen Weltbild im Einklang. Während die Fortschritte der Pharmazie die Heilung von Krankheiten voranbrachten und dabei alte Vorstellungen modifizierten oder gar verwarfen, blieb die Homöopathie ihren Dogmen treu. So widersetzt sich die Lehre Hahnemanns standhaft den unzähligen Erkenntnissen, die die naturwissenschaftliche Forschung im Laufe von 200 Jahren gewonnen hat.

Lehrbuchwissen der Pharmakologen

Die medizinischen Grundlagen für die Arbeit der heutigen Apotheker liefert die Pharmakologie. Sie untersucht »die Wechselwirkungen zwischen körperfremden Stoffen (Pharmaka) und Organismen (biologischen Systemen)«, wie es in dem Lehrbuch *Allgemeine und spezielle Pharmakologie und Toxikologie* (Forth et al., 6. Auflage, BI-Wiss.-Verl., 1992) heißt. Sein Handwerkszeug erhält der Apotheker dagegen von der Pharmazie, die sich damit beschäftigt, wie die Wirkstoffe zu Pillen und Tabletten werden und eine Apotheke zu führen ist. Diese Unterscheidung in Pharmakologie und Pharmazie ist insofern wichtig, als sie plausibel macht, warum die biochemischen Wirkprinzipien der Arzneien im Alltag des Apothekers nur eine sehr untergeordnete Rolle spielen und deshalb viele mit der Homöopathie kein Problem haben.

Da die Pharmakologie das Zusammenspiel von Stoffen und Organismen untersucht, fehlt ihr bei den nahezu oder gänzlich stofffreien Präparaten der Homöopathie schlicht der Untersuchungsgegenstand. Auch widersprechen die Grundpfeiler der Lehre Hahnemanns den anerkannten pharmakologischen Wirkmechanismen. Deshalb erwähnen die einschlägigen Pharmakologie-Lehrbücher die Homöopathie entweder gar nicht oder bezeichnen sie klar als Irrweg.

In dem Lehrbuch *Allgemeine und spezielle Pharmakologie und Toxikologie* beispielsweise wird die Homöopathie auf nur zwei der insgesamt 900 Seiten abgehandelt. Darin heißt es: Die Grundprinzipien der Lehre seien »der wissenschaftlichen Medizin fremd und unzugänglich«. Das Simile-Prinzip etwa biete für die moderne Pharmakologie »keine Möglichkeit zum Auffinden und Charakterisieren wirksamer Stoffe, die als Arzneimittel angewendet werden könnten«. Auch »für die Interpretation, durch die Dynamisierung teile sich die Potenz des Arzneistoffs dem jeweiligen Lösemittel mit, gibt es keine naturwissenschaftliche Basis«.

Der Autor warnt jedoch davor, homöopathische Arzneimittel a priori als ungiftig anzusehen: In niederen Verdünnungen würden Arsen, Antimon, Blei, Cadmium, Quecksilber und Wismut in Dosierungen verwendet, »denen man im Rahmen der Umwelttoxikologie Bedeutung beimisst und die aus toxikologischen Gründen von der wissenschaftlichen Medizin längst ins Museum der Pharmakotherapie verwiesen worden sind«. Deshalb sei es »grotesk«, wenn man solche Gifte durch strenge Umweltauflagen vom Menschen fernhielte und gleichzeitig in der ärztlichen Therapie einsetzte. Man kann es als böse Ironie des Schicksals verstehen, dass die Bereitschaft, gegen Umweltbelastungen zu protestieren und strenge Grenzwerte für die Industrie einzufordern, wohl besonders häufig bei jenen Menschen anzutreffen ist, die ebenso bereits wären, sich die gleichen Gifte als »natürliche« und »sanfte« Medizin zuzuführen. Tatsächlich aber werden derzeit vom Bundesinstitut für Arzneimittel und Medizinprodukte (BfArM) genau drei homöopathische Arzneimittel wegen einer möglichen Gesundheitsgefährdung als »verschreibungspflichtig« eingestuft. Dazu später mehr.

In der aktuellen zehnten Auflage desselben Lehrbuchs

(Aktories et al., Urban und Fischer/Elsevier, 2009) gehen die Autoren auch auf die rechtliche Situation ein: Dass etwa die Lehre der Homöopathie vom Gesetzgeber einen Sonderstatus als »besondere Therapierichtung« erhalten habe (siehe dazu Kapitel 7), sei lediglich »Ausdruck einer Politik, die Interessen berücksichtigen muss, wenn sie weitverbreitet sind«. Dabei bezeichne »besondere Therapierichtung« ihr Wesen weniger treffend als »dogmatische Therapieweise«. Zur pharmakologischen Plausibilität der homöopathischen Grundpfeiler heißt es schlicht: »Wie für das Simile-Dogma gibt es für die Potenzierung keine biologische Basis.«

Noch weniger Bedarf, zur Homöopathie Stellung zu nehmen, sieht offenbar die »Deutsche Gesellschaft für experimentelle und klinische Pharmakologie und Toxikologie« (DGPT), ein Verband dreier maßgeblicher pharmakologischer und toxikologischer Fachgesellschaften. Auf ihrer Homepage ergibt der Begriff Homöopathie keinen einzigen Treffer (Stand 19.06.2012). Nach der Haltung der DGPT zur Homöopathie gefragt, verweist ihr Sprecher Kay Brune, Professor für Pharmakologie an der Universität Erlangen, auf ein Kapitel in dem Lehrbuch *Pharmakotherapie – Klinische Pharmakologie* (13. Auflage, Springer, 2006), das er mit anderen Kollegen herausgegeben hat. Darin werden knapp die Grundlagen der Homöopathie erklärt und festgestellt, dass bis heute keine Wirksamkeit nachgewiesen sei, die über den Placebo-Effekt hinausginge. Den Sinn weiterer Forschungen bezweifeln die Autoren: »Da Wirkungslosigkeit grundsätzlich nicht beweisbar ist, erhebt sich die Frage, ob weitere Forschungsgelder in diese offensichtlich immer frustranen Bemühungen fließen sollen.«

»Placebo, aber vertretbar«

Auch am Institut für Pharmakologie und Klinische Pharmakologie der Universität Düsseldorf gibt der Apotheker Professor Georg Kojda zu bedenken: »Eine pharmakologische Wirkung hat die Homöopathie natürlich nicht.« Schließlich gebe es keine nachweisbare stoffliche Interaktion mit Proteinen, die die Grundlage nahezu jeder Arzneiwirkung sei. Für diesen Sachverhalt bräuchte man allerdings keinen Pharmakologen zu fragen, so Kojda, denn »daran zweifelt im Grunde kein Mensch«. Kategorisch ausschließen will er die Möglichkeit einer spezifischen pharmakologischen Wirkung selbst hoher Potenzen dennoch nicht, auch wenn er sie für »höchst unwahrscheinlich« hält. So gibt er ihr auf einer Skala von 0 (= unmöglich) bis 100 (= sicher) den Wert 10.

Kojda hat selbst viele Jahre in Apotheken gearbeitet und kennt deshalb die Nöte der Pharmazeuten vor Ort. Die Aufgabe des Apothekers bei der Selbstmedikation sieht er vor allem darin, auf »Risikosignale« zu achten: Braucht der Patient eine akute ärztliche Versorgung einschließlich einer »evidenzbasierten Therapie«, oder tut es auch etwas »Sanftes«? Welche Risiken bergen vermeintlich harmlose Mittel wie beispielsweise hoch dosiertes Vitamin E, oder einige Phytopharmaka vor allem bei Menschen mit Vorerkrankungen? Am wichtigsten sei, dass der Patient vor allem keinen Schaden nimmt, was auch die Berufsordnung der Apotheker fordere. Und da sei, so Kojda, der Apotheker mit der Homöopathie eben weitgehend auf der sicheren Seite. Meist würden ohnehin die Patienten den Wunsch nach homöopathischen Mittel äußern.

»Die meisten mir bekannten Apotheker gehen wie ich aus naturwissenschaftlicher Sicht davon aus«, so Kojda, »dass eine pharmakologische Wirkung hoher Potenzen sehr unwahrscheinlich ist.« Den Zwiespalt, in dem der Apotheker steckt, wenn er dem Patienten ein homöopathisches Arzneimittel verkauft, bringt Kojda auf den Punkt: »Im Grunde ist es ein Placebo. Aber ich halte es trotzdem für vertretbar – wenn es nicht eine evidenzbasierte Pharmakotherapie ersetzt.« Insofern begrüße er die positive Haltung der Ärzteschaft zur Homöopathie, was sich etwa darin äußere, dass die Ärztekammern Zusatzbezeichnungen vergäben.

Wie berechtigt ist aber das Gefühl der Apotheker, mit den Homöopathika »auf der sicheren Seite« zu sein? Da Nebenwirkungen die unvermeidlichen Begleiter erwünschter Wirkungen sind, kann die Frage auch lauten: Ist von Homöopathika überhaupt irgendeine Wirkung zu erwarten? Bei Hochpotenzen ist der Fall klar: Da sie keine Wirkmoleküle mehr enthalten, können sie auch nicht wirken. Bei den niederen Potenzen jedoch ist eine Wirkung theoretisch nicht ausgeschlossen. Und praktisch? Wir möchten die Behauptung wagen, dass die in der Apotheke vertriebenen homöopathischen Mittel auch in niederen Potenzen größtenteils unwirksam sind. Gemeint ist damit, dass sie keine Spuren im Stoffwechsel hinterlassen, die zu objektiv wahrnehmbaren Veränderungen führen – ob positiver oder negativer Natur, sei an dieser Stelle einmal außer Acht gelassen.

Keine pharmakologisch bedeutsame Stoffwechselwirkung darf man beispielsweise von Verbindungen erwarten, die man ohnehin ständig mit der Nahrung zu sich nimmt, wie Natrium muriaticum (Kochsalz) und Allium cepa (Küchenzwiebel). Ebenfalls keine Auswirkungen haben Substanzen, die definitiv nicht mit dem Stoffwechsel interagieren, wie Aurum (Gold) und Graphites (reiner Kohlenstoff).

Medikament des Jahres – potenziert, aber nicht potent

Doch selbst pharmakologisch aktive Substanzen in niederen Potenzen setzen im Organismus größtenteils keine Reaktionen in Gang. Dies möchten wir an drei Beispielen erläutern:

1. Beispiel: Sinusitis Hevert SL. Das Mittel ist ein typisches

Mischpräparat, ein sogenanntes Komplexmittel, vertrieben von der Firma Hevert, die nach eigenen Angaben einer der »zehn bedeutendsten Homöopathie-Hersteller« weltweit ist. Sinusitis Hevert SL, so verspricht es die Produktbeschreibung, kann Nase und Nasennebenhöhlen bei Entzündungen des Nasen-Rachen-Raums »schonend befreien«. Das Mittel ist so beliebt, dass es in einer repräsentativen Umfrage des Bundesverbandes Deutscher Apotheker e. V. zum »Medikament des Jahres 2011« gekürt wurde, wie der Hersteller stolz berichtet.

Die Zusammensetzung im Detail: Sinusitis Hevert SL enthält neben den Trägerstoffen Lactose, Magnesiumstearat und Maisstärke 11 verschiedene Substanzen aus dem Pflanzen-, Tier- und Mineralienreich: von Luffa (Schwammkürbis) über Apis (zerriebene Biene) bis hin zu Kalium bichromicum (ein als sehr giftig und krebserregend eingestuftes Salz). Die Potenzen schwanken zwischen jeweils D2 (1 zu 100) und D8 (1 zu 100 Millionen). Wie zu erwarten, sind die besonders giftigen Bestandteile besonders stark verdünnt. Eine Tablette Sinusitis Hevert SL enthält 0,03 Gramm Kalium bichromicum in der Potenz D8, also gerade noch 0,000 000 000 3 Gramm (0,3 Nanogramm reinen Wirkstoff). Zum Vergleich: Selbst die stärksten bekannten Gifte entfalten erst in zigtausendfach höheren Konzentrationen ihre tödliche Wirkung: von Botulinumtoxin muss man 0,000 001 Gramm zu sich nehmen, von Kobratoxin 0,000 02 Gramm, vom Kugelfischgift 0,001 Gramm und von Arsen sogar 0,1 Gramm. Wie bereits der legendäre Arzt Paracelsus im 16. Jahrhundert erkannte, macht nur die Dosis das Gift. Deshalb wäre das an sich giftige Kalium bichromicum als D8-Potenz auch für Babynahrung völlig unbedenklich.

Die besonders wenig verdünnten Substanzen in Sinusitis Hevert SL dagegen sind entsprechend harmlos: So findet sich in einer Tablette die für ein homöopathisches Präparat beachtliche Endmenge von 0,000 3 Gramm Sonnenhut

(Echinacea). Auch hier lohnt ein Vergleich: Sonnenhut kann man auch als nicht homöopathische Arznei kaufen, etwa als Echinacin. Nach Angabe des Herstellers Rottapharm/Madaus enthält eine Tablette Echinacin gut zwei Gramm frischen Presssaft von Echinacea purpurea. Man müsste also wohl Tausende Tabletten von Sinusitis Hevert SL einnehmen, um die pharmakologische Wirkung einer Tablette Echinacin zu erzielen.

Bemerkenswert an solchen homöopathischen Komplexmitteln ist, dass sie ohnehin der Lehre Hahnemanns widersprechen. Gerade die seinerzeit verbreitete Unsitte der Herren Doktores, mit ellenlangen, hochkomplizierten Rezepturlisten bei den Patienten Eindruck zu schinden, veranlasste Hahnemann, vehement auf die Gabe immer nur eines Mittels zu pochen. Die Patienten und Apotheker von heute scheint es aber nicht weiter zu stören, dass die Komplexmittel nahtlos an die Tradition der »Schulmedizin« von vor 200 Jahren anknüpfen.

Wie gefährlich ist gefährlich?

2. Beispiel: Feminon N. Von den derzeit 6475 verfügbaren homöopathischen Präparaten (laut Datenbank des BfArM, homöopathisch, verkehrsfähig, human, Stand 09.07.2012) sind lediglich drei Mittel verschreibungspflichtig. Diesen Status bekommen Arzneien dann, wenn sie Substanzen in Konzentrationen enthalten, die gesundheitsgefährdend sein könnten, und die der Gesetzgeber deshalb unter ärztliche Kontrolle stellen möchte. Feminon N ist ein Komplexmittel, das von der Firma Cesra Arzneimittel GmbH & Co. KG hergestellt wird. Es enthält fünf Einzelsubstanzen: drei pflanzliche sowie Phosphorus (gelber Phosphor) und Calcium carbonicum (Kalk). Verschreibungspflichtig ist das Mittel wegen des Pflanzenbestandteils Pulsatilla pratensis, der Wiesen-Kuhschelle (auch Wiesen-Küchenschelle). Schon in der

Antike kannte man sie als Heilpflanze. Sie ist jedoch giftig und reizt die Haut- und Schleimhäute.

Laut Gebrauchsinformation enthalten zehn Milliliter Feminon N 0,35 Milliliter Pulsatilla pratensis D2. Nach dem im *Homöopathischen Arzneibuch* festgelegten Verfahren – im Folgenden nur grob wiedergegeben – wird die Pflanze zerschnitten und in Alkohol eingelegt. Dann wird diese Lösung abgepresst und gefiltert und zweimal nacheinander im Verhältnis von 1 zu 10 unter Schütteln verdünnt. Selbst wenn man annimmt, dass alle Substanzen der Pflanze in den Alkohol übergehen und ihre Wirkung dabei vollständig erhalten bleibt, findet sich in zehn Millilitern Feminon N am Ende der Wirkstoff von maximal 0,002 Gramm Kuhschelle.

Selbst wenn man also das ganze Fläschchen mit 50 Millilitern in einem Rutsch austrinkt, hat man zwar die spürbare Alkoholmenge von zwei gut eingeschenkten Gläschen Schnaps zu sich genommen, aber nur 0,01 Gramm Pflanzenextrakt. Zum Vergleich: Für die noch giftigere Herbstzeitlose wird als tödliche Dosis die Menge von rund 50 Gramm frische Pflanze für einen 70 Kilogramm schweren Menschen angesehen. Das heißt also: Auch wenn das Gift von Pulsatilla pratensis beim Herstellungsprozess vollständig erhalten bliebe und wenn es so potent wie das Gift der Herbstzeitlosen wäre, müsste man 5000 Fläschchen Feminon N trinken, um am Gift der Pflanze zu sterben. Dann hätte man allerdings auch gut 250 Liter Hochprozentiges intus. Man hätte demnach wohl eine Alkoholvergiftung, bevor man überhaupt eine Wirkung der Pflanze spürt, deretwegen das Präparat rezeptpflichtig ist. Folgerichtig wird in der Gebrauchsinformation von Feminon N nur vor den möglicherweise schädlichen Auswirkungen des Alkohols gewarnt. Fazit: Selbst die pharmakologisch bedenklichsten Homöopathika können bei näherer Betrachtung im menschlichen Organismus keine unerwünschten pharmakologischen Wirkungen erzielen – also auch keine erwünschten.

Streit um Pilze

3. Beispiel: Und doch wurde Anfang 2012 eine mögliche Gefährdung durch ein homöopathisches Mittel publik. Damals kam es zwischen dem Bundesinstitut für Arzneimittel und Medizinprodukte (BfArM) und der Pharmafirma Sanum-Kehlbeck zu einem Streit, der Mitte des Jahres (Stand 20.06.2012) noch in der Schwebe war. Das BfArM hatte im März ein sogenanntes Stufenplanverfahren eingeleitet mit dem Ziel, homöopathischen Präparaten, die bestimmte Schimmel- und Hefepilze in einer Verdünnung bis D8 (1 zu 100 Millionen) enthalten, die Registrierung zu entziehen. Anlass des Verfahrens war das Nierenversagen bei einer 70-jährigen Patientin, die monatelang dreimal täglich das Präparat Notakehl D4 und damit den in der Nahrung nicht vorkommenden Schimmelpilz Penicillium chrysogenum eingenommen hatte. Bei einer 39-jährigen Patientin kam es zu einer Nierenentzündung, allerdings lag dieser Fall bereits gut 20 Jahre zurück.

»Nach den hier vorliegenden Unterlagen und Erkenntnissen«, so das BfArM, »besteht der begründete Verdacht, dass diese Arzneimittel unerwünschte immunogene Wirkungen haben und dadurch entsprechende unvertretbare Reaktionen wie z. B. interstitielle Nephritiden auslösen können.« Mit anderen Worten: Die Einnahme von Notakehl D4 und ähnlichen Pilzpräparaten könnte zu Allergien und Nierenentzündungen führen. Nachdem das BfArM eine entsprechende Mitteilung ins Netz gestellt hatte, berichteten etliche Medien über die Schritte des Instituts.

Die Pharmafirma Sanum-Kehlbeck reagierte empört: In dem Verfahren seien »nicht nur spekulative, sondern auch unwahre Beschuldigungen vorgetragen« worden. Die Medienberichte hätten »zu erheblichen Irritationen in Verordner- und Patientenkreisen geführt«. Einige Apotheker würden sogar die Abgabe von Medikamenten der Firma ablehnen, »weil die Veröffentlichungen des BfArM falsch bewertet werden«. Die Firma sah keinen Anlass, die Mittel vom Markt zu nehmen. So bot sie auch drei Monate nach dem BfArM-Vorstoß Notakehl in diversen Potenzen und Zubereitungen an: als D3 Salbe und D3 Zäpfchen, als D4 Hartkapseln, als D5 Flüssige Verdünnung sowie als D5, D6 und D7 Flüssige Verdünnung zur Injektion und schließlich als D5 Tabletten. Und in der Produktbeschreibung von Notakehl D4 hieß es unter Nebenwirkungen weiterhin: »Keine bekannt.« Mitte 2012 war noch nicht geklärt – und da es sich um Einzelfallberichte handelt, wird es auch nicht zu klären sein –, ob zwischen Notakehl und den beobachteten Nierenschäden tatsächlich ein Zusammenhang besteht.

Wie dem auch sei: Der Vorfall wirft auch ein Schlaglicht darauf, wie verquer es in der Welt der Homöopathie mitunter zugeht. Nüchtern betrachtet hielt bei dem geschilderten Vorfall das BfArM einer Pharmafirma vor, ihr Mittel habe eine »immunogene Wirkung« – ob nun unerwünscht oder nicht, sei einmal außer Acht gelassen, denn bemerkenswert ist doch, dass ihm überhaupt eine immunogene Wirkung, das heißt eine Stimulierung der körpereigenen Abwehrkräfte, zugebilligt wurde. Das entspricht ziemlich genau dem, was Homöopathen von den verdünnten Schimmelpilzpräparaten erwarten: dass sie dem menschlichen Organismus helfen, Bakterien-, Viren- und Pilzinfektionen zu trotzen und sich wieder ins Gleichgewicht bringen. Während Forscher weltweit seit vielen Jahrzehnten verzweifelt versuchen, in klinischen Studien eine spezifische Wirkung homöopathischer Mittel zu belegen, bekam hier eine Firma den Wirkbeleg sozusagen amtlich und frei Haus. Und was machte sie? Statt sich die Wirkung ihres Mittels mit Brief und Siegel bestätigen zu lassen, wehrte sie sich mit Zähnen und Klauen.

Reine und Pseudo-Placebos

Und selbst wenn ein homöopathisches Präparat tatsächlich eine pharmakologische Wirkung entfalten sollte, ist und bleibt es ein Placebo, also ein Scheinmedikament. Das ergibt sich zwangsläufig aus dem Selbstverständnis der Homöopathie sowie aus der Definition von Placebo. Ein Arzneimittel ist nur dann kein Placebo, wenn es in der Lage ist, eine pharmakologisch spezifische und obendrein erwünschte Heilwirkung zu erzielen. Zwar gibt es bislang keine einheitlichen Placebo-Definitionen, doch den Aspekt, dass die Wirkung der Substanz einen positiven Einfluss auf die entsprechende Krankheit haben muss, damit ein Arzneimittel kein Placebo ist, enthalten wohl die meisten. Ein Antibiotikum ist demnach ein wirksames Medikament, wenn es gegen Bakterien eingesetzt wird, aber ein Placebo, wenn es Viren bekämpfen soll, was es nicht kann.

So unterscheidet der 200 Seiten starke Bericht der Bundesärztekammer *Placebo in der Medizin* (Deutscher Ärzte-Verlag, 2010) zwischen reinen Placebos und Pseudo-Placebos. Reine Placebos sind demnach Scheinmedikamente, »die nur eine pharmakologisch unwirksame Substanz und gegebenenfalls auch Hilfsstoffe wie Geschmackskorrigentien oder Farbstoffe enthalten«. Pseudo-Placebos dagegen sind »pharmakodynamisch aktive Substanzen, die allerdings bei der Erkrankung keine spezifische Wirksamkeit entfalten, entweder weil die Dosis zu niedrig ist oder die behandelte Erkrankung nach herrschender Lehrmeinung nicht darauf anspricht«.

Homöopathika, die gar keine pharmakologische Wirkung erwarten lassen, wie Hochpotenzen, Nahrungsmittel oder biochemisch inaktive Substanzen, sind demnach reine Placebos. Die vermutlich raren Homöopathika, die überhaupt eine pharmakologische Wirkung besitzen, sind grundsätzlich Pseudo-Placebos, da sie dem Simile-Prinzip folgen, das mit etlichen medizinischen Errungenschaften der vergangenen 200 Jahren aufs Neue widerlegt wurde und deshalb nicht der »herrschenden Lehrmeinung« im Sinne der Bundesärztekammer entspricht.

Fern der Pharmakologie

All diese Überlegungen zur Pharmakologie homöopathischer Mittel und zu ihrem Status als Scheinmedikament sollten jedem Apotheker so geläufig sein wie einem Polizisten die Verkehrsregeln. Im Alltag treten für den Pharmazeuten jedoch andere Dinge in den Vordergrund: Zum einen das Wissen um die Neben- und Wechselwirkungen pharmakologisch wirksamer Medikamente. So werden immer wieder Arzneien, die er jahrelang nach bestem Wissen und Gewissen an seine Kunden ausgegeben hat, vom Markt genommen, weil sich zeigte, dass Nutzen und Schaden in einem weit ungünstigeren Verhältnis stehen, als bis dahin angenommen. Zum anderen wird er täglich mit Kunden konfrontiert, die sich offensichtlich nur mit einer Bagatellerkrankung herumärgern und selber so vernünftig sind, dafür nicht gleich nach den Großkalibern aus dem Waffenschrank der chemischen Pharmaindustrie zu verlangen, sondern die nach etwas »Sanftem« oder »Natürlichem« fragen.

Apothekerin Sina Petritch, die sich, weil sie »wissen wollte, was es damit auf sich hat«, zur Fachapothekerin für Homöopathie und Naturheilkunde weiterbilden ließ, will auch solche Kunden »nicht unbetreut aus der Apotheke gehen lassen«: »Wir schicken keine Patienten weg und sagen, da kann man nichts machen.« Manchmal ist dann eben ein Kügelchen das Mittel der Wahl. Die Kunden sind zufrieden, zumindest hat sich »bislang keiner beschwert«, und sie braucht sich um unerwünschte Wirkungen keine Gedanken zu machen. »Ohne Homöopathie«, sagt sie deshalb, »würde in der breiten Palette etwas fehlen.«

Ihr Spielraum als Apothekerin beschränkt sich ohnehin

auf die »kleinen Wehwehchen«, sagt sie. So hat sie ein waches Auge darauf, dass ihre Kunden keinen notwendigen Arztbesuch unterlassen und sich nicht auf eigene Faust mit Kügelchen kurieren. Auch wenn Petritch »auf die Erfahrungsmedizin« vertraut und gelegentlich selbst Homöopathika schluckt, würde sie beispielsweise einem Krebspatienten, der die Behandlung in die eigenen Hände genommen hat, keine homöopathischen Mittel geben. Selbst Kunden, die nach C30-Präparaten fragen, haben es bei ihr schwer, denn nach homöopathischer Lehre sind diese Hochpotenzen besonders wirksam, was darauf schließen lässt, dass der Kunde ernsthaft krank ist und nun ein »Hammermittel« wünscht. C30-Mittel habe sie deshalb gar nicht vorrätig, sondern nur D6 und D12.

Schulung und Marketing

Petritch ist mit ihrer Haltung, für alle Lehrmeinungen offen zu sein, in guter Gesellschaft: Etwa 3000 Apotheker in Deutschland haben bereits Verträge mit Krankenkassen und Ärzten über homöopathische Behandlungen geschlossen. Um an dem Dreiecksgeschäft teilnehmen zu können, haben sie sich in Homöopathie weitergebildet und können so ihre Kunden fachgerecht beraten. Dabei bedeutet in diesem Fall »fachgerecht« nicht wissenschaftlich gesichert, sondern im Einklang mit der homöopathischen Gedankenwelt von heute. So kann der qualifizierte Apotheker dem Kunden erklären, dass das wirkstofffreie Präparat Allium cepa C30 ganz anders wirke als das ebenfalls wirkstofffreie Präparat Kalium bichromicum C30, dass exklusiv für Homöopathika das Dosis-Wirkungs-Gesetz nicht gelte, weil nur sie umso stärker wirken, je höher sie verdünnt sind, dass man Hahnemann beim unplausiblen Simile-Prinzip folgen müsse, ihm aber bei der plausiblen Forderung nach Einzelmitteln statt Komplexmitteln getrost widersprechen dürfe, und so weiter.

Weiterbildungen, die den Apotheker in die Mysterien der Homöopathie einweihen, bieten sogar Instanzen der Apotheker an, von denen man erwarten würde, dass sie auch über die wissenschaftliche Qualität ihres Berufsstandes wachen. Die Apothekerkammer Westfalen-Lippe offeriert zum Beispiel ein Seminar, in dem man die offizielle Bereichsbezeichnung ›Naturheilverfahren und Homöopathie‹ erwerben kann, wenn man 100 Seminarstunden absolviert, eine Projektarbeit angefertigt und ein Examen vor dem Prüfungsausschuss der Kammer bestanden hat. 36 der 100 Unterrichtsstunden sind ausschließlich der Homöopathie gewidmet. Neben einer Einführung in die Grundlagen geht es vor allem um praktische Aspekte: um die »Auswahl der Homöopathika unter Berücksichtigung der Möglichkeiten und Grenzen« bei diversen Krankheiten, um Homöopathie in der Kinderheilkunde sowie in Schwangerschaft und Stillzeit. Kostenpunkt für das All-inclusive-Paket: 1650 Euro.

Wer es nicht ganz so aufwendig, dafür aber umsatzorientierter haben möchte, kann auf ein Angebot der »Marketing-Gesellschaft Deutscher Apotheker« (MGDA) zurückgreifen, ein Unternehmen des Deutschen Apothekerverbandes (DAV). Die MGDA versteht sich »als Makler zwischen Industrie und Apotheke« und darüber hinaus »als Dienstleister für beide Zielgruppen«. Sie ist also so etwas wie das Schmieröl zwischen der Pharmaindustrie und dem Pharmazeuten vor Ort. Damit es auch im Segment der Alternativmedizin flutscht, hat die MGDA das »Competence Center Natur-Arznei« entwickelt. Als anrüchig wird der Schulterschluss zwischen Hersteller und Verkäufer offenbar nicht gesehen, denn eine Teilnahme am Competence Center wird von der Bundesapothekerkammer mit Fortbildungspunkten belohnt.

Bereits 200 Apotheken in Deutschland, so verrät ein Werbeflyer der MGDA, würden an dem Programm teilnehmen, das sie darin unterstützt, »das Wissen des ganzen Teams auf dem Gebiet der Naturarznei zu erweitern und zu vertiefen«. Und nicht nur das: »Ein umfangreiches Marketingpaket verschafft die entsprechende Außenwirkung.« Konkret bietet das Competence Center »akkreditierte Onlineschulung mit 18 Modulen für alle Apotheken-Mitarbeiter, Aufbauschulung Wechseljahre, großes Werbemittelpaket inkl. 3 Polo-Shirts, Mega-Poster (1,60 m), großer Tür-/Autoaufkleber mit ›Competence Center Natur-Arznei-Logo‹, Handzettelblocks (3 Motive pro Jahr), *Neue Apotheken Illustrierte* mit Sonderteil ›Naturarznei‹ (6 × jährlich je 100 Ausgaben) und mehr«.

Doch selbst wenn ein Apotheker sich nicht besonders »qualifiziert« hat und seine Mitarbeiter auch nicht in Polo-Shirts mit dem »Competence Center Natur-Arznei«-Logo stecken möchte, kommt er um die Kügelchen nicht herum. Laut Ursula Sellerberg, stellvertretende Pressesprecherin der Bundesvereinigung Deutscher Apothekerverbände (ABDA), muss ein Apotheker wegen des sogenannten Kontrahierungszwangs jedes Rezept einlösen, das ein Arzt ausgestellt hat, es sei denn, er gefährdet damit den Patienten. Auch ein konsequent rationalistischer Apotheker kann also gar nicht anders, als Kügelchen zu bestellen und sie an seine Kunden abzugeben, wenn ein Doktor sie auf den Rezeptblock geschrieben hat.

Der Apotheker findet aber laut Sellerberg ohnehin wenig Indizien dafür, an der Sinnhaftigkeit von Homöopathika zuzweifeln, im Gegenteil: Zum *Arzneibuch*, das für ihn eine verbindliche Grundlage darstellt und in jeder Apotheke stehen muss, gehört offiziell auch das *Homöopathische Arzneibuch* (HAB), ferner tragen Homöopathika sozusagen ein amtliches Siegel, da sie rechtmäßig registrierte oder zugelassene Arzneimittel sind, dazu kommen die Fortbildungsveranstaltungen der Apothekerkammern, und schließlich sprechen auch die Sonderverträge mit den Kassen und Ärzten dafür, dass offenbar etwas dran ist an den Kügelchen. Dass in ihnen trotzdem nichts drin ist, was pharmakologisch wirken könnte, tritt bei so vielen Indizien weit in den Hintergrund.

An diesem gut etablierten pluralistischen Ansatz, der es dem Apotheker erlaubt, Aspirin sowie Allium cepa (Küchenzwiebel) mit derselben Inbrunst als wirksame Arzneien zu verkaufen, will auch die ABDA nicht rütteln. Obwohl sie die »Spitzenorganisation aller Apothekerinnen und Apotheker« ist und sowohl die Apothekerkammern als auch die Apothekenverbände in sich vereint, vertritt sie keine dezidierte Meinung zur Homöopathie und gibt so dem Apotheker vor Ort auch keine Orientierungshilfe. »Die ABDA darf schon aus kartellrechtlichen Gründen«, sagt Sellerberg, »keine Empfehlungen für oder gegen die Verwendung von Homöopathie aussprechen«. Am Ende, so Sellerberg, »muss jeder Apotheker für sich selbst entscheiden«.

In der Apothekerpresse

Hilft dem Pharmazeuten vor Ort bei dieser Entscheidung wenigstens die Standespresse? Die richtige Adresse, um das nachzuprüfen, ist die *Pharmazeutische Zeitung*. Als das offizielle Organ der ABDA bekommt sie jeder Apotheker in Deutschland ins Haus. Sie informiert über das relevante politische Geschehen, berichtet von Veranstaltungen und hält die Mitglieder auch fachlich auf dem Laufenden. Mit ihr im Briefkasten hätten Apotheker also eine naheliegende Möglichkeit, sich immer wieder auf ihre pharmakologischen Wurzeln zu besinnen und ihr Tun, beispielsweise im Bereich der Glaubensmedizin, selbstkritisch zu hinterfragen.

Voraussetzung dafür ist natürlich, dass die *Pharmazeutische Zeitung* ihnen die Chance dazu gibt und nicht ins selbe Horn wie BfArM, Apothekerkammer und ABDA stoßend die Homöopathie als angemessene Option ansieht. Eine Auswertung der Artikel ergibt ein gemischtes Bild: Von den ersten 100 Treffern zum Stichwort »Homöopathie«, die auf Artikel und Meldungen der vergangenen sechseinhalb Jahre verweisen, erwähnen viele die Homöopathie neutral, manche positiv und manche kritisch – nach guter pluralistischer Sitte eben. Zu den neutralen zählt etwa ein Beitrag über die Ausstellung »Homöopathie: 200 Jahre Organon« (22/2010).

Mal wohlwollend ...

Als positiv lässt sich dagegen ein Artikel über eine Berliner Apothekerin und Heilpraktikerin werten, die sich mit Leib und Seele der Homöopathie und den Naturheilverfahren verschrieben hat (34/2010). Zwar bezieht die Autorin nicht eindeutig Stellung und erwähnt gleich zu Beginn pflichtschuldig, dass die Wirksamkeit solcher Verfahren »naturwissenschaftlich nicht belegt« sei. Dann aber darf die Apothekerin ihre Ansichten unbehelligt ausbreiten: etwa die, dass ihre Stammkundschaft die jüngste Wirksamkeitsdebatte, ausgelöst durch den Vorstoß Karl Lauterbachs, den Kassen das freiwillige Bezahlen von Homöopathika zu verbieten, »peinlich« gefunden und »die fehlende Sachkenntnis der Beteiligten beklagt« habe.

Auch wenn es konkret um Wissenschaft geht, ist die Haltung der *Pharmazeutischen Zeitung* mitunter verblüffend wohlwollend: Eine Meldung (44/2005) berichtet beispielsweise über eine noch nicht veröffentlichte Studie der Universität Bern, die belegt haben will, dass homöopathische Mittel in Q-Potenzen, also den ultrahohen Q-Verdünnungen (in 50000er Schritten), bei Kindern mit Zappelphilipp-Syndrom wirksam seien. Das war's. Kein Wort zu den methodischen Mängeln der Studie, geschweige denn zu der physikalischen Unmöglichkeit des Ergebnisses.

Eine gewisse Nähe auch zur »alternativen« Pharmaindustrie zeigt sich in einem Interview (17/2012) mit Franz Stempfle, dem Geschäftsführer der Deutschen Homöopathie-Union (DHU), einem der größten Hersteller homöopathischer Arzneimittel mit einem Jahresumsatz von 100 Millionen Euro. So betont die Interviewerin zum Beispiel erst einmal, dass die Produktionsanlagen »hochmodern« seien, die Verschüttelung der flüssigen Arzneiformen aber per Hand von DHU-Mitarbeitern vorgenommen werde. Nun möchte sie wissen: »Warum setzt das Unternehmen hier auf traditionelle Handarbeit?« Immerhin entlockt die Frage, wenn auch vermutlich unbeabsichtigt, Stempfle eine vielsagende Antwort: »Der Grund dafür ist ganz einfach: Der deutsche Markt, das heißt die Therapeuten, erwarten dies von uns.« Hier hätte jeder Journalismus-Praktikant nachhaken müssen, etwa in der Art: »Sie machen es also nicht, weil es der Qualität dient?« Aber nichts dergleichen.

Selbst eine vermeintlich kritische Frage nach Zweifeln an der Methode gerät eher zur Steilvorlage für den DHU-Chef: »Wie tritt das Unternehmen diesen Skeptikern entgegen?« Antwort: »Homöopathie ist Erfahrungsmedizin. Doch auch wenn man Homöopathika wissenschaftlich auf den Prüfstand stellt, schneiden sie viel besser ab, als man gemeinhin erwartet. Voraussetzung ist allerdings, dass man sich mit den vielen und teilweise sehr guten Studien beschäftigt und keine Vorurteile hat.« Auch dieses simple Scheuklappenargument bleibt unwidersprochen. Stattdessen darf Stempfle noch auf diverse Serviceangebote seiner Firma hinweisen: auf Schulungen für das Apothekenpersonal, gemeinsame Kundenveranstaltungen, saisonal wechselnde Materialien für das Schaufenster und die DHU-Zeitschrift *Gesund durch Homöopathie*.

Befremdlich ist auch, wie manche Autoren im selben Artikel mit zweierlei Maß messen, ohne dass sich in der Redaktion offenbar jemand daran stört. In dem Artikel »Kleine Patienten, große Leiden« (45/2008) berichtet die Autorin davon, dass viele Kinderärzte gegen Ohrenschmerzen homöopathische Mittel einsetzen und manche Eltern besonders auf

Kombinationspräparate schwören. Auch bei schmerzhaften Veränderungen der Mundschleimhaut lohne sich ein Versuch mit homöopathischen Mitteln. Bei pharmakologisch wirksamen Schmerzmitteln wie Metamizol warnt sie dagegen davor, dass für die Anwendung bei Kindern »keine validen Studien« vorliegen.

… und mal kritisch

Die *Pharmazeutische Zeitung* kann aber auch anders. So fand Peter Nuhn, Professor für Pharmazeutische Chemie an der Universität Halle-Wittenberg, in einem ausführlichen Beitrag (49/2005) keine Belege für ein Gedächtnis des Wassers. Ferner berichtete die Zeitung in einer Meldung (06/2010) von Protestaktionen englischer Homöopathie-Skeptiker, die große Mengen hochverdünnter Globuli in einer öffentlichen Aktion hinunterkippten. Vor allem die Redakteurin Daniela Biermann setzt sich immer wieder kritisch mit der Homöopathie auseinander. In einem Beitrag (28/2010) über den Vorstoß Lauterbachs heißt es zu Beginn: »Wissenschaftlich gesehen ist die Lage mittlerweile eindeutig: Die Homöopathie ist nicht wirksamer als ein Placebo.«

Auffällig ist allerdings, dass fast immer, wenn ein Beitrag auf die Wirksamkeit homöopathischer Mittel eingeht, nicht pharmakologisch-chemisch, sondern mit klinischen Studien argumentiert wird. Dabei sagt Chefredakteur Daniel Rücker: »Dass die Homöopathie zumindest bei hohen Potenzen keine spezifische pharmakologische Wirkung hat, ist klar.« Doch im Blatt setzt er diplomatisch auf Meinungspluralismus: »Wir decken das ganze Spektrum ab. Wir haben Autoren, die der Homöopathie aufgeschlossen gegenüberstehen, und andere, die ihre angenommene Wirkweise medizinisch-naturwissenschaftlich nicht für nachvollziehbar halten.« Damit weiß er sich im Einklang mit seiner Klientel: »Das spiegelt sich auch in der Apothekerschaft wider.«

Als Außenseiterin muss sich Daniela Biermann in der Redaktion jedenfalls nicht fühlen, so Rücker: »Die Meinung von Biermann wird mehrheitlich geteilt.« Und Daniela Biermann selbst fügt hinzu: Schließlich seien die meisten Kollegen »evidenzgeschult«. Schon im Pharmaziestudium, das noch naturwissenschaftlicher sei als das der Mediziner und in dem Pharmakologie das Kernfach bilde, bekäme man »einen kritischen Blick mit«. Allerdings hätte es an ihrer Universität »keine Reflexion« über Homöopathie gegeben. Dass sie in ihren Artikeln dennoch nicht mit den physikalisch-chemischen Naturgesetzen, sondern mit klinischen Studien argumentiert, begründet sie so: »Die pharmakologischen Argumente kennt jeder.« Doch die Leserschaft würde man damit nicht erreichen. »Das kommt gar nicht mehr an.«

Kügelchen für bare Münze

Wenn also Apotheker ihre pharmakologische Ausbildung verleugnen oder zumindest vergessen müssen, um den Kunden die Heilwirkungen zerstoßener Bienen und zerriebener Steine in hohen und höchsten Verdünnungen glaubhaft machen zu können, stellt sich die Frage: Lohnt sich das wenigstens? Vordergründig ja: Laut Bundesverband der Arzneimittel-Hersteller (BAH) wurden im Jahr 2011 weltweit zwei Milliarden Euro mit homöopathischen Mitteln umgesetzt. Jeder fünfte Euro landete dabei allein in den Kassen deutscher Apotheker. Von diesen knapp 400 Millionen Euro entfielen rund 100 Millionen Euro auf Verschreibungen, die restlichen 300 Millionen Euro auf Selbstkäufe, das heißt, ohne dass die Patienten vorher einen Arzt konsultiert hätten.

Nehmen die Apotheker die Homöopathie für bare Münze, müssen sie sich diese 300 Millionen jedoch hart erarbeiten. Schließlich werden die Mittel der Lehre gemäß nicht nach

Krankheiten ausgewählt, sondern nach dem Gesamtbefinden des Patienten, das der gewissenhafte Fachmann, ob nun Arzt, Heilpraktiker oder Apotheker, erst in peniblen Befragungen ermitteln muss. Er wird sich damit am Ende, sagt Ursula Sellerberg von der ABDA, »keine goldene Nase verdienen«.

Dennoch sehen Apotheker in einem Ausbau der freiverkäuflichen Präparate, dem sogenannten OTC-Bereich (*over the counter*, über den Ladentisch), eine Möglichkeit, dem wachsenden ökonomischen Druck zu begegnen. So in etwa lautete das Fazit einer Umfrage der Apothekerkammer Berlin, veröffentlicht in der *Pharmazeutischen Zeitung* (17/2012). 51 Prozent der Apotheker rechneten demnach für 2012 mit einem Umsatzrückgang, dagegen nur 12 Prozent mit einer Steigerung. Noch düsterer sehen sie die Zukunft für ihre Erträge: Weil zum Beispiel der Großhandel die Rabatte kürzt, rechnen fast alle Befragten mit weniger Gewinn. Eine Chance, dennoch bestehen zu können, sehen die Apotheker vor allem in »Kompetenz und freundlicher Beratung«. Doch auch in der Spezialisierung sehen sie eine Möglichkeit, wie das Blatt schreibt: »Zum passenden Sortiment bedarf es der passenden Qualifikation, zum Beispiel für Homöopathie, Kosmetik und Naturprodukte.« Um wirtschaftliche Einbußen im Bereich der verschreibungspflichtigen Mittel auszugleichen, bekämen »das Nebensortiment und der OTC-Bereich für viele Apotheker eine immer größere Bedeutung«.

Rätsel im Reich der Pharmazie

Über all den wunderlichen Dingen im Reich der Pharmazie schwebt das große Rätsel, wieso Homöopathika überhaupt apothekenpflichtig sind. Wieso wird bloßer Zucker, bestenfalls mit Spuren der merkwürdigsten Ingredienzien versehen, unter die Obhut die Pharmazeuten gestellt, wenn doch Supermärkte vor Wirkstoffen strotzendes Obst und Gemüse feilbieten, wenn jeder Kiosk mit den legalen Drogen Schnaps und Tabak handelt, wenn Drogerien Vitamine und Sportgeschäfte Mittel für die Muskelmast verkaufen? Dass die Gesetze es nun mal so wollen, wie im folgenden Kapitel »Der Kniefall der Politik« erläutert wird, kann nicht wirklich befriedigen, denn auch Gesetze sollten nachvollziehbar sein.

Fragt man Apotheker, verteidigen sie ihre Hoheit über die Globuli verständlicherweise. Sina Petritch etwa sieht sich als »Anlaufstelle für Kranke«. Sie wache darüber, dass der Kunde sich notfalls in ärztliche Behandlung begibt. Könnte er sich die Kügelchen in der Drogerie holen, fiele diese Kontrolle weg. Ähnlich sieht das Ursula Sellerberg von der ABDA. Nur: Wieso sind dann Vitamine und Pflaster, Heilsteine und Ohrkerzen, Kreuze und Heiligenbildchen und vor allem Telefonverbindungen zur niederschwelligen Kontaktaufnahme mit Fernheilern und Astrologen nicht auch mit der Apothekenpflicht belegt? Solche Produkte und Dienstleistungen verhindern ja schlimmstenfalls ebenso, dass ernsthaft Kranke einen Arzt konsultieren.

Was also könnte wirklich hinter der Apothekenpflicht für Homöopathika stecken? Wir vermuten eine Gemengelage verschiedener Interessen: Der Apotheker verdient zwar nicht viel an seinem Kügelchen-Service, zumindest nicht, wenn er die Sache ernst nimmt und die Kunden ausführlich berät, aber er kann im persönlichen Gespräch die Kundenbindung stärken. Die homöopathische Pharmaindustrie profitiert dagegen ganz direkt von der Apothekenpflicht, die ihren Produkten quasi ein Gütesiegel verleiht. Die Wirksamkeit der Hoch- und Niederpotenzen wird damit amtlich, denn wozu, mag sich der Kunde fragen, sollte etwas unter die Kontrolle von Fachleuten gestellt werden, wenn es gar nichts bewirkt?

Im Grunde, so lässt sich folgern, wird die Homöopathie durch einen Kreislauf aus Nachfrage und Angebot am Leben erhalten: Patienten fragen nach Mitteln, die vor allem nicht schaden. Ärzte und ganz besonders Apotheker wollen ihnen den Gefallen gern tun, da sie ebenfalls die Risiken unerwünschter Nebenwirkungen scheuen und außerdem auch als Unternehmer denken müssen. Also empfehlen sie Homöopathika. Doch wenn sie das tun, geben sie den Mitteln automatisch ihren fachlichen Segen. Die Patienten fühlen sich bestätigt, was wieder neue Nachfrage produziert. Für die Pharmaindustrie ist es so ein Leichtes, diesen Kreislauf, der von Kammern, Verbänden und Medien kaum gestört oder sogar unterstützt wird, mit Werbung und gezielter »Hilfestellung« für das Fachpersonal immer wieder anzukurbeln (siehe Kapitel 5).

Apotheker vergessen dabei jedoch leicht, was ihre eigentliche Aufgabe wäre: Sachverhalte mit ihrer Expertise zu bewerten. Wie also könnte ein Apotheker diesen Spagat zwischen Fachwissen und Kundenwunsch meistern? Wer sich auf seine Ausbildung besinnen und Kunden trotzdem nicht unverrichteter Dinge wieder wegschicken möchte, könnte es beispielsweise halten wie Daniela Biermann, die Redakteurin der *Pharmazeutischen Zeitung*. Als sie in einer Apotheke arbeitete, sagte sie Kunden, die nach Homöopathie fragten, sie kenne sich mit dieser Therapierichtung nicht so gut aus. Wenn ein Patient aber einen konkreten Präparatewunsch habe, könne sie ihm dies bestellen.

Die Mühe, die unterschiedlichsten Substanzen in definierten Potenzen zu bestellen, könnte ein Apotheker sich jedoch sparen, da er bei Licht betrachtet auch mit einer einzigen Sorte Globuli auskäme. Denn erstens ist es pharmakologisch einerlei, mit welcher Ausgangssubstanz das Potenzieren begonnen wurde: Beim Patienten kommt am Ende ohnehin keine echte Wirkung an. Und zweitens ist es bei einem Placebo unerheblich, gegen welches Leiden man das Mittel einsetzt. Wünschte also ein Kunde gegen ein erkennbar harmloses Wehwehchen etwas »Sanftes«, könnte der Apotheker ihm die Globuli geben und sagen: »Nehmen Sie das. Es hilft gegen alles.« Wenn er allerdings ganz ehrlich wäre, müsste er ihm sagen: »Sie brauchen nichts. Das wird auch von allein wieder.«

Während so eine Aussage hierzulande beinahe ketzerisch anmutet, ist sie in anderen Ländern gute Praxis. So berichtete eine angehende Apothekerin von ihrem homöopathiefreien Alltag in der 1300-Seelen-Gemeinde Siglufjördur im Norden Islands in der *Pharmazeutischen Zeitung* (52/2010): »Homöopathie und andere alternative Heilmethoden sind noch nicht sehr lange im Land bekannt und haben bisher keinen Einzug in das Sortiment gehalten. Nachdem ich nun ein halbes Jahr mit diesem kleinen Sortiment zurechtgekommen bin und die Kunden offensichtlich auch, frage ich mich ernsthaft, ob die große Fülle in Deutschland wirklich notwendig ist.«

7 Der Kniefall der Politik: Die besonderen Therapierichtungen und die Folgen

Christoph Trapp, Pressesprecher des Deutschen Zentralvereins homöopathischer Ärzte (DZVhÄ), hatte sichtlich Freude an dem Interview, das er auf der Jahrestagung des DZVhÄ 2011 führte. Was auch immer er seine Interviewpartnerin Barbara Steffens, Ministerin für Gesundheit, Emanzipation, Pflege und Alter in Nordrhein-Westfalen, fragte, die Antworten hätte auch Trapp nicht gefälliger formulieren können. Ministerin Steffens – lässig mit hochgeschobener Brille über den etwas strubbeligen Haaren, mit Blümchenbluse und offener Feinstrickjacke – erweckte während des Interviews den Eindruck, als besonders engagiertes Mitglied der Homöopathen-Gemeinde wahrgenommen werden zu wollen. Politiker wie Steffens sind für die Homöopathie von unschätzbarem Wert, schließlich sorgen sie nicht nur für den gesetzlichen Rahmen, in dem sich die Medizin bewegen darf, sondern sind auch so etwas wie ein Meinungsmultiplikator: Sie nehmen die Stimmung der Menschen im Lande auf – und wirken verstärkend auf sie zurück.

Politiker, die weniger daran interessiert sind, was tatsächlich möglich ist, sondern mehr daran, was Bürger für möglich halten, finden sich anscheinend immer. Jedes Mal, wenn es in den vergangenen 200 Jahren für die Homöopathie eng zu werden drohte, setzten sich Politiker – damals eher Adelige, heute eher Volksvertreter – für Hahnemann und seine Lehre ein. Obwohl sich die Politik eine Einmischung der Kirche in ihre eigenen Geschäfte streng verbittet, hat sie dafür gesorgt, dass der Glaube in der Medizin seinen festen Platz hat: So konnten Vertreter der »Glaubensmedizin«, zu der der ehemalige Präsident der »Deutschen Gesellschaft für Innere Medizin«, Johannes Köbberling, die Homöopathie zählt, dank der Fürsprache hochrangiger Politiker ihre Lobbyinteressen durchsetzen und die Homöopathie neben Anthroposophie und Kräuterheilkunde im Gesundheitswesen verankern.

Wenn Politiker für einen Pluralismus in Medizin und Wissenschaft eintreten und damit irrationalen Lehren den Weg ebnen, könnte das jedoch auf sie zurückfallen: Schon jetzt scheint derjenige, der die Stimme der Vernunft erhebt und mit Zahlen und Fakten argumentiert, leicht auf verlorenem Posten zu stehen. Es hat manchmal den Anschein, als wären rationale Argumente etwas Anstößiges. Wie viel schwerer hätte es ein besonnener Mahner im Krisenfall, wenn Populisten mit unbelegbaren, aber dafür simplen Parolen auf Stimmenfang gingen? Dann könnte sich der Pluralismus für Politik und Gesellschaft als Falle erweisen.

Glücksfall Steffens

Obwohl seit jeher kein Mangel an Politikern bestand, die der Alternativmedizin freundlich gesinnt waren, scheint die Grünen-Politikerin Barbara Steffens ein besonderer Glücksfall zu sein. Wenn sich Homöopathie-Funktionäre eine Politikerin schnitzen dürften, würden sie der noch unbeseelten Holzfigur wohl jenes Dutzend Eigenschaften einhauchen, welche die studierte Chemikerin Steffens unserer Meinung nach bereits besitzt. Das legen ihre Äußerungen nahe, die aus dem Interview mit dem DZVhÄ-Pressesprecher Trapp (1) sowie aus dem Grußwort zum Kongress (2) und einer Pressemitteilung des Ministeriums vom 2. Juni 2011 (3) stammen:

- *Sie glaubt an die Heilkraft der Homöopathie.* Auf die Frage, warum sie den Kongress eröffne, sagt sie: »Weil ich von der Homöopathie selber persönlich überzeugt bin ...« (1)
- *Sie hört auf die Bevölkerung.* Homöopathie müsse im Gesundheitssystem einen festen Platz haben, »weil die Patientinnen und Patienten das wollen«. (1)
- *Sie verbreitet Stereotype.* »Ursachen ganzheitlich anzugehen statt Symptome zu bekämpfen ist ein immer wichtiger werdender Ansatz.« (2) Sie meint offenbar, dies sei der homöopathische Ansatz, dabei fragt gerade die Homöopathie ausschließlich nach Symptomen und nicht nach Ursachen.
- *Sie sieht die Homöopathie oft als erste Wahl in der medizinischen Versorgung an.* Man müsse die Kostenträger überzeugen, dass der richtige Weg »in vielen, vielen Fällen« sei, »erst mal homöopathische Maßnahmen zu ergreifen«. (1)
- *Sie sieht die Homöopathie auch als alternative Wahl an.* »Für immer mehr Menschen ist die Homöopathie eine Ergänzung oder Alternative zu herkömmlichen Behandlungsformen.« (2)
- *Sie sieht die Homöopathie auch als ultimative Wahl an.* »Vor allem dort, wo die Schulmedizin an ihre Grenzen stößt, beweist die Komplementärmedizin ihre Stärke.« (3)
- *Sie setzt sich für einen weitgehenden Pluralismus ein.* »Komplementärmedizinische Angebote müssen einen gleichberechtigten Stellenwert in der gesundheitlichen Versorgung erhalten.« (2)
- *Sie will mit den Homöopathen zusammenarbeiten.* »Da müssen wir gemeinsam Wege finden«, wie man »die Homöopathie noch deutlicher im System implementieren kann.« (1)
- *Sie denkt über ihren direkten Einflussbereich hinaus.* »Das auf Bundesebene in die Bundespolitik zu bekommen, wird ein weiter Weg sein ...«. (1)

- *Sie engagiert sich auch außerhalb der homöopathischen Gemeinschaft.* »Ich mache jetzt schon eine ganze Reihe, seit ich im Amt bin«, antwortet sie auf die Frage, was sie für die Homöopathie unternimmt. So vertrete sie ihre Ansichten auch auf anderen Medizinerkongressen »als auf dem der Homöopathen ... «. (1)
- *Sie hat dabei keine Scheu, anzuecken.* Wenn sie auf Tagungen für alternative Maßnahmen eintrete, »dann wird es immer ruhig, und man hört das Raunen, was durch die Reihen geht ... «. (1)
- *Sie strebt eine Verankerung in der akademischen Welt unter homöopathischer Federführung an.* »Wir brauchen natürlich auch Studiengänge.« Das »muss aus der Profession heraus entwickelt werden«. (1)
- *Sie ist schon lange überzeugt.* Bereits bevor sie als oberste Gesundheitspolitikerin des bevölkerungsreichsten Bundeslandes zu Amt und Würden kam, pochte sie in zwei kleinen Anfragen (Nummer 2465 und 3417) an die Landesregierung in den Jahren 2008 und 2009 auf eine Kostenübernahme homöopathischer Behandlungen für Beamte.

Zuspruch von Politikern aller Couleur

Es scheint ein lieb gewonnener Brauch zu sein, jedes Jahr einen hochrangigen Mandatsträger aus dem Bundesland, in dem die Jahrestagung des DZVhÄ stattfindet, ein Grußwort sprechen zu lassen, das dann in dem jeweiligen Programmheft abgedruckt wird. Auf dem Kongress in Freiburg im Jahr 2012 war es die gelernte Altenpflegerin und SPD-Frau Katrin Altpeter, Ministerin für Arbeit und Sozialordnung, Familie, Frauen und Senioren in Baden-Württemberg, die eine Lanze für den Pluralismus brach: So müssten im Gesundheitswesen Therapierichtungen nebeneinander bestehen können, die »von unterschiedlichen theoretischen Denkansätzen und wissenschaftlichen Methoden ausgehen«.

2011 trat Steffens auf und 2010, als der Kongress in Hahnemanns langjährigem Wohnort Köthen in Sachsen-Anhalt tagte, sprach die Grußworte Karl-Heinz Daehre, Minister für Landesentwicklung und Verkehr – was insofern schlüssig wirkt, als der Kongress eingebettet war in die Internationale Bauausstellung (IBA) Stadtumbau Sachsen-Anhalt 2010. So würdigte das CDU-Mitglied Daehre, ein promovierter Chemiker, die Bedeutung der Homöopathie für die Stadtentwicklung: Die Stadt Köthen gehe davon aus, »dass sich homöopathische Leit- und Lehrsätze auch auf die Stadtplanung und Stadtentwicklung übertragen lassen. Es geht um die interdisziplinäre Zusammenarbeit von Homöopathie und Stadtplanung auf theoretischer und praktischer Ebene.«

Fünf Jahre lang hätten in einem IBA-Projekt homöopathische Ärzte und Stadtplaner in Köthen zusammengearbeitet, schreibt Philipp Oswalt, Direktor der Stiftung Bauhaus Dessau, in einem weiteren Grußwort. »Dies bedeutete – nach einer gründlichen Anamnese und Analyse und der Beschreibung eines vollständigen Symptoms – einen Impuls zu setzen, der gemäß dem Ähnlichkeitsprinzip die Situation so gezielt verschlimmert, dass durch die Krise wieder Bewegung in die verfahrene Situation kommt.« Das Vorgehen hätte in der Köthener Ludwigstraße bereits Erfolge gezeigt: »Die Straße wurde durch die homöopathische Intervention vor dem völligen Niedergang gerettet und entwickelt sich nun stetig.« Neben dem praktischen Ergebnis freute Oswalt »besonders, dass in der gemeinsamen Arbeit eine tief greifende Auseinandersetzung mit dem Wesen und der Lehre der Homöopathie stattgefunden hat«.

Und als man sich 2009 in Bingen traf, verkündete die Juristin und SPD-Politikerin Malu Dreyer, Ministerin für Arbeit, Soziales, Gesundheit, Familien und Frauen des Landes Rheinland-Pfalz: »Ich bin mir sicher, dass die Homöopathie ihren Platz im deutschen Gesundheitswesen nicht nur behaupten, sondern in den kommenden Jahren noch ausbauen kann.«

Auch wenn auf den Homöopathie-Kongressen die Parteien bunt vertreten sind, haben offenbar die Grünen ein besonderes Faible für Hahnemanns Hochpotenzen. So sind etwa Antje Vollmer und Birgitt Bender mit Sympathieadressen in Erscheinung getreten, und auch im bündnisgrünen Bundestagswahlprogramm 2009 wurde die »Einbeziehung anerkannter alternativer Behandlungsmethoden« gefordert. Vielleicht trifft die Homöopathie mit ihrer Mischung aus Esoterik, Arzneikunde, Althergebrachtem und Sanftheit ganz besonders den Nerv einer alternativ eingestellten, aber gebildeten Klientel. Indizien für eine Clusterung dieser alternativen Einstellungen liefert beispielsweise der klassische Bioladen, wo ein umweltbewusst produziertes Brot kaum ohne esoterische Zwangsbeglückung zu haben ist und ein schlichter Einkauf mitunter zum Gesinnungs-Spießrutenlaufen zwischen Astroklimbim und energetisierten Heilsteinen wird. Dabei war Hahnemann, wie wir im 1. Kapitel gezeigt haben, ein Pillenadvokat, der auch Quecksilber, giftige Salze und andere pure Chemie zu Arzneien verrieb. Das Missverständnis, dass die Homöopathie eine Art Naturheilkunde sei und deshalb per se gut zur Partei der Grünen und ihren Wählern passe, hält sich trotzdem hartnäckig.

Im Glanze präsidialer Aura

Wie die Minister der CDU und SPD mit ihren Grußworten auf DZVhÄ-Jahrestagungen belegen, ist eine alternativmedizinische Gesinnung auch in Politikerkreisen virulent, die mit den politischen Ideen der Grünen wenig anfangen können. Im Jahr 1979, kurz bevor die Grünen überhaupt bundesweit auf den Plan traten, wurde der CDU-Politiker Karl Carstens zum Bundespräsidenten ernannt und dadurch seine Frau Veronica, eine homöopathische Ärztin, eine Person des öffentlichen Lebens. Weil die beiden keine Kinder hatten, suchten sie nach einer sinnvollen Verwendung für ihr Erbe, und so gründeten sie 1982 die Karl und Veronica Carstens-Stiftung. »Das damals formulierte Ziel lautete: Wissenschaftliche Voraussetzungen schaffen, damit Naturheilkunde und Homöopathie anerkannt werden und sie in die Schulmedizin und universitäre Lehre integriert werden können«, heißt es in einem Beitrag vom 18.07.2011 auf der Homepage der Stiftung.

Es war eine Herzensangelegenheit von Veronica Carstens, die es bedauerte, dass sich Wissenschaft und Medien bis dahin »kaum für das Thema interessiert« hätten. Die Kinderlosigkeit des Präsidentenpaares gab also letztlich den Anstoß dazu, dass die Lehre Hahnemanns im Glanze der präsidialen Aura einen gewichtigen Fürsprecher und Gönner fand und sich das Ideal des Pluralismus in Medizin und Wissenschaft weiterverbreiten konnte. Laut eigenen Angaben ist die Carstens-Stiftung mit den 30000 Mitgliedern ihres Fördervereins »Natur und Medizin« und einem Gesamtetat seit Gründung von circa 30 Millionen Euro heute »die wichtigste Fördereinrichtung für Naturheilkunde und Homöopathie in Europa«.

Als Veronica Carstens im Januar 2012 starb, würdigte das Pharmaunternehmen Deutsche Homöopathie-Union (DHU) die »große Wegbereiterin der Homöopathie« in einer Pressemitteilung am 26.01.2012 als »engagierte Förderin und Kennerin der Homöopathie«. Ihrem unermüdlichen Einsatz sei es zu verdanken, dass »die Arzneimittel der besonderen Therapierichtungen im Arzneimittelgesetz verankert wurden«, und zwar zu einer Zeit, »als die Naturmedizin noch um ihre gesetzlich abgesicherte Existenz fürchten musste«. Doch die Zeiten haben sich dank Menschen wie Veronica Carstens geändert: Sie »haben dazu beigetragen, dass heute Homöopathika ganz selbstverständlich in den Praxen der Ärzte eingesetzt und von Millionen Patienten regelmäßig in der Selbstmedikation angewendet werden«.

Widerstand zwecklos

Nur selten begehren Politiker öffentlich gegen den Pluralismus auf und brechen eine Lanze für die Wissenschaftlichkeit. Einer von ihnen ist Karl Lauterbach, Medizinprofessor und gesundheitspolitischer Sprecher der SPD-Bundestagsfraktion. Im Jahr 2010 forderte er, Krankenkassen zu verbieten, Versicherten die Kosten für Homöopathie zu erstatten. Zwar müssen sie weder das ausführliche homöopathische Gespräch noch die Arzneien bezahlen, aber sie dürfen es, was inzwischen die Mehrheit aller Kassen auch tut, indem sie ihren Versicherten das Homöopathie-Paket pauschal oder im Rahmen von Wahltarifen anbieten. (Wir werden im folgenden Kapitel 8 noch ausführlicher auf die Kassen eingehen.)

Lauterbach sorgte sich bei seinem Vorstoß vermutlich weniger um die Kosten als vielmehr um die wissenschaftliche Integrität, wie er dem *Spiegel* sagte: »Viele Patienten glauben, die Kassen zahlen nur das, was auch nachweisbar hilft. Deshalb adeln die Krankenkassen mit ihrem Vorgehen die Homöopathie.« Laut *Frankfurter Rundschau* signalisierte Lauterbachs Kollege Jens Spahn von der CDU-Fraktion, bei dessen Vorschlag mitzuziehen: »Wir haben Wahltarife für Homöopathie seinerzeit auf Wunsch von SPD und Grünen eingeführt. Sollte die SPD veränderungsbereit sein, können wir sofort darüber reden.« Doch es blieb alles beim Alten, wie Rainer Hess, der damalige Vorsitzende des Gremiums, das über den Leistungskatalog der gesetzlichen Krankenkassen entscheidet, im *Spiegel* orakelt hatte: Es habe schon viele Anläufe gegeben, die Ausnahmeregelungen für solche Mittel zu streichen, »aber einflussreiche Politiker haben dies immer wieder verhindert«.

Beliebt in hohen und höchsten Kreisen

Ein Blick in die Geschichte der Homöopathie unterstreicht den Eindruck, dass in entscheidenden Momenten prominente Fürsprecher zur Stelle waren, um die Weichen zugunsten der Homöopathie zu stellen. Das wird an zahlreichen Beispielen deutlich, die Robert Jütte, Geschichtsprofessor und Leiter des Instituts für Geschichte der Medizin der Robert Bosch Stiftung in Stuttgart, in seinem Buch *Geschichte der Alternativen Medizin* (C. H. Beck, 1996) beschreibt.

So gelang es Hahnemann zunehmend, Zulauf von Patienten aus höchsten gesellschaftlichen Kreisen zu erhalten. Zählte er 1820, also zehn Jahre nach dem Erscheinen der ersten Auflage des *Organons,* nur vier Adelige zu seinen Patienten, waren es zehn Jahre später bereits 17, darunter auch eine Prinzessin sowie die Frau des Hohenzollern-Kronprinzen. Als in den Jahren 1831 und 1832 eine Choleraepidemie in Europa wütete, schlug die große Stunde der Homöopathie: Während die Mediziner die Kranken mit Aderlass, einem quecksilberhaltigen Abführmittel, Opium und einem Trinkverbot malträtierten, empfahl Hahnemann homöopathische Arzneien, frisches Quellwasser und Kampfer – und die Kranken ansonsten in Ruhe zu lassen. Kein Wunder, dass es den homöopathisch behandelten Patienten weit besser ging als den medizinisch misshandelten. Und so konnte der Leibarzt der Frau des preußischen Kronprinzen Hahnemann begeistert berichten: »Die Cholera fördert die Liebe zur Homöopathie ungemein.« Unter den »Vornehmen« würde sich die Kunde von ihrem Erfolg rasch verbreiten.

Doch auch im Bürgertum hatte Hahnemann glühende Verehrer, »darunter viele Juristen, Regierungs- und Stadträte oder Landtagsabgeordnete«, wie Robert Jütte schreibt. »Der Zuspruch aus diesen einflussreichen bürgerlichen Kreisen erwies sich als äußerst nützlich, wenn es wieder einmal darum ging, Angriffe zurückzuweisen und konkrete Forderungen durchzusetzen.«

Immer wieder unternahmen einzelne Politiker Vorstöße, um der Homöopathie zu größerer Verbreitung zu verhelfen. 1833 stellte ein Abgeordneter im Landtag des Großherzogtums Baden den Antrag, an den Hochschulen für »theoretischen und practischen Unterricht in dem homöopathischen Heilverfahren« zu sorgen. Dieser Versuch blieb allerdings ebenso erfolglos wie ähnliche Vorstöße in anderen deutschen Staaten. Als im preußischen Abgeordnetenhaus 1897 eine Petition diskutiert wurde, einen Lehrstuhl für Homöopathie einzurichten, erhob der berühmte Pathologe und Politiker Rudolf Virchow mahnend die Stimme: Es sei noch hinzunehmen, so Virchow, dass Homöopathen wie andere Kurpfuscher praktizieren dürften, aber es sei für ihn nahezu undenkbar, Homöopathie als »eine Wissenschaft« an einer Universität zu lehren.

Doch das Zetern der Ärzteschaft half nicht immer. Manchmal behielten auch Hahnemanns Gefolgsleute aus der Politik die Oberhand: So wäre die Einrichtung von Professuren und Dozenturen an preußischen Universitäten in den 1920er-Jahren, schreibt Historiker Jütte, »ohne das Wohlwollen des jeweiligen Kultusministers und der Ministerialbürokratie wohl kaum gegen den erbitterten Widerstand der Medizinischen Fakultäten durchsetzbar gewesen«.

Sonderregelungen von Beginn an

Dank vielfältiger Fürsprache einflussreicher Personen kam die Homöopathie von Beginn an in den Genuss von Sonderkonditionen. Nur knapp 20 Jahre nach dem Erscheinen des *Organons* verwässerte der Herzog von Anhalt-Köthen das seit dem Mittelalter geltende sogenannte Dispensierverbot zu ihren Gunsten. Dieses untersagte es Ärzten, Arzneien zuzubereiten und an Patienten abzugeben. Hahnemann verstieß beharrlich gegen das Verbot, weil er darauf bestand, seine homöopathischen Mittel mit eigener Hand zu verreiben und zu verschütteln. Vielfach geriet er darüber mit Apothekern in Streit, bis der Herzog ihm schließlich eine Ausnahmegenehmigung erteilte.

Dem herzoglichen Beispiel folgten das Königreich Württemberg und das Großherzogtum Hessen. In Preußen aber zierte man sich zunächst. Dort verfügte das Ministerium 1831, »dass die homöopathischen Ärzte denselben Gesetzen wie die anderen Ärzte unterworfen sind, und Hinsichts ihrer keine Ausnahme von den gesetzlichen Vorschriften Statt finden kann, da die Gesetze nicht nach jeder, oft nur, vorübergehenden Curmethode, eingerichtet, aufgehoben oder geändert werden können«. Doch die Homöopathen gaben, wie Jütte schreibt, nicht auf und erreichten schließlich mit zahlreichen Petitionen und Eingaben, dass König Wilhelm IV. von Preußen 1843 das Dispensierverbot für homöopathische Ärzte unter bestimmten Bedingungen aufhob. Diese Regelung wurde später ins Reichsgesetz übernommen, wo es bis in die 1960er-Jahre Bestand hatte.

Der Bericht des Fritz Donner

Knapp 100 Jahre nach dem Erlass König Wilhelms IV. bekam die Homöopathie dann die große Chance, als volksnahe und billige Methode so etwas wie eine deutsche Staatsmedizin zu werden: im Dritten Reich. Ein Kronzeuge dieser Entwicklung war der homöopathische Arzt Fritz Donner, der später ein vehementer Gegner der Lehre wurde. In einem Schreiben an Otto Prokop, Professor für Gerichtsmedizin und von 1956 bis 1988 Direktor des Instituts für Gerichtliche Medizin am Universitätsklinikum Charité in Berlin, schilderte Donner 1966 rückblickend die damaligen Ereignisse (veröffentlicht in Prokop: *Homöopathie. Was leistet sie wirklich?*, Ullstein, 1995).

Im Herbst 1937 fiel im Reichgesundheitsamt auf einem Treffen führender deutscher Mediziner der Startschuss zur systematischen und gründlichen Erforschung der Homöopathie. Wenn sich in Vorversuchen zeigen sollte, dass an ihr etwas dran sei, wollte das Naziregime sie »in denkbar größtem Rahmen«, wie der Präsident des Amtes in seiner Eröffnungsansprache betonte, an allen deutschen Universitäten erforschen lassen. Die Ziele waren dabei nicht besonders hoch gesteckt: »Man wäre durchaus zufrieden gewesen«, erinnerte sich Donner, der an dem Treffen teilnahm, wenn sich nur »ein gewisser Prozentsatz« der behaupteten Heilerfolge bestätigt hätte.

In einem Vorversuch sollte – auf ausdrücklichen Wunsch des damaligen ersten Vorsitzenden des DZVhÄ Hanns Rabe – die Wirkung von Silicea C30 geprüft werden. Silicea ist zerriebener Bergkristall, eine C30-Potenz entspricht einer Verdünnung von 1 Teil Ursubstanz in 10000000000000 ... (es folgen weitere 47 Nullen) Teilen Lösemittel. Die Prüfer bekamen entweder ein Placebo oder das Mittel, ohne zu wissen, zu welcher Gruppe sie gehörten. Anschließend notierten sie die Veränderungen, die sie an sich bemerkten. Diese Notizen wurden homöopathischen Ärzten vorgelegt. Zunächst sollten diese anhand der Symptome erkennen, welches Mittel geprüft wurde. Das misslang jedoch ebenso wie der Versuch, die Probanden anhand der Symptome den beiden Gruppen zuzuordnen, nachdem die Ärzte das geprüfte Mittel genannt bekommen hatten.

Der Versuch löste Irritationen aus, allerdings nicht wegen des Ergebnisses, sondern weil er ein Schlaglicht auf die sonst übliche homöopathische Praxis der Arzneimittelprüfungen warf. Donner erinnerte sich: »Zwei der mitbeobachtenden Professoren kamen zu mir, um zu erfragen, ob denn bei homöopathischen Arzneiprüfungen der Prüfungsleiter immer auch wisse, welches Mittel geprüft wird? Dann hätten doch alle seit Hahnemann gemachten Nachprüfungen nur einen äußerst zweifelhaften Wert, da der Prüfungsleiter dann unter den angegebenen Symptomen eben die heraussuchte, die für das geprüfte Mittel sprechen können.« Und Donner fügte hinzu: »Nun, so war es eben leider.«

In einem weiteren Vorversuch sollte die Leistungsfähigkeit der Homöopathie in der Klinik überprüft werden. Um das Verfahren zu objektivieren und die positive Wirkung des Arztes und des Gesprächs mit den Patienten auszublenden, sprach der DZVhÄ-Vorsitzende Rabe nicht allein mit den Patienten, sondern ging im Pulk mit den anderen Medizinern mit und besprach die Arzneigaben außer Hörweite der Patienten, die die Mittel dann im Laufe der nächsten Tage unauffällig bekamen. Das Ergebnis war niederschmetternd. Als im darauffolgenden Jahr Donner vor Beauftragte des Reichsgesundheitsamtes zitiert wurde, um über die Ergebnisse zu berichten, musste er antworten, »daß bei der Arzneiprüfung nichts herausgekommen ist und daß bei den klinischen Versuchen bei keinem einzigen Patienten eine irgendwie für eine therapeutische Wirkung der eingesetzten Arzneien sprechende Reaktion eingetreten ist«.

Doch Donner bat um eine weitere Chance, bevor man die Fehlschläge offiziell machen würde. So beriet sich die Kommission erneut mit Rabe. Schließlich einigte man sich darauf, die Wirkung von Sepia, dem Sekret des Tintenfischs, zu überprüfen, und außerdem für einen rein homöopathischen Therapieversuch eine 50-Betten-Station mit Patienten, die an einer lebensbedrohlichen Überfunktion der Schilddrüse litten, zur Verfügung zu stellen. So bekäme Rabe die Gelegenheit, die von ihm zuvor behauptete Wirksamkeit der Homöopathie unter Beweis zu stellen. Als Rabe und Donner das Gebäude verließen, zeigte sich Rabe jedoch eher bestürzt als begeistert über diese einmalige Chance. Man müsse die Versuche sofort stoppen, sagte er zu Donner, denn: »Wir können doch das gar nicht, was wir behaupten.« Es sei »heller Wahnsinn« von den Beauftragten des Reichsgesundheitsamtes, »das ernst zu nehmen, was die homöopathischen Ärzte, die doch nur kleine Praktiker wären, so sagen oder in ihren Zeitschriften veröffentlichen«. Er habe den Beauftragten die Homöopathie so vorgetragen, wie sich die überwiegende Mehrheit der homöopathischen Ärzte »eben die Homöopathie vorstellt«. Dass ihn das Gesundheitsamt beim Wort nehmen und ihm Hunderte todgeweihter Patienten anvertrauen wollte, hatte er nicht erwartet. Wie der Fall ausging, beschreibt Donner in seinem Bericht nicht, aber er erwähnt im Zusammenhang mit anderen Versuchen, dass »mit Kriegsausbruch die Überprüfungen jäh unterbrochen« wurden.

Als die Homöopathie in der Nazidiktatur die in ihrer Geschichte wohl einmalige Chance hatte, sich mit der Aussicht auf jede erdenkliche Förderung als Staatsmedizin zu etablieren, konnte sie die Gunst der Stunde nicht nutzen. Die Folge war laut Robert Jütte: »Nach dem Ende des Zweiten Weltkriegs war die Homöopathie wieder auf sich allein gestellt.«

Contergan und die Folgen

Nachdem in den 1960er-Jahren das Dispensierverbot auch für homöopathische Ärzte wieder eingeführt worden war, dauerte es nicht lange, bis erneut eine Ausnahmeregelung für die Homöopathie in Kraft trat. Der Anlass für die neuen Bestimmungen war die Contergan-Katastrophe. Mit ihr änderte sich die Arzneimittelzulassung in Deutschland grundlegend. Dass Kinder von Frauen, die während der Schwangerschaft das Medikament Contergan eingenommen hatten, mit nicht voll entwickelten Gliedmaßen zur Welt kamen, hatte den Verantwortlichen drastisch vor Augen geführt, wie unzureichend die Sicherheit neuer Arzneimittel bis dahin geprüft worden war.

Um die Gefahr unvorhergesehener Nebenwirkungen von Medikamenten zukünftig einzudämmen, wurde im Jahr 1976 im Arzneimittelgesetz unter anderem festgelegt, wie neue Substanzen geprüft werden müssen. Bis dahin genügte es, neue Medikamente registrieren zu lassen. Die Gesetzesnovelle sollte dies grundlegend ändern. In einem Bericht des Ausschusses für Jugend, Familie und Gesundheit von 1976 (Drucksache 7/5091) heißt es dazu: »Ein Arzneimittel darf vom pharmazeutischen Unternehmer zukünftig nur dann in den Verkehr gebracht werden, wenn dieser die erforderliche Qualität, Wirksamkeit und Unbedenklichkeit des Arzneimittels nachgewiesen hat.« Eine Katastrophe für die Homöopathie, schließlich hätte der geforderte Nachweis der Wirksamkeit ihr Ende in der medizinischen Versorgung bedeutet und sie auf das esoterische Abstellgleis geschickt.

Doch »zahlreiche Anhänger der besonderen Therapierichtungen«, ganz vorneweg vermutlich Veronica Carstens und der Hauptgründer der Universität Witten/Herdecke Gerhard Kienle, hätten »schwerwiegende Bedenken geltend gemacht« und auf Eigenständigkeit gepocht, so der Bericht: »Sie forderten eine uneingeschränkte Delegation der Zulassungsentscheidung auf wissenschaftlich-ärztliche Gesellschaften, da nur so die ärztliche Therapiefreiheit gewahrt bleibe.« Das überzeugte den Ausschuss, der konstatierte, dass »mehrere Therapierichtungen nebeneinander bestehen, die von unterschiedlichen theoretischen Denkansätzen und wissenschaftlichen Methoden ausgehen«. So versäumte es der Gesetzgeber damals ganz bewusst, allgemeingültige wissenschaftliche Standards festzulegen. Vielmehr habe sich der Ausschuss von der »politischen Zielsetzung leiten lassen, dass sich im Zulassungsbereich der in der Arzneimitteltherapie vorhandene Wissenschaftspluralismus deutlich widerspiegeln muß«. Das bedeutete: Für die »besonderen Heilverfahren« Homöopathie, anthroposophische Medizin und Phytotherapie müsse auch das »teilweise jahrhundertealte Erfahrungswissen« anerkannt werden. Abschließend stellte der Bericht fest: »Das Gesetz gewährleistet somit, daß die medizinisch-klinischen

Ergebnisse gleichwertig neben die medizinischen Erfahrungen gestellt werden.«

Mit anderen Worten: Während die wissenschaftsbasierte Medizin in aufwendigen Studien die Wirksamkeit ihrer Mittel nachweisen muss, genügt für die homöopathischen Mittel die »Erfahrung«. Vielleicht ließ sich der Ausschuss auch von dem Gedanken leiten, dass das Gesetz primär eine zweite Contergan-Katastrophe verhindern sollte. Da von den vermeintlich sanften Mitteln der »besonderen Therapierichtungen« so eine Gefahr nicht zu erwarten war, zeigte er sich großzügig. Ein Rätsel bleibt jedoch, wieso dann nur die drei Lehren Homöopathie, Anthroposophie und Pflanzenheilkunde in den Genuss der Ausnahmeregelung kamen.

Das Einknicken des Ausschusses vor der Homöopathie-Lobby hatte weitreichende Anpassungen von Gesetzen, Bestimmungen und Empfehlungen zur Folge. Vor allem im Arzneimittelgesetz, im Sozialgesetzbuch, im *Homöopathischen Arzneibuch* und in Empfehlungen der Kommission D, die am Bundesinstitut für Arzneimittel (BfArM) für die Angelegenheiten der Homöopathie zuständig ist, zeugen davon etliche Paragrafen und Tausende Druckseiten.

Das Arzneimittelgesetz

Das Arzneimittelgesetz von 1961 wurde im Jahr 1976 grundlegend neu gefasst und seitdem mehrfach überarbeitet. Die Fassung, aus der die folgenden Zitate stammen, wurde am 11.12.2011 zuletzt geändert.

Als homöopathisches Arzneimittel wird ein Arzneimittel definiert, das nach homöopathischen Regeln hergestellt wurde (§ 4, 26). Gedopt werden kann mit Homöopathika nicht (§ 6a, 2). Heikel für die Homöopathie könnte der Paragraf zum »Verbote zum Schutz vor Täuschung« (§ 8) werden: »Es ist verboten, Arzneimittel oder Wirkstoffe herzustellen oder in den Verkehr zu bringen, die mit irreführender Bezeichnung, Angabe oder Aufmachung versehen sind. Eine Irreführung liegt insbesondere dann vor, wenn Arzneimitteln eine therapeutische Wirksamkeit oder Wirkungen oder Wirkstoffen eine Aktivität beigelegt werden, die sie nicht haben.«

Dem entgehen die Hersteller, wenn sie auf dem Beipackzettel keine Wirkungen angeben. Zur Begründung heißt es beispielsweise auf der Homepage des Pharmaunternehmens Deutsche Homöopathie-Union (DHU): »Homöopathie geht von individuellen Patienten aus, die aus unterschiedlichen Gründen krank werden und z.B. nicht DAS Schmerzmittel brauchen, sondern IHR jeweiliges, typgerechtes Schmerzmittel.« Da solche Angaben für den lukrativen Markt der Selbstmedikation jedoch unbefriedigend sind, gibt die DHU doch zaghafte Hinweise auf die Wirkungen ihrer Mittel, mit dem Argument, »die langjährige Erfahrung« habe gezeigt, »dass sich einige Mittel bei bestimmten Erkrankungen oder Schwachstellen besonders häufig bewährt haben«. Ein Beispiel: »Küchenzwiebel, homöopathisch verdünnt, lindert genau die Symptome, die sie selbst beim Schneiden hervorruft: tränende Augen, wässrig laufende Nase.« Auf Anfrage bei der DHU bekommt man von einer Mitarbeiterin des *Med.Wiss.Service* dann auch noch eine genauere Auskunft: Das Mittel werde »zur Behandlung von Fließschnupfen; Entzündungen der Atemwege; Blähungskoliken; Nervenschmerzen häufig erfolgreich eingesetzt«. Ob das noch mit Paragraf 8 vereinbar ist, wäre zu überprüfen.

Weitere Paragrafen regeln die Beschriftung der Verpackungen, den Inhalt des Beipackzettels und die Herstellung. Sonderbehandlungen für die Homöopathie gibt es auch hier: So brauchen Lieferanten von Wirkstoffen, aus denen dann homöopathische Arzneimittel hergestellt werden, keine Genehmigung der zuständigen Behörde (§ 13, 2, 6). Zwiebeln, Küchenschaben, Bergkristalle und stark ätzende Flusssäure, aus denen Urtinkturen entstehen, darf also jeder liefern.

Eine besonders dicke Extrawurst bekommen die Hersteller homöopathischer Arzneimittel in den Paragrafen des AMG, die die Zulassung von Arzneien beschreiben. Paragraf 22 etwa beschert den Pharmafirmen der evidenzbasierten Medizin immense Mühen und Kosten: Die Unterlagen für die Zulassung müssen – aus gutem Grund – unter anderem Angaben zu den Wirkungen, den Anwendungsgebieten, den Gegenanzeigen, den Nebenwirkungen, den Wechselwirkungen mit anderen Mitteln und der Dosierung enthalten. Ferner sind Studienergebnisse der analytischen Prüfung, der pharmakologischen und toxikologischen Versuche sowie der klinischen Prüfungen beizubringen, und zwar auch solche Ergebnisse, die nicht im Sinne des Herstellers ausfielen. Der Aufwand ist gewaltig: Er kann für ein einziges Arzneimittel mit vielen Hundert Millionen Euro zu Buche schlagen. So ist die Mühe zwar nie umsonst, aber manchmal doch vergebens: Versagt werden darf die Zulassung beispielsweise dann, wenn der Hersteller nicht ausreichend belegen kann, dass sein Mittel eine therapeutische Wirksamkeit zeigt (§ 25, 2, 4).

Diese und viele weitere Zulassungsvorschriften müssten bei homöopathischen Pharmafirmen Panikattacken auslösen – wenn sich in dem Wust der Paragrafen nicht immer Formulierungen fänden, die sie mit einem Federstrich von etwaigen Existenzsorgen befreien. So gilt etwa für die Angaben zu den Wirkungen der goldene Satz: »Die medizinischen Erfahrungen der jeweiligen Therapierichtung sind zu berücksichtigen.« Das bedeutet: Während wissenschaftsbasierte Pharmafirmen die Wirksamkeit eines neuen Mittels nicht mit guten Erfahrungen begründen dürfen – schließlich hatte man auch mit Contergan »gute Erfahrungen« gemacht –, ist den alternativen Pharmafirmen dies ausdrücklich gestattet.

Dass die »Erfahrungen der jeweiligen Therapierichtung« auch ausreichend gewürdigt werden, ist Sache der Zulassungskommission (§ 25). Für eine wohlwollende Besetzung ist dabei gesorgt: »In die Zulassungskommissionen werden Sachverständige berufen, die auf den jeweiligen Anwendungsgebieten und in der jeweiligen Therapierichtung (Phytotherapie, Homöopathie, Anthroposophie) über wissenschaftliche Kenntnisse verfügen und praktische Erfahrungen gesammelt haben.« Leiterin des Fachgebiets »Homöopathie und Anthroposophie« in der Abteilung »Besondere Therapierichtungen und Traditionelle Arzneimittel« am BfArM ist die Ärztin für Innere Medizin Christine Werner. An ihr kommt eine Pharmafirma nicht vorbei, wenn sie eine homöopathische Arznei zulassen möchte. Solange sich die Firma an Hahnemann hält, dürfte das allerdings nicht allzu schwierig sein: Werner ist beispielsweise überzeugt davon, dass jeder Gesunde, der Kochsalz in homöopathischen Verdünnungen zu sich nimmt, nach einer Woche einige der 1349 Symptome erleben wird, die Hahnemann in seinem Buch *Die chronischen Krankheiten* für Kochsalz »in der potenzirten Decillion-Verdünnung« aufgeschrieben hat – etwa dass man weinerlich wird oder einem die Haare ausfallen.

Doch Zulassung ist für homöopathische Mittel normalerweise ohnehin kein Thema. Denn die Vorschriften gelten nur für Mittel, die ein Indikationsgebiet angeben, etwa Erkältung, Fieber oder Kopfschmerzen. Bei allen anderen Mitteln, die nach der reinen Lehre von sich behaupten, den gesamten Menschen und nicht eine Krankheit zu behandeln, ist es noch einfacher. Unter welchen Bedingungen sie in den Verkehr gebracht werden dürfen, regeln zwei AMG-Paragrafen, die sich ausschließlich homöopathischen Arzneien widmen (§ 38 und § 39). Sie besagen, dass die Mittel bei der zuständigen Bundesoberbehörde nur registriert werden müssen. »Einer Zulassung bedarf es nicht«, heißt es dazu lapidar.

Ein Selbstgänger ist eine Registrierung jedoch nicht. Neun Unterpunkte listen Fälle auf, in denen die Registrierung zu verweigern ist: zum Beispiel wenn der »begründete Verdacht besteht«, dass das Mittel »schädliche Wirkungen hat, die über ein nach den Erkenntnissen der medizinischen Wissenschaft vertretbares Maß hinausgehen«, es mehr als ein Zehntausendstel einer giftigen Ursubstanz (D4) oder mehr als ein Hundertstel (D2) in der kleinsten Dosis eines verschreibungspflichtigen allopathischen Arzneimittels enthält, es nicht nach den Verfahren des *Homöopathischen Arzneibuchs* hergestellt wurde und wenn der Wirkstoff als homöopathisches Arzneimittel »nicht allgemein bekannt ist«. Hürden, die ohne Probleme zu meistern sein dürften.

Ist ein homöopathisches Mittel in den Verkehr gebracht, stellt sich die Frage nach dem Verkauf. So wertvoll für die Homöopathie bei der Zulassung und Registrierung die samtweichen Ausnahmeregeln sind, so wichtig ist für ihr Ansehen der Vertrieb ihrer Mittel über Apotheken. Auch wenn eine einzige Lakritzschnecke aus dem Supermarkt mit ihrem Gehalt an Glycyrrhizin definitiv mehr pharmakologisch aktiven Wirkstoff enthält als der gesamte Vorrat aller gut 20000 Apotheken in Deutschland an homöopathischen Präparaten ab D23, wäre ein Abwandern der homöopathischen Arzneimittel in Drogerien oder gar Lebensmitteldiscounter vermutlich eine Katastrophe – schließlich würde dies ihren Nimbus als ernsthafte »Medikamente« gefährden.

Entsprechend brisant ist also ein Paragraf, der die Befreiung von der Apothekenpflicht beschreibt (§ 44): Nicht über Apotheken vertrieben werden Pflanzen und Pflanzenteile sowie Mischungen, Destillate und Presssäfte von Pflanzen, sofern sie »mit ihren verkehrsüblichen deutschen Namen bezeichnet« sind und die Presssäfte nur mit Wasser erstellt wurden. So sind Orangensäfte, Kaffee und Zigaretten im Supermarkt erhältlich, homöopathische Mittel auf Pflanzenbasis jedoch nicht, da sie gegen beide Bedingungen verstoßen. So genügt für den Erhalt der Apothekenpflicht, ein Mittel nur mit dem lateinischen Pflanzennamen zu bezeichnen – wie etwa »Allium cepa« statt »Küchenzwiebel« – und bei der Herstellung etwas Alkohol zu verwenden. Für Christine Werner vom BfArM steht die Apothekenpflicht ohnehin außer Frage, da nur sie eine fachkundige Beratung der Patienten gewährleisten könne.

Das Sozialgesetzbuch

Im Sozialgesetzbuch V (SGB V), das die Belange der gesetzlichen Krankenversicherung regelt, setzt sich die Sonderbehandlung der Homöopathie fort. In zwei Paragrafen, in denen es um die Kostenübernahme durch die Kassen geht, misst der Gesetzgeber wieder mit zweierlei Maß (§ 92, § 135): Wenn der Gemeinsame Bundesausschuss, das Gremium, das über die Kassenleistungen entscheidet, über Verfahren der »besonderen Therapierichtungen« Homöopathie, Anthroposophie und Phytotherapie berät, sollen Vertreter »der jeweiligen Therapierichtung« Stellungnahmen abgeben dürfen, die »in die Entscheidung einzubeziehen« sind. Dass Vertreter von naturwissenschaftlich nicht haltbaren Therapiekonzepten über ihre eigene Methode urteilen dürfen, wird »Binnenanerkennung« genannt. Sie hätte dazu führen können, dass der Gemeinsame Bundesausschuss die Kosten für homöopathische Behandlungen den Kassen aufbrummt.

Dies ging der im Mai 1997 in Eisenach versammelten Ärzteschaft zu weit, wie sie im Beschlussprotokoll ihres 100. Deutschen Ärztetages festhielt: »In letzter Minute in das Gesetzgebungsverfahren eingebrachte Veränderungen ermöglichen sämtlichen Gruppierungen unkonventioneller Heilverfahren auf der Ebene der von ihnen reklamierten ›Binnenanerkennung‹ in großem Umfang diagnostische und therapeutische Verfahren den Leistungen des Sozialversicherungssystems zugänglich zu machen. Diese Verfahren halten einer Prüfung auf Sinnhaftigkeit und Wirksamkeit nicht stand und sprengen somit die Grenzen des ohnehin bis an den Rand der Leistungsfähigkeit strapazierten Sozialversicherungssystems. Es wird nicht verkannt, daß ein Teil der Bevölkerung sich zu dieser Art Diagnostik und Therapie hingezogen fühlt. Die Finanzierung dieser Wünsche kann jedoch nicht zu Lasten der gesetzlichen Krankenversicherung gehen, wenn man nicht die Grundlagen einer wissenschaftlich orientierten Medizin in Frage stellen will.« Doch der Protest verhallte, die kritisierten Formulierungen blieben bestehen. Immerhin war die Sorge der Ärzteschaft bislang unberechtigt: Der Gemeinsame Bundesausschuss hat die Kassen nicht dazu verdonnert, die Kosten für Homöopathika zu übernehmen.

Das *Homöopathische Arzneibuch*

Einen guten Eindruck davon, was »Binnenanerkennung« letztlich bedeutet, bekommt man bei einem Blick ins *Homöopathische Arzneibuch* (HAB). Das HAB enthält Details zu Analysemethoden und zu Reagenzien sowie 50 Vorschriften zu den Herstellungsverfahren für alle Darreichungsformen homöopathischer Arzneien von Tabletten über Globuli, flüssige Einreibungen, Salben, Augen- und Nasentropfen bis hin zu Mischungen, LM-Potenzen und anderen. Den größten Teil des HAB nehmen die sogenannten Monografien ein – Einzelbeschreibungen der Mittel mit Angaben zu Eigenschaften, Prüfung auf Identität und Reinheit sowie zu Herstellung, Gehaltsbestimmung und Lagerung der Arzneiformen.

Das HAB enthält nur Regeln, die die Regeln des *Deutschen Arzneibuchs* (DAB) und des *Europäischen Arzneibuchs* ergänzen. Die erste Fassung des HAB erschien 1978. Mit vier Nachträgen wurde es zur Gesamtausgabe von 1985 zusammengefasst, die heute als HAB 1 bekannt ist. Ihr folgten weitere, teils umfangreiche Nachträge. Allein der erste Nachtrag zum HAB 1 umfasst 500 Seiten. Er enthält elf neue und zwölf geänderte Herstellungsregeln sowie 140 neue Monografien. Das derzeit gültige HAB, die Ausgabe von 2010, ist eine Loseblattsammlung mit 1860 Seiten.

Der enorme Umfang des Konvoluts erklärt sich damit, dass bei der Zubereitung homöopathischer Arzneimittel jedes Detail von ungeheurer Wichtigkeit zu sein scheint (HAB, 1. Nachtrag zur Gesamtausgabe, 1991): Werden beispielsweise Pflanzenteile für die Zubereitung der Urtinktur zerkleinert, sind dafür vier verschiedene Zerkleinerungsstufen definiert, die durch die Maschenweiten spezieller Siebe bestimmt werden können: Blätter, Blüten und Kräuter müssen der Maschenweite 4000 Mikrometer entsprechen, Hölzer, Rinden, Wurzeln der Weite 2800, Früchte, Samen 2000 und Alkaloid-Drogen 710.

Auch mit den Substanzen selbst nimmt es das HAB sehr genau: Vom Christophskraut (Actaea spicata) beispielsweise werden die »frischen nach dem Austrieb der Sprossen, aber vor der Blüte gesammelten unterirdischen Teile« verwendet, vom Götterbaum (Ailanthus altissima) »etwa zwei Teile frischer, blühender Triebe und etwa ein Teil frischer Stamm und Astrinde«, vom Acker-Gauchheil (Anagallis arvensis) »die frischen oberirdischen Teile blühender Pflanzen mit anhängenden Wurzelteilen« und von der Zwiebel (Allium cepa) schlicht die »frische Zwiebelknolle«. Auch bei Tieren ist Sorgfalt angebracht: Es dürfen nur Küchenschaben (Blatta orientalis) und nicht amerikanische Schaben verwendet werden, von der Cochenilleschildlaus (Dactylopius coccus) sind nur die »befruchteten, getrockneten Weibchen« zulässig, bei der südasiatischen Kobra oder Brillenschlange (Naja naja) muss es das »schonend getrocknete Gift« sein und beim Maulwurf (Talpa europaea) »das getrocknete Fell«, keinesfalls aber das von Nagern oder Spitzmäusen.

Die Empfehlungen der Kommission D

Ergänzt wird das HAB durch Empfehlungen der Kommission D, die gemäß AMG den aktuellen Stand des Wissens in der Homöopathie repräsentiert. Vorsitzender der Kommission D ist der niedergelassene Facharzt für Allgemeinmedizin Michael Elies aus Laubach in Hessen. Nach Angaben der Deutschen Homöopathie-Union, für die er als Referent auftrat, ist Elies neben seinem Kommissionsvorsitz Lehrbeauftragter für Geschichte und Entwicklung der Homöopathie an der Heinrich-Heine-Universität in Düsseldorf und war stellvertretender Vorsitzender der Karl und Veronica Carstens-Stiftung. Die Kommission nimmt ihre Arbeit so genau, wie es das Mammutwerk des HAB schon vermuten lässt.

Ein Beispiel: Die Kommissionsmitglieder verabschiedeten am 16. September 1998 »Empfehlungen zur Planung und Durchführung von Homöopathischen Arzneiprüfungen«, die sich mit grundsätzlichen Fragen sowie konkreten Anforderungen an den Prüfplan befassen. Der Prüfplan soll, so legt es die Kommission nahe, nicht weniger als 17 Angaben enthalten, die vom Prüfstoff über die Qualifikation der Untersucher bis hin zu Regelungen für die Berichterstellung reichen.

Bei diesem ausgefeilten Regelwerk der Arzneiprüfungen fällt zweierlei auf: Zum einen lässt die Wortwahl keinerlei Berührungsängste mit der Methodik der evidenzbasierten Medizin erkennen. Da ist von »wissenschaftlichen Erkenntnissen« die Rede, von einem Prüfplan, der »vorab formuliert« sein muss, vom »Design« der Untersuchung, von »prospektiv«, »Qualitätssicherung«, »Validität der Daten« und so weiter. Auffällig ist aber auch, dass offenbar dann Berührungsängste bestehen, wenn es nicht mehr um bloßes Wortgeklingel, sondern um relevante Inhalte geht. So wird die Möglichkeit einer Placebo-Kontrolle nur am Rande erwähnt und eine Verblindung der Prüfungen nicht thematisiert, geschweige denn gefordert – im Gegenteil: Es soll vielmehr auf bestehende Erfahrungen zurückgegriffen werden. Eine Arzneiprüfung läuft also im Grunde so ab: Der Prüfer nimmt ein homöopathisches Mittel und horcht in sich hinein, was passiert. Er weiß, welches Mittel in welcher Potenz er nimmt, und wenn das Mittel bereits von anderen geprüft wurde, weiß er auch schon, wonach er horchen soll.

Aus den Regeln lässt sich schließen, dass es bei den Arzneiprüfungen gar nicht darum geht, etwas über die tatsächliche Wirkung der Substanzen zu erfahren. Denn um dieses Ziel zu erreichen, müssten dem kleinen Einmaleins der Wissenschaft zufolge die Prüfer in zwei Gruppen aufgeteilt werden und die eine Gruppe ein ihnen unbekanntes Mittel und die andere ein Placebo bekommen, wobei weder die Prüfer noch die Untersucher während des Versuchs wissen dürften, wer welche Substanz bekommen hat. Nur die Symptome, die in den beiden Gruppen unterschiedlich notiert würden, gäben Hinweise auf eine echte Wirkung der Substanz. So simpel könnte eine wissenschaftlich saubere homöopathische Arzneimittelprüfung sein.

Ähnlich akribisch wie bei der Arzneimittelprüfung ging die Kommission bei einer Neufassung der Dosierungsempfehlungen für die Selbstmedikation, veröffentlicht am 17. März 2004, zu Werke. Sie unterschied dabei drei Gruppen homöopathischer Arzneien, nämlich Urtinkturen und niedrige Verdünnungsgrade bis D23, die also noch Wirksubstanz enthalten, hohe Verdünnungsgrade ab D24, in denen keine Moleküle der Wirksubstanz mehr vorhanden sind, und die aberwitzigen LM-Potenzen, bei denen nicht in Schritten von 1 zu 10, sondern von 1 zu 50 000 verdünnt wird.

Da der Logik der Homöopathie folgend die Arzneien umso wirkungsvoller sind, je höher sie potenziert werden, gibt die Kommission folgende Empfehlungen: Von Globuli in niederen Verdünnungsgraden können eine Woche lang bis zu sechsmal täglich je fünf Stück eingenommen werden, bevor man einen »homöopathisch erfahrenen Therapeuten« um

Rat fragen sollte. Globuli in hohen Verdünnungsgraden sollte man in Eigenregie nur in einer einzigen Gabe von fünf Stück zu sich nehmen. Bei LM-Potenzen hält die Kommission offenbar schon das Verschlucken eines einzigen Kügelchens für bedenklich. Sie rät deshalb, ein bis zwei Globuli der LM-Potenzen in 10 Milliliter Wasser oder in 15-prozentigem Alkohol aufzulösen, das Gefäß zehnmal kräftig zu schütteln, von dieser anscheinend immer noch zu potenten Lösung ein bis zwei Tropfen in ein Glas mit 150 Millilitern Wasser zu geben und auch dieses Glas nicht etwa zu leeren, sondern davon täglich einmal einen Teelöffel einzunehmen und den Rest wegzuschütten. Die Prozedur ist auf »maximal 10 Tage zu beschränken und sollte nur nach Rücksprache mit einem homöopathisch erfahrenen Therapeuten fortgesetzt werden«.

Es gibt vieles, was einen naturwissenschaftlich geprägten Menschen an diesen Anweisungen erstaunt. Zum Beispiel: So wichtig die Dosierungen der Mittel zu sein scheinen, so wenig spielt offenbar die Substanz selbst eine Rolle. Denn die Empfehlungen gelten gleichermaßen für alle Mittel, ob es sich nun um das Küchengewürz Kümmel (Carum carvi), das Schwermetall Kobalt (Cobaltum metallicum) oder um das hochallergene Bienengift (Apisinum) handelt.

Eine potemkinsche Welt aus Regeln

Ein besonderes Merkmal der Homöopathie ist, wie die vielen Beispiele zeigen, ihr straffes Regelwerk. Die Bedeutung fester Regeln hatte bereits Hahnemann erkannt, der seine Lehre im *Organon* (6. Auflage) in 291 Paragrafen festhielt und der alle verdammte, die sich nicht akribisch daran hielten. Und wenn sich der Deutsche Zentralverein homöopathischer Ärzte (DZVhÄ) rühmt, mit seiner Gründung 1829 der »älteste deutsche Ärzteverband« zu sein (*Ärztliche Homöopathie 2012,* Seite 47), dann hatte die Gründung auch den profanen

Grund, die Einhaltung der Regeln zu überwachen. So zählte zu den Aufgaben des Vereins von Beginn an, Ärzte und Apotheker, die sich als Homöopathen bezeichnen, zu prüfen, wie Robert Jütte in seinem Buch *Geschichte der Alternativen Medizin* schreibt (C.H.Beck, 1996, Seite 207). Ohne den Zentralverein, der der jungen Lehre ein festes Korsett gab, hätte sich die Homöopathie vermutlich alsbald in noch mehr Untergruppen aufgeteilt, als sie es ohnehin schon tat.

In ihrer Abhängigkeit von Statuten, Paragrafen und Regeln, die ihrem Gedankengebäude erst Form geben, unterscheidet sich die Homöopathie grundlegend von der wissenschaftsbasierten Medizin, die von einer einzigen Größe zusammengehalten wird: der Evidenz. Es zählt am Ende nur, was belegbar ist. Der Rest ergibt sich dann beinahe von selbst: Verfahren und Medikamente, die keine Wirkung belegen können, haben langfristig keine Chance, wenn sie dagegen nachweislich wirken, können sie nur durch andere Verfahren und Medikamente, die noch besser wirken, verdrängt werden.

So ein allgemein akzeptiertes, auf naturwissenschaftlich-logischen Grundsätzen fußendes Prinzip fehlt der Homöopathie. Um sie zusammenzuhalten, braucht es deshalb ein von oben aufgesetztes, autoritäres Regelwerk, dessen Komplexität die Spreu vom Weizen, sprich die Mitläufer von den ernsthaften Anhängern, trennt und die Homöopathie von anderen Lehren abgrenzt. Am Ende zählt nur, was dem Regelwerk entspricht. Die Homöopathie stützt sich zwar auf die Grundsätze Hahnemanns, und die stützen sich auf seine »Erfahrung«, doch die kann, und das ist der springende Punkt, nur in seltenen Ausnahmefälle echte Belege liefern. Wie wenig belastbar die »Erfahrung« ist, auf der Hahnemanns Grundsätze beruhen, erkennt man daran, dass einiges aus seinem Werk heute noch Gültigkeit hat und anderes nicht mehr anerkannt wird – ohne dass es objektivierbare Kriterien dafür gäbe, welche seiner Erfahrungen richtig und welche falsch gewesen sein sollen. Man hat sich halt irgendwann auf eine gemeinsame Linie geeinigt.

Ein zweiter Aspekt, der erklären kann, wozu die Homöopathie so ein ausuferndes Regelwerk braucht, ist die Blendung. Wer eine tolle Fassade bietet, kann vielleicht kaschieren, dass nichts dahintersteckt. Die Homöopathie ist ein potemkinsches Dorf, oder besser: eine potemkinsche Welt. Das mühsame Erfassen der Symptome, die noch mühsamere Suche nach der richtigen Arznei, deren aufwendige Herstellung mit ihren Verreibungen, Prüfungen und Schüttelorgien, die Kurse, in denen all das gelehrt wird, die Zertifikate, die bestätigen, dass diese Kurse absolviert wurden, und die Gesetze, die all dies regeln – das zusammen bildet eine gewaltige, unendlich detaillierte und nach strengen Regeln erbaute Hülle für ein therapeutisches Nichts.

Entzöge man der Homöopathie ihr Regelwerk, würde sie auf das reduziert werden, was sie ist: eine harmlose Glaubenssache, die neben Heilsteinen, Himalajasalz und Horoskopen ihr esoterisches Auskommen hätte. Dass ihr eigenes Regelwerk, das letztlich nur Blendwerk ist, staatlich anerkannt und sogar gefördert wird, ist ein Schlag ins Gesicht aller Ärzte, Institutionen und Firmen, die einer Medizin auf naturwissenschaftlich-rationaler Grundlage verpflichtet sind. Die Politik sollte den »besonderen Therapierichtungen«, so meinen wir, ihren Sonderstatus wieder entziehen und sie eher als *sonderbare* Therapierichtungen ansehen. Als Vorbild darf der Erlass des preußischen Ministeriums von 1831 gelten, wonach »Hinsichts ihrer keine Ausnahme von den gesetzlichen Vorschriften Statt finden kann«.

Eine Gesundheitsministerin wie Barbara Steffens, die sich vehement für die Gleichbehandlung von Schul- und esoterischer Medizin einsetzt, sollte untragbar sein. Ein Wirtschaftsminister, der in sein Expertenteam ebenso Sternendeuter, Kartenleger und Mentalisten beruft, wäre es ja auch.

8 Kassen mit homöopathischem Aushängeschild: Wie sanfte Medizin im Wettbewerb hilft

Seit Jahren wird sie schon von Wirtschafts- und Verbraucher-Wirtschaftsmagazinen mit Lob überschüttet: Die Securvita Krankenkasse mit Sitz in Hamburg sei die beste Krankenkasse für Naturheilverfahren, befand die Zeitschrift *Focus-Money* Ende 2011. Auch im Mai 2012 setzte sich die eher kleine Versicherung wieder im *Focus-Money*-Ranking durch: Als beste bundesweit geöffnete Kasse für Anhänger der Alternativmedizin holte sie in der Kategorie Naturheilkunde so gut wie alle erreichbaren Punkte. Selbst deutlich größere Konkurrenten wie die Barmer GEK oder die Techniker Krankenkasse mussten sich geschlagen geben.

In der Rangliste des Wirtschaftsmagazins *Euro* errang die Securvita 2011 und 2012 sogar den Titel »Deutschlands beste Krankenkasse«. Die Versicherung punktete auch dort nicht nur mit Bonusprogrammen oder familienfreundlichen Zusatzleistungen, sondern insbesondere mit ihrem großen Angebot an unkonventionellen Heilmethoden. Homöopathie zum Beispiel hat bei der Kasse Tradition: Schon in den 1990er-Jahren erstattete die Securvita als Pionier unter den Kassen homöopathische Gespräche beim Arzt. Zudem setzte sie sich seit ihrer Gründung 1996 politisch für die Anerkennung der Lehre nach Hahnemann ein und ebnete ihr und anderen alternativen Therapien den Weg ins Kassensystem. Heute findet der Kunde bei der Securvita ein ausgeklügeltes Baukastensystem für verschiedenste alternativmedizinische

Ansprüche – vom Basisangebot für alle über spezielle Verträge mit homöopathischen Ärzten bis hin zur privaten Zusatzversicherung für Besuche beim Heilpraktiker. Mit ihrem alternativen Image ist es der Securvita wohl wie bisher keiner anderen Versicherung gelungen, sich ein unverwechselbares Profil aufzubauen, das sie aus der grauen Masse der gesetzlichen Kassen heraushebt.

Das kommt bei den Versicherten offensichtlich gut an: Der Securvita laufen die Mitglieder in Scharen zu. Regelmäßig kann sie vermelden, dass sie zu den am stärksten wachsenden Kassen in Deutschland gehört. Mit zurzeit rund 200 000 Mitgliedern und Familienangehörigen hat sie sich im hart umkämpften Kassenmarkt fest etabliert.

Hahnemann auf Kassenkosten? Kein Problem

Allein ist die Securvita allerdings schon lange nicht mehr auf dem Markt der homöopathischen Kassenleistungen. Auch viele andere Versicherungen schreiben sich Hahnemanns Alternativheilkunde auf ihre Fahnen. Gesetzliche Kassen bieten inzwischen einen ganzen Strauß von Möglichkeiten für homöopathische Bedürfnisse: Obwohl viele Versicherte das Gefühl nicht loswerden, die Kassen knauserten bei vielen Leistungen – Homöopathie wird von der Mehrzahl der gesetzlichen Versicherungen großzügig bezahlt. In der Regel muss man sich als Patient nur informieren, welche homöopathischen Ärzte mit den Kassen zusammenarbeiten, eine Teilnahmeerklärung unterschreiben, und schon steht dem ausführlichen Anamnesegespräch nach Hahnemann nichts mehr im Wege. Spezielle Tarife und Verträge der Versicherungen machen es möglich.

Egal ob Innungs- oder Betriebskrankenkassen, Knappschaft oder Landwirtschaftliche Krankenkassen, Barmer GEK oder Techniker Krankenkasse – sie alle bezahlen ihren Kunden die Gespräche beim Homöopathen. Kinder bis zwölf Jahre bekommen bei sämtlichen Krankenkassen Globuli auf Kassenkosten. Einige Versicherungen bieten außerdem spezielle Wahltarife an: Wer monatlich einen überschaubaren Extrabeitrag entrichtet, erhält auch als Erwachsener homöopathische und andere Alternativarzneimittel. Doch seit Kurzem ist sogar dieser Obolus nicht mehr nötig: Seit 2012 erstatten immer mehr gesetzliche Kassen in Deutschland ihren Versicherten auf Wunsch auch die Kosten für ärztlich verordnete Homöopathika: die Techniker Krankenkasse (TK) und die Hanseatische Krankenkasse (HEK) machten den Anfang, inzwischen ziehen auch weitere Kassen nach.

Während sich schon viele Diabetiker oder Cholesteringeplagte von ihrer Versicherung anhören mussten, dass bestimmte Medikamente nicht voll erstattet werden, weil deren Nutzen zu gering sei – bei der Homöopathie fragen Kassen gar nicht erst danach, sie wird einfach bezahlt.

Manche kooperieren dafür sogar mit der ungeliebten Konkurrenz: In Zusammenarbeit mit Privatversicherungen bieten sie ihren Mitgliedern Zusatzpolicen für Besuche beim Heilpraktiker oder beim privaten Alternativarzt. Und wer es sich leisten kann, sich komplett privat zu versichern, der bekommt seine homöopathischen Sitzungen in der Regel ohnehin zurückerstattet. Denn auch im privaten Sektor lassen sich Versicherer in Sachen Homöopathie nicht lumpen.

Fraglicher Nutzen

Dass die Kassen dabei so freigiebig sind, weil sie in der Behandlungsweise nach Hahnemann einen immensen Gesundheitsnutzen für die Versicherten sehen, darf allerdings bezweifelt werden: Zwar bieten die Versicherungen viele homöopathische Leistungen an. Wer aber dort nachfragt, ob auch Informationen über die Wirkungen der Therapie nach Hahnemann erhältlich sind, bekommt vom Kundenservice schon mal etwas schmallippige Antworten: Nein, die Versicherung könne eigene Studien zur Wirksamkeit der Homöopathie leider nicht zur Verfügung stellen. Oder: Die Kasse habe »keine Informationen zur Wirkung von homöopathischen Behandlungen bei unterschiedlichen Krankheiten« vorliegen. Oder der Patient wird zu Informationen, »wie Naturheilverfahren bei verschiedenen Krankheitsbildern wirken«, an den behandelnden Arzt weiterverwiesen. Die Versicherung könne einem hierzu »leider keine Informationen geben«.

Bei konventionellen Leistungen dagegen pochen Kassen gern und durchaus detailliert auf das wissenschaftliche Fundament, das ihrem Katalog zugrunde liegt: Erstatten sie Diabetesmittel oder blutdrucksenkende Pillen, erläutern sie den Patienten auch die Datenlage zu deren Wirkungen und Nebenwirkungen. Sie klären gründlich über Vor- und Nachteile verschiedener Operationstechniken auf. Noch ausführlicher wird in der Regel wissenschaftlich begründet, warum etwas nicht bezahlt wird – etwa wenn Studien zufolge die Nutzenbilanz diverser Früherkennungsuntersuchungen so schlecht ist, dass die Kassen dafür kein Geld ausgeben wollen. Manche Versicherungen geben sogar kostenlose Ratgeber oder Patientenhandbücher zu häufigen Krankheiten und deren Therapien heraus. Dabei ist man anscheinend sehr um Transparenz bemüht, um klar darzulegen, auf welcher Basis eine Behandlung bezahlt wird oder auch nicht.

Nicht so bei der Homöopathie: Sucht man in Kassenmagazinen oder auf Kassenportalen im Internet nach Informationen zu deren Wirksamkeit, findet man im Wesentlichen blumige Allgemeinplätze: »Sanft«, »natürlich«, »ganzheitlich« und »individuell« sei diese Therapie, und ihre Mittel seien »im Gegensatz zu vielen anderen Medikamenten frei von Nebenwirkungen«, ist da zu lesen. Die Barmer GEK, mit rund neun Millionen Versicherten immerhin größte gesetzliche Krankenversicherung in Deutschland, präsentiert sich sogar gleich als »ganzheitlich denkende Krankenkasse«, die der Alternativheilkunde »ausgesprochen aufgeschlossen gegenübersteht«, nach dem Motto: »Wer es natürlich mag, ist bei der Barmer GEK genau richtig.« Von wissenschaftlicher Basis oder einem belegten Nutzen der Homöopathie keine Rede. Im Gegenteil, die Barmer GEK räumt offen ein, die Homöopathie sei eine »wissenschaftlich nicht anerkannte« alternativmedizinische Behandlungsmethode – allerdings eine »beliebte und verbreitete«. Unter den Kassen scheint sich das Popularitätsprinzip breitgemacht zu haben: Was bekannt und beliebt ist, findet freundliche Aufnahme in den Leistungskatalog – selbst wenn eine Therapie nicht wissenschaftlich nachvollziehbar ist wie die Homöopathie.

Kostendämpfung durch Homöopathie nicht überzeugend belegt

Auch die Idee, dass die preiswerte Homöopathie den klammen Kassen beim Kostensparen helfen könnte, kann kein vorrangiger Grund sein, sie zu bezahlen: Die wenigen Daten, die es zu den Kosteneffekten der Homöopathie gibt, sind kaum untereinander vergleichbar und außerdem widersprüchlich.

Auswertungen aus der Schweiz und den Niederlanden deuten zwar eine leichte Kostenersparnis von etwa 15 Prozent bei homöopathisch behandelten Kranken an. Nicht wirklich geklärt ist allerdings die Ursache dafür. Möglicherweise schluckten die Alternativmedizinanhänger insgesamt weniger Arzneimittel, weil sie Pillen jeglicher Art skeptisch gegenüberstanden. Vielleicht ließen sie sich seltener ins Krankenhaus einweisen. Eventuell zahlten sie aber auch schlicht mehr Leistungen aus der eigenen Tasche und ersparten den Kassen auf diese Weise Kosten. Die Daten sind schwierig zu deuten und lassen sich darüber hinaus nicht einfach aufs hiesige Kassensystem übertragen.

Die wenigen deutschen Daten wiederum deuten ohnehin nicht auf ein großes Einsparpotenzial hin: Claudia Witt, kommissarische Direktorin des Instituts für Sozialmedizin, Epidemiologie und Gesundheitsökonomie der Berliner Charité, hat zusammen mit ihren Kollegen in mehreren Studien untersucht, wie sich Homöopathie im Kassenwesen auswirkt. Eine 2005 publizierte Beobachtungsstudie an 315 Erwachsenen und 178 Kindern mit chronischen Leiden sollte die Behandlung bei einem konventionellen Arzt mit der beim Homöopathen vergleichen. Die Erwachsenen litten zum Beispiel an Kopf- oder Rückenschmerzen oder an Depressionen, die Kinder an Neurodermitis, Heuschnupfen oder Asthma. In beiden Gruppen verzeichneten die Forscher praktisch gleiche Kosten – allerdings mit gewissen Unsicherheiten: Die Kassen hatten nämlich nur für rund ein Drittel der Studienteilnehmer überhaupt Daten zu ihren Kosten geliefert.

Im Jahr 2009 veröffentlichten Claudia Witt und weitere Wissenschaftler im Hautärztefachblatt *Dermatology* einen beobachtenden Vergleich an 135 Kindern mit Neurodermitis. Eine Gruppe wurde konventionell, eine zweite homöopathisch therapiert. Nach sechs sowie nach zwölf Monaten schienen sich die Symptome der Kinder in beiden Gruppen gebessert zu haben, allerdings lagen die Kosten in der Homöopathie-Gruppe mit 1500 Euro pro Kind und Jahr etwa doppelt so hoch wie in der konventionell behandelten Gruppe mit 700 Euro. Zu Buche geschlagen hatten vor allem die langen Gespräche beim homöopathischen Arzt. Außerdem neigten die Eltern der Homöopathie-Gruppe stärker dazu, für ihre Kinder noch diverse zusätzliche Therapien in Anspruch zu nehmen.

Es ist also eher fraglich, ob Hahnemanns Behandlungsweise aus Effizienzerwägungen heraus in den Leistungskatalog gehievt wurde. »Bezogen auf die vorhandene Datenlage ist für Deutschland bisher nicht zufriedenstellend beantwortet, ob Homöopathie im GKV-System Kosten einspart oder zu Mehrkosten führt«, fasst Claudia Witt den hiesigen Stand der Forschung zusammen.

Bei vielen beliebt statt wissenschaftlich belegt

Allerdings springt den Patienten auf praktisch jeder Kasseninformation der Hinweis auf die übergroße Nachfrage nach unkonventioneller Medizin ins Auge: Mal wird betont, dass Homöopathie und andere Alternativheilverfahren »immer beliebter« werden, mal, dass diese Behandlungsweisen »im Trend« liegen, oder auch, dass der Wunsch der Versicherten danach in den letzten Jahren »enorm gewachsen« sei.

Gelegentlich werden auch Umfragedaten angeführt, die das wohl untermauern sollen. Laut Techniker Krankenkasse interessieren sich immerhin stolze zwei Drittel der Mitglieder in gesetzlichen Krankenkassen für homöopathische Behandlungen. Die TK zitiert eine Befragung des Meinungsforschungsinstituts Info in Berlin unter insgesamt 2008 Erwachsenen, darunter 1003 eigene Mitglieder, 817 von anderen gesetzlichen Krankenkassen und 188 privat Versicherte.

Die Innungskrankenkasse IKK classic wiederum ermittelte 2012 den Homöopathie-Bedarf am Markt. Sie lud ihre Versicherten und andere Interessierte zur Online-Umfrage ein: Es wurde abgefragt, ob man sich zurzeit schon von einem homöopathischen Arzt oder Heilpraktiker behandeln lasse und wie viele Euro man im Jahr schätzungsweise für homöopathische Arzneimittel ausgebe. Außerdem wollte die Kasse wissen, ob man bereits in einem speziellen Kassen-Wahltarif für Homöopathie oder homöopathische Arzneimittel versichert sei. Bleibt abzuwarten, was sich die IKK classic in den nächsten Monaten einfallen lässt, um homöopathischen Wünschen noch weiter entgegenzukommen.

Homöopathie ist für Kassen zu einem von vielen bunten Aushängeschildern geworden, mit denen sie im Konkurrenzkampf um die Versicherten buhlen. Denn der Wind, der auf dem Kassenmarkt bläst, ist in den letzten Jahren deutlich rauer geworden. Was sich nicht zuletzt daran ablesen lässt, dass es 1994 noch 1152 Krankenkassen gab, während es Anfang 2012 gerade mal noch 145 waren (Quelle: Spitzenverband Bund der Krankenkassen, kurz: GKV-Spitzenverband).

Zum Wettbewerb verdonnert

Nicht nur der verwöhnte Privatversicherte, auch der Kassenpatient ist inzwischen anspruchsvoll und informiert: Die Verbraucher von heute lesen Kassenvergleiche und Ranglisten sehr genau – und wer will, kann ohne großen Aufwand seiner Versicherung den Rücken kehren. Das tun jedes Jahr Hunderttausende. Das Bild des Patienten, der »seiner« Krankenversicherung von der Wiege bis zur Bahre treu bleibt, gehört längst der Vergangenheit an. Und wer im Laufe seines Lebens irgendwann genug verdient, schließt ohnehin oft eine private Police ab.

Ob die Kassen den harten Wettbewerb nun selbst wollten oder nicht: Spätestens SPD-Gesundheitsministerin Ulla Schmidt baute in mehreren Gesundheitsreformen das bereits in Aufruhr geratene Aquarium der gesetzlichen Kassen endgültig zum Piranha-Becken aus. Die Idee dahinter lautete leicht verkürzt: Würden gesetzliche Kassen zu immer härterem Wettbewerb untereinander und gegenüber den privaten Versicherungen gedrängt, wäre das für sie ein Ansporn, möglichst kosteneffizient zu wirtschaften und den Versicherten besonders gute Leistungen zu bieten. Weniger Ausgaben im Gesundheitssystem bei besserer Versorgung der Patienten, mag sich der Gesetzgeber dabei gedacht haben.

Und so beschnitt er die Verwaltungskosten der gesetzlichen Kassen, bat auch die Patienten für Medikamente und Arztbesuche beherzt zur Kasse und reformierte immer wieder das System der Ärztehonorare. Im Gegenzug erhielten die gesetzlichen Krankenversicherungen (GKV) mit dem »Gesundheits-Modernisierungsgesetz« von 2004 und dem »GKV-Wettbewerbsstärkungsgesetz« von 2007 immer mehr Möglichkeiten, sich im Wettbewerb voneinander abzugrenzen und mit speziellen Angeboten für sich zu werben: Eine Art Spielwiese freiwilliger Leistungen wurde eröffnet und fest im Fünften Buch des Sozialgesetzbuchs (SGB V) verankert, das in Deutschland die Belange der Krankenversicherung regelt.

Über den verbindlichen und für alle Kassen gleichen Basis-Leistungskatalog hinaus dürfen die Versicherungen inzwischen freiwillig viele Spezialtarife und Programme anbieten: Sie können damit werben, dass sie besonders sportliche und gesundheitsbewusste Kunden mit einem Geldbonus belohnen. Sie können anspruchsvollen Versicherten Wahltarife anbieten, bei denen man gegen Aufpreis Extraleistungen erstattet bekommt – zum Beispiel alternative Arzneimittel, die man sonst aus eigener Tasche zahlen müsste. Sie können ihre Mitglieder zu bestimmten Ärzten schicken, die im Rahmen spezieller Kassenverträge Homöopathie ohne Mehrkosten für die Versicherten praktizieren. Und sie dürfen in Zusammenarbeit mit privaten Versicherern Zusatzpolicen anbieten: für höhere Zuschüsse zum Zahnersatz etwa, für Chefarztbehandlung und Einzelzimmer im Krankenhaus oder auch für die Erstattung von Alternativmedizin. Dem Wettbewerb sind anscheinend kaum Grenzen gesetzt. Die Kassen müssen eigentlich nur dafür Sorge tragen, dass die Großzügigkeit bei Premium-Angeboten ihnen nicht die Gesamtbilanz verhagelt.

Kassenkooperationen: integrativ, innovativ oder lukrativ?

Und so gab es in den letzten Jahren unter den Versicherungen wenig Halten: Sie pflanzten auf ihrer Spielwiese bunte Tarife und Verträge, etwa zur Erstattung von Alternativmedizin. Wer sich als wechselwilliger Interessent nach Homöopathie auf Kassenkosten erkundigt, wird bei großen Versicherungen mit offenen Armen empfangen. Von der Techniker Krankenkasse bekommt man die freundliche Auskunft, dass man dort den Wunsch nach sanfter Medizin gern unterstützt. Deshalb habe die TK auch einen bundesweiten Vertrag zur homöopathischen Versorgung abgeschlossen. Dabei handelt es sich um einen Vertrag zur »Integrierten Versorgung«, kurz »IV«, nach Paragraf 140aff. des SGB V. Seit einigen Jahren dürfen gesetzliche Kassen solche Kontrakte mit Krankenhäusern oder Reha-Kliniken, mit Haus- und Fachärzten, Apothekern und sogar mit Pharmaherstellern schließen, wenn sie sich davon weniger Kosten und eine effizientere und bessere Behandlung ihrer Mitglieder versprechen.

In diesen Integrationsverträgen sollen verschiedene Akteure im Gesundheitswesen – zum Beispiel niedergelassene Ärzte, Kliniken oder Apotheker – enger und effizienter zusammenarbeiten, Daten austauschen und so ihre Patienten besser versorgen: Es macht ja auch zum Beispiel durchaus Sinn, dass der niedergelassene Allgemeinarzt vom Krankenhauschirurgen erfährt, dass es bei der Bauch-OP eines Patienten Komplikationen gab und der frisch Entlassene nun noch Hilfe und spezielle Medikamente braucht. Allerdings sind IV-Verträge für die Kassen auch ein attraktiver Federputz, mit dem sie sich gern schmücken: Denn unter der Fahne der Integrierten Versorgung ist es ihnen gestattet, ihren Versicherten – auch ganz ohne Aufpreis – besondere Leistungen zu offerieren, die nicht über den regulären gesetzlichen Katalog abgedeckt sind. Die klassische Homöopathie nach Samuel Hahnemann mit ihren ausführlichen Gesprächen beim homöopathischen Arzt ist so eine Leistung.

Solche Gespräche werden zum Beispiel von der Techniker Krankenkasse großzügig bezahlt: im Rahmen eines IV-Vertrags, der mit der Managementgesellschaft des Deutschen Zentralvereins homöopathischer Ärzte (DZVhÄ) geschlossen wurde. Über den Deutschen Apothekerverband (DAV) sind auch noch speziell fortgebildete Apotheker mit im Boot, die die homöopathisch behandelten Patienten am Verkaufstisch unterstützen sollen. Wenn »Unklarheiten herrschen über die verschriebene Medikation oder die Potenz«, so sollte der Apotheker zum Beispiel »den Patienten zurück an den Arzt verweisen oder im Rahmen seiner durch Fortbildung erworbenen Kenntnisse den Patienten aufklären«, umschreibt der DZVhÄ die tragende Rolle des Pharmazeuten im IV-Vertrag. Außerdem soll der Apotheker gegebenenfalls den Arzt informieren, wenn der Patient »parallel zur homöopathischen Behandlung andere Medikamente verschrieben bekommt oder selbst erwirbt, die die homöopathische Behandlung stören oder behindern können«. Der Apotheker macht im IV-Vertrag also das, was er in der Vorstellung des Laien auch ohne Vertrag machen sollte: Er berät seine Kunden so fachgerecht wie möglich. Und wenn er es für angebracht hält, kann er noch dafür sorgen, dass ein Patient ein nachweislich wirksames, aber leider nach Vorstellung der Homöopathie »störendes« Medikament absetzt, um sich ganz der angeblichen Wirkung der Globuli anzuvertrauen.

IV-Verträge sind offensichtlich ein Erfolgsmodell in der Homöopathie-Szene: Rund 80 gesetzliche Kassen tummeln sich auf dem Feld der Integrierten Homöopathie-Versorgung: Dutzende Betriebskrankenkassen (BKK), aber auch Innungskrankenkassen, Knappschaft oder Landwirtschaftliche Kassen. Es gibt somit in Deutschland schon jetzt mehr gesetzliche Kassen, die die Homöopathie erstatten, als solche, die sich diesem Wunsch ihrer Mitglieder verweigern.

TK-Versicherte müssen etwa nur bei ihrer Kasse nachfragen, welche homöopathischen Kassenärzte beim Vertrag mitmachen, und in einer solchen Arztpraxis eine Teilnahmeerklärung unterschreiben. Schon gibt es Homöopathie-Sitzungen ganz unkompliziert auf Chipkarte: für Erwachsene zum Beispiel ein mindestens einstündiges Erstgespräch (»Erstanamnese«) einmal im Jahr, jedes Quartal eine halbstündige Folgeanamnese und fünfmal im Quartal eine kurze Beratung. Außerdem jedes Halbjahr eine aufwendige Analyse und Arzneimittelbestimmung (»Repertorisation«) durch den Arzt (Stand Juni 2012). Ein üppiges Angebot, dass auch anspruchsvolle Versicherte zufriedenstellen sollte.

Auch für den Arzt ist ein solcher Vertrag attraktiv: Zwar muss er erst einmal das Homöopathie-Diplom des Zentralvereins inklusive besonders vieler Weiterbildungsstunden erworben haben und sich zudem regelmäßig in Homöopathie fortbilden. Dafür bekommt er aber zuverlässig Kassenkundschaft in seine Praxis, die seine ausführlichen Homöopathie-Sitzungen gern in Anspruch nimmt, weil sie dafür nicht ihr eigenes Portemonnaie zücken muss. Und verglichen mit dem wissenschaftsbasierten Kassenarzt, der sein Patientengespräch kurz halten muss, weil er dafür nur wenige Euro abrechnen kann, wird der Homöopath im Kassensystem großzügig honoriert: Für die einstündige Erstanamnese erhält er ein Honorar von 90 Euro, 45 Euro bringt das halbstündige Folgegespräch, und wenn er den Fall eines Patienten analysiert und für dessen Krankheitssymptome die passenden Globuli heraussucht, bekommt er noch einmal je 20 Euro dazu.

Kein Wunder, dass sich bundesweit schon 1300 Ärzte allein in den Vertrag der TK eingeschrieben haben. Sogar Kliniken sind über Homöopathie-Verträge mit der TK verbunden: Seit 2010 bekommen TK-Versicherte im Berliner Immanuel Krankenhaus Homöopathie auf Chipkarte. Und im Kinderkrankenhaus St. Marien in Landshut werden kleine TK-Patienten im Rahmen ihres Klinikaufenthalts ebenfalls homöopathisch von der Kasse versorgt.

Offensichtlich wird das Angebot der TK auch von den Patienten gut angenommen: Bundesweit haben sich 14 von 1000 Versicherten in den Vertrag eingeschrieben, wie die Kasse im Mai 2012 vermeldete. Das sind bei 8,1 Millionen Versicherten etwa 100000 Patienten, die sich anscheinend sehr wohl damit fühlen, in diesem Rahmen Leistungen bezahlt zu bekommen, für die sie sonst eventuell mehrere Hundert Euro aus der eigenen Tasche hinlegen müssten. Offenbar eine attraktive Offerte.

Mit einer solchen geht auch die noch größere Barmer GEK ins Rennen: Seit 2011/2012 hat sie mit Ärzten in den Pilotregionen Schleswig-Holstein, Thüringen, Saarland und Mecklenburg-Vorpommern IV-Verträge geschlossen, zu ähnlichen Abrechnungskonditionen wie die Techniker Krankenkasse.

Darüber hinaus blüht im Kassenwesen längst eine bunte Vielfalt weiterer Angebote, die die Homöopathie gesellschaftsfähig und ihre Abrechnung für Ärzte attraktiv gemacht haben: Bei der Securvita und diversen anderen Betriebskrankenkassen segelt die Homöopathie unter der Fahne eines Vertrags zur »besonderen ambulanten Versorgung«, geschlossen mit den Kassenärztlichen Vereinigungen als Mittler zwischen Kassen und Ärzten. Zur Rechtfertigung solcher Verträge steht dann statt der »Integration« die »Innovation« im Gesundheitswesen im Vordergrund – und diese innovative Zusammenarbeit verschafft homöopathisch arbeitenden Medizinern dann ähnlich hohe Sätze wie die Verträge zur Integrierten Versorgung.

Und zu guter Letzt erfüllen die Kassen ihren Kunden mit unterschiedlichsten Wahltarifen oder privaten Zusatzversicherungen homöopathische Wünsche à la carte. Die kleine »BKK vor Ort« hat den Wahltarif »HomöopathiePlus« im Programm: Wer ein paar Euro extra im Monat bezahlt, bekommt von der Kasse ärztlich verordnete homöopathische Medikamente (und außerdem noch pflanzliche und anthroposophische) bis zu einem bestimmten Betrag erstattet. Die Securvita hat sich mit der Wuppertaler Privatkasse Barmenia zusammengetan und bietet die Zusatzpolice VitaStart an. Darüber sind dann zum Beispiel auch noch Besuche beim Heilpraktiker oder Homöopathie vom Privatarzt abgedeckt. Und bei der TK wiederum arbeitet man mit dem Privatversicherer Envivas zusammen, um das alternativmedizinische Angebot aufzustocken.

Das volle Programm: Arztgespräche und Globuli auf Kassenkosten

Sogar homöopathische Arzneimittel sind seit Kurzem wieder erstattungsfähig. Seit der Gesundheitsreform 2004 mussten erwachsene Homöopathie-Patienten die eigentlich selbst zahlen. Damals flogen rezeptfreie Medikamente in hohem Bogen aus dem gesetzlichen Leistungskatalog – und mit ihnen Globuli, homöopathische Tropfen und Tabletten, weil die so gut wie immer rezeptfrei sind. Nur noch für Kinder bis zwölf Jahre, einige Jugendliche und manche schwer Kranke wurden Homöopathika seitdem übernommen.

Doch inzwischen steht es den Kassen wieder frei, homöopathische Mittel zu erstatten. Das sogenannte Versorgungsstrukturgesetz eröffnet seit Anfang 2012 diese weitere Option im Wettbewerb. Eine Nische, in die sogleich die große Techniker Krankenkasse (TK) und die kleine Hanseatische Krankenkasse (HEK) vorstießen. Seit Januar 2012 müssen deren Versicherte das Geld für Homöopathika zwar immer noch in der Apotheke vorstrecken, können das Rezept aber danach zur Rückerstattung einreichen. Sie bekommen dann von der TK die vollen Kosten bis zu maximal 100 Euro pro Kopf und Jahr ersetzt, von der HEK gibt es immerhin noch 70 Prozent zurück, und zwar ebenfalls bis zu 100 Euro im

Jahr. Und da beide Kassen ohnehin schon seit Jahren für homöopathische Gespräche beim Vertragsarzt aufkommen, können sie ihren Mitgliedern nun endlich eine Art Hahnemann'sches Rundum-Paket schnüren.

Vorstoß ins Erste-Klasse-Segment

Offenbar will man durch so viel homöopathisches Entgegenkommen auch der Konkurrenz der Privatversicherer den einen oder anderen Kunden abjagen. Dort wirbt man ja längst mit der angenehmen Vorstellung, dass man als Patient erster Klasse mehr erwarten dürfe als in der Holzklasse der gesetzlichen Krankenversicherung. Selbst anspruchsvolle Wünsche werden im Privatsegment selbstverständlich erfüllt. Vom aufwendigen Gesundheits-Check-up inklusive Ganzkörperuntersuchung im Kernspintomografen bis hin zur Extraportion Zuwendung vom Homöopathen: Schon lange erstatten praktisch alle Privatkassen die langen Gespräche beim homöopathisch tätigen Mediziner für ihre Mitglieder.

Und die Kunden der Privaten sind dank klar definierter Mindesteinkommensschwellen bekanntlich die besonders zahlungskräftigen Versicherten, die entsprechend hohe Beiträge zahlen. Zurzeit (Stand Juli 2012) können im Wesentlichen nur Beamte und Selbstständige in die private Versicherung wechseln sowie Arbeitnehmer, die mindestens 50850 Euro brutto im Jahr verdienen. Praktischerweise bekommen die Privatversicherer mit diesen Wohlhabenderen nicht nur besonders viele Versicherte, die ordentlich zahlen, sondern auch eher die Gesünderen, Sportlicheren, Schlankeren, die den Kassen weniger Kosten durch chronische Leiden wie Diabetes Typ 2, Herz- und Kreislaufkrankheiten oder übergewichtsbedingte Rücken- und Gelenkprobleme bescheren. Denn Armut und Krankheit gehen auch hierzulande häufig Hand in Hand: Wer wenig Geld in der Tasche hat, bewegt sich im Schnitt weniger und raucht dafür häufiger. Menschen mit geringen Nettoeinkommen leiden öfter an Diabetes, bekommen eher einen Herzinfarkt oder auch eine Depression. Und sie sind in der Regel bei gesetzlichen Kassen versichert.

Es wäre also kein Wunder, wenn man sich in den dortigen Führungsetagen ein paar Gedanken machen würde, wie man der hauseigenen Versichertenklientel zu mehr Wohlgefühl verhelfen und die gesunden Gutverdiener an Land ziehen könnte. Zwar gibt es zwischen den Kassen eine Art Finanzausgleich: Wer viele chronisch Kranke versichert, bekommt aus dem gemeinsamen Geldtopf der Versicherungen nach einem komplizierten Schlüssel Geld von denen, die eher die Jungen und Gesunden bei sich versammeln. Und doch scheint es sich unterm Strich immer noch zu lohnen, diejenigen zu umgarnen, die hohe Beiträge zahlen und gleichzeitig sorgsam auf ihre Gesundheit achten. Sonst würden die Kassen wohl kaum so penetrant mit Premium-Angeboten locken für alle, die eigentlich ohnehin schon gesund sind: mit Spezialtarifen für Sportler, mit Bonusprogrammen für Präventionswillige, mit Ernährungsberatung zu Vollwertkost und Vegetarismus oder auch mit speziellen Geld-zurück-Tarifen für alle, die das Glück haben, ein ganzes Jahr lang so gesund zu bleiben, dass sie von ihrer Kasse keinerlei Leistungen in Anspruch nehmen müssen.

Wahrscheinlich würde keine Versicherung sich laut dazu bekennen, dass sie sich gern ihre Versicherten nach Einkommens- und Gesundheitsstatus aussucht. Doch als im Jahr 2011 die kleine City BKK aus Stuttgart insolvent ging, standen viele ihrer Versicherten erst mal auf der Straße. Andere Kassen zierten sich, sie aufzunehmen, denn die City BKK war eine Kasse mit tendenziell älterer und auch kränkerer Klientel.

Weit offen sind die Türen dagegen für gesundheitsbewusste oder tendenziell besser verdienende Interessenten –

wie zum Beispiel für Homöopathie-Nutzer. Die sind wie die Anhänger anderer Naturheilverfahren im Schnitt eher weiblich und haben auch einen höheren Bildungsabschluss als Nutzer konventioneller Methoden. Und sie geben in Umfragen an, dass ihnen ihre Gesundheit besonders am Herzen liegt.

Zufriedene Versicherte bei minimalem Aufwand

Im Kampf um diese anspruchsvollen Mitglieder ist Homöopathie für die Kassen wie geschaffen. Sie ist bekannt und beliebt und schafft eine Menge Zufriedenheit. Viele Patienten haben heute das ungute Gefühl, beim Kassenarzt schnell abgefertigt zu werden und nur ein »Fall« unter vielen zu sein. Bezahlt ihnen eine Versicherung die ausführlichen Gespräche beim Homöopathen, kann dieses Extra an menschlicher Zuwendung zu mehr Zufriedenheit in einem als kalt empfundenen System verhelfen.

Den Kassen wiederum verschafft die Homöopathie eine weitere bunte Facette in ihrem Leistungskatalog. Denn was beim Kunden bei der Wahl einer Krankenversicherung den Ausschlag gibt, sind nicht etwa persönliche Beratung, guter Service oder auch das gute Image einer Kasse. Selbst die viel geschmähten Zusatzbeiträge scheinen für die allermeisten nicht entscheidend bei der Kassenwahl zu sein, wie eine Umfrage des Wissenschaftlichen Instituts der AOK aus dem Jahr 2011 belegte. Nein, mit Abstand am wichtigsten war den 3000 Befragten, dass eine Kasse ihnen »viele Leistungen« anbietet. Fast jeder Dritte nannte diesen Wunsch an erster Stelle.

Und dabei kostet das Aushängeschild Homöopathie die Versicherungen praktisch nichts. Man mag darüber streiten, ob die Homöopathie eigentlich eher Kosten einspart oder zusätzliche erzeugt. Aber eines tut sie zurzeit sicher nicht: Sie treibt keine Kasse in die Pleite. Die Ausgaben für

Hahnemann'sche Therapien belaufen sich auf buchstäblich homöopathische Summen: Im Jahr 2010 schrieben Ärzte laut Bundesverband der Pharmazeutischen Industrie (BPI) 1,9 Millionen Mal homöopathische Medikamente auf ihre Rezepte. Das entspricht einem Anteil von nicht einmal 0,3 Prozent an allen 677 Millionen Verordnungen im Kassenkosmos. Bezogen auf den Umsatz fielen die eher billigen Homöopathika sogar noch weniger ins Gewicht: Mit 18,9 Millionen Euro im Jahr 2010 machten sie gerade einmal 0,06 Prozent der GKV-Medikamentenausgaben aus (Quelle: BPI Pharma-Daten 2011, Umsatz gerechnet in Apothekenpreisen). Demgegenüber lagen die gesamten Ausgaben der gesetzlichen Versicherer für Arzneimittel in den letzten Jahren bei um die 30 Milliarden Euro, zählt man alle Ausgaben zusammen, kommt man für das Jahr 2011 gar auf schwindelerregende 169 Milliarden Euro (Quelle: GKV-Spitzenverband). Selbst wenn Kassen im Rahmen bestimmter Tarife und Verträge homöopathische Sitzungen bezahlen, besteht offenbar wenig Gefahr, dass sie sich dabei verausgaben: Der Deutsche Zentralverein homöopathischer Ärzte bezifferte in einer Information von 2010 die Kassenausgaben für die homöopathische Versorgung bei niedergelassenen Ärzten auf rund sieben Millionen Euro pro Quartal und damit auf etwa ein Promille der Arztkosten der Kassen. Zum Vergleich: Allein das Haushaltsvolumen 2012 der Techniker Krankenkasse betrug 21,3 Milliarden Euro.

Gesetzlich verankerte Privilegien

Zudem müssen die Kassen schon seit Langem keinen Druck mehr vom Gesetzgeber fürchten, wenn sie sich trauen, eine spekulative Methode wie die Homöopathie zu bezahlen. Er selbst hat schließlich schon vor vielen Jahren dem Druck homöopathischer Ärzte, naturheilkundlich engagierter Kassenvertreter und anderer Lobbygruppen nachgegeben und die Homöopathie zur »besonderen Therapierichtung« geadelt. Das verschafft ihr Vorrechte gegenüber der konventionellen Medizin (siehe auch Kapitel 7), die ebenfalls im Sozialgesetzbuch V festgeschrieben sind. Etwa das Privileg, dass sie ihren Nutzen nicht so streng wie andere Methoden überprüfen lassen muss.

Die klare Bevorzugung unkonventioneller Methoden findet sich im SGB V etwa in den Paragrafen 2 und 34. Arzneimittel mit nicht ausreichend gesichertem therapeutischen Nutzen darf der Vertragsarzt eigentlich nicht verordnen. Aber: »Behandlungsmethoden, Arznei- und Heilmittel der besonderen Therapierichtungen sind nicht ausgeschlossen.« Und bei der Beurteilung solcher Medikamente »ist der besonderen Wirkungsweise dieser Arzneimittel Rechnung zu tragen (§§ 2, 34 SGB V).« Weiterhin ist im Sozialgesetzbuch V § 135 verankert, dass der Nutzen der Homöopathie ohnehin nicht nach dem Erkenntnisstand evidenzbasierter Mediziner beurteilt werden sollte, sondern nach dem Stand der Homöopathen selbst. Damit wurde ihr eine praktisch unantastbare Nische geschaffen, aus der heraus sie im Kassensystem aufblühen konnte.

Intransparente Zwei-Klassen-Medizin

Nun könnte der eine oder andere vielleicht einwenden: Homöopathie für ein paar Millionen Euro kostet die Kassen ja nicht viel – gemessen am dreistelligen Milliardenbetrag, den die Versicherer insgesamt für Ärzte, Kliniken, nichthomöopathische Arzneimittel und weitere Leistungen hinblättern. Ein bisschen Wettbewerb, ein bisschen Spielraum und eine bisschen Farbe und Vielfalt im grauen Gesundheitssystem – was soll daran schon problematisch sein? Erst recht, wenn doch so viele Homöopathie auf Kassenkosten haben wollen?

Problematisch ist daran vor allem zweierlei: Erstens befeuern Kassen, die ihren Leistungskatalog allzu sehr an der Maxime des »Haben-Wollens« ausrichten, eine anspruchsvolle, aber letztlich völlig unkritische Haltung, die sich unter Versicherten jetzt schon verfestigt hat: die Überzeugung, dass nur zählt, wie viele verschiedene Leistungen eine Kasse anbietet, und dass es nachrangig ist, ob man durch diese Leistungen auch nachweislich gesünder wird. Versicherte, die daran glauben, werden künftig einfach nur verfolgen, welche Kasse den prallsten Katalog hat, und nicht, welche mit ihren Leistungen die belegtermaßen besten Heilungschancen bietet. Ironischerweise würden in diesem Spiel ausgerechnet die Versicherungen verlieren, die ihre Leistungen konsequent daran ausrichten, was den Patienten nachvollziehbar am meisten nützt. Dagegen bestünde die Gefahr, dass solchen Kassen die Versicherten zulaufen, die alles Mögliche erstatten, sofern sich dafür nur genügend Interessenten finden.

Zweitens konterkariert die bereitwillige Erstattung von Homöopathie die Anstrengungen der Kassen sowie des Gesetzgebers, transparenter zu begründen, warum manches bezahlt wird und anderes eben nicht: Bei neuen und in der Regel teuren patentgeschützten Medikamenten müssen deren Hersteller seit Kurzem Belege beibringen, dass Patienten durch ein angeblich innovatives Mittel tatsächlich einen größeren Nutzen haben als durch die bisher verfügbaren Therapien: dass Kranke mit diesem Arzneimittel beispielsweise weniger Schmerzen haben, seltener einen Herzinfarkt bekommen oder sogar länger leben. Andernfalls gibt es weniger Geld als vom Hersteller gewünscht von den Kassen. Und selbst die vielen Medikamente, die schon seit Jahren auf dem Markt sind, bei denen aber trotzdem längst nicht immer klar ist, wie sehr sie Patienten unterm Strich nützen, werden ganz allmählich durch Auswertung wissenschaftlicher Studien überprüft.

Angesichts eines so hohen Gutes wie der eigenen Gesundheit haben Versicherte unserer Meinung nach ein Recht darauf, so transparent wie irgend möglich nachzuvollziehen, ob die Leistungen einer Kasse die Chance bieten, dadurch tatsächlich gesünder zu werden. Auf dieser Basis kann sich ein Interessent sinnvoll und bewusst für eine von ihnen entscheiden. Diese Basis wird zur Verfügung gestellt durch wissenschaftliche Forschung, die zum einen weitestgehend klärt, was eine Therapie mit dem eigenen Körper anstellt, und zum anderen sauber belegt, wie hoch die Wahrscheinlichkeit ist, dass man davon gesundheitlich profitiert. Von beidem ist die Homöopathie jedoch weit entfernt.

Das Engagement der Kassen für unwissenschaftliche Verfahren schafft eine Zwei-Klassen-Medizin der besonders problematischen Art: auf der einen Seite die Patienten, denen etwas verweigert wird, weil es keinen wissenschaftlich belegten Nutzen oder gar Mehrnutzen im Vergleich zu anderen Therapien hat. Auf der anderen Seite die Patienten, die Leistungen bekommen, weil sie selbst und gut organisierte Lobbyvertreter es so wollen – unabhängig davon, ob die Leistungen einen nachgewiesenen Nutzen haben. Was soll ein Diabetiker davon halten, dass seine Kasse auf der einen Seite sein teures Medikament nicht bezahlt und sich darauf beruft, dass die angeblich großen Vorteile des teuren Mittels wissenschaftlich nicht belegt seien – wenn dieselbe Kasse gleichzeitig Homöopathie bezahlt.

Bei Patienten kann eine so intransparente Entscheidung wie die Kostenübernahme für die Homöopathie den bitteren Nachgeschmack hinterlassen, dass sich Entscheidungen über Kassenleistungen im Wesentlichen auf zwei Pfeiler stützen: auf die energische Lobbyarbeit ausgewählter Interessengruppen und auf die Willkür der Kassen. Ein aus unserer Sicht fataler Eindruck in einem ohnehin unübersichtlichen Gesundheitssystem, das sich schon jetzt mit einer massiven »gefühlten« Ungerechtigkeit unter gesetzlich Versicherten auseinandersetzen muss.

Transparenz und Konsequenz beim Nehmen wie beim Geben

Wie wir bereits in anderen Kapiteln dargelegt haben, ist die Welt der Medizin immer noch voller Fragezeichen. Bei Weitem nicht alle Arzneimittel oder OP-Techniken im Kassenkatalog haben ihren Nutzen für die Kranken jemals eindeutig belegt. Vieles fand schon zu einem Zeitpunkt Eingang ins Kassensystem, als evidenzbasierte Medizin wenig verbreitet war und Ärzte sich vorrangig auf ihre eigenen Erfahrungen mit verschiedenen Behandlungsweisen verließen. Bezahlt wurden und werden solche Therapien dennoch von den Versicherungen.

Umso mehr sind die großen Anstrengungen der vergangenen Jahre zu begrüßen, endlich mehr Transparenz und nachvollziehbare Qualität ins Gesundheitswesen zu bringen. Immer wieder haben sich dabei Gremien, Ausschüsse und Kassen – zum Teil gegen starke wirtschaftliche Interessen von Industrie oder Ärzteschaft – von wenig hilfreichen Leistungen verabschiedet oder die Zahlungen dafür eingeschränkt. So werden die Kosten für diverse Untersuchungen nicht übernommen, weil der behauptete Nutzen mancher Tests nicht belegt ist oder sogar ihr Schaden für die Patienten überwiegt.

Anstrengungen für nachvollziehbare Qualität im Gesundheitswesen machen aber nur Sinn, wenn sie konsequent auf alle Leistungen angewandt werden – also auch auf solche, die die Versicherungen freiwillig anbieten. Patienten sind bei ihrer Gesundheit schließlich jederzeit auf bestmögliche Versorgung und Transparenz angewiesen – ob sie sich nun für die Standardversorgung ihrer Kasse entscheiden oder für bestimmte Verträge oder Wahltarife. Deswegen plädieren wir für einen Wettbewerb der Versicherungen, in dem es vorrangig um Transparenz und Glaubwürdigkeit statt um Vielfalt geht: Kassen sollten sich künftig auch bei ihren freiwillig erbrachten Leistungen in erster Linie mit dem positionieren, was nachweislich den größten Nutzen für die Gesundheit mit sich bringt, und nicht damit, was aktuell besonders »im Trend« liegt. Das würde bedeuten, Therapierichtungen im Kassensystem werden nur dann erstattet, wenn sie belegen können, dass sie besonders nützlich für die Patienten sind – aber nicht allein auf der Grundlage dessen, dass sie irgendwann einmal einfach zu etwas an sich »Besonderem« erklärt wurden.

9 Weichgespülte Medien: Geschichten von Wundern und Heilern

Eigentlich sollte es eine fröhliche Feierstunde werden: Am 5. Oktober 2011 trafen sich in Dortmund im »Zentrum für Kunst und Kreativität« Journalisten aus ganz Deutschland, um mit Vorträgen, Diskussionen und einem geselligen Beisammensein die erfolgreiche und nun zu Ende gehende Arbeit der »Initiative Wissenschaftsjournalismus« zu würdigen. Doch es kamen Misstöne auf. Der Chefredakteur von *GEO*, Peter-Matthias Gaede, wehrte sich gegen die Kritik an einer Titelgeschichte in *GEO* wenige Wochen zuvor. Der Geschichte war mangelndes Evidenzbewusstsein vorgeworfen worden, was für reichlich Wirbel in der Journalistenszene gesorgt hatte.

In dem Artikel, überschrieben »Die neue Heilslehre«, hatte die Wissenschaftsjournalistin Petra Thorbrietz für ein Miteinander von »Schul-« und »Alternativmedizin« geworben – wobei sie keinen Hehl daraus gemacht hatte, welchem Lager ihre Sympathien galten. Der Artikel führte in Blogs und auf der Facebook-Seite von *GEO* zu teils hitzigen, meist aber sachlichen Diskussionen. Gaede jedenfalls sah sein Magazin und seine Autorin zu Unrecht angegriffen und beschuldigte seinerseits die Kritiker des blindwütigen Eifertums. Als er bei einem Podiumsgespräch zum Thema »Was noch zu tun wäre« befragt wurde, entlud sich sein Zorn: Die Kritiker, allen voran die Mitglieder der Gesellschaft zur wissenschaftlichen Untersuchung der Parawissenschaften (GWUP), hätten so viel Schaum vor dem Mund, dass sie nicht mehr klar sehen könnten.

Widerspruch regte sich nicht, vielleicht, weil man sich die Feierlaune nicht verderben lassen wollte, ganz sicher aber auch, weil Anwesende den Artikel von Thorbrietz prima und deshalb Gaedes Reaktion nur zu verständlich fanden. Diese Szene und ihre Vorgeschichte spiegelt in etwa auch die Medienlandschaft in Print, Funk und Fernsehen wider: Während einige wenige Journalisten klar Stellung gegen Verfahren wie die Homöopathie beziehen und andere klar dafür, lassen sich wohl die meisten auf den sanften Wogen des Meinungspluralismus mal hierhin und mal dorthin treiben.

Wesentlich dezidierter prohomöopathisch zeigt sich der Buchmarkt, der Bände über Bände zu Esoterik und ihren medizinischen Spielarten hervorbringt. In Buchhandlungen und Büchereien zwischen den Regalen voller Mystik und Irrationalität wähnt man sich in anderen Sphären, aber nicht im Mitteleuropa des 21. Jahrhunderts. Auch in den Gesundheitsabteilungen quellen die Regale über vor Homöopathie-Ratgebern für den Heim-Heilpraktiker, wobei manche Autoren auch die letzten Fesseln, sprich die Prinzipien Hahnemanns, abstreifen und sich ihre eigene Welt der Wunder zusammenreimen. Oft bleibt nur noch der Markenname Homöopathie übrig, auf dessen Werbewirksamkeit man offenbar nicht verzichten möchte.

Komplettiert wird die Medienlandschaft durch Fachverlage, die zwar überwiegend in der wissenschaftlichen Welt verankert sind, aber für die alternative Klientel eigene Satelliten im Gesundheitsuniversum ausgesetzt haben – womit sie die Strategie der Politik, wissenschaftlich fundierte Medizin und Homöopathie mit zweierlei Maß zu messen, eins zu eins kopieren. In den Lehrbüchern und Fachzeitschriften zu Homöopathie und anderen Verfahren findet dann eine vermeintlich seriöse Wissenschaftskommunikation statt.

Unter dem Strich also können die Medien den Konsumenten kaum Orientierungshilfe bieten. Wie auch? Schließlich wollen sie, wie alle anderen Wirtschaftsbranchen, eine Ware verkaufen, und das können sie nur, wenn sie sich am Konsumenten orientieren. Pluralismus gehört da zum System. Statt also den Graben zwischen rational fundierter Medizin und irrationalen Heilslehren erst einmal gründlich auszubaggern, schütten ihn viele Artikel zu und walzen die Medizinlandschaft platt. Alle Ansätze, so das verbreitete Credo, hätten ihre Berechtigung und könnten voneinander lernen.

Mit *GEO* Wunder entdecken

Auf einer Hanebüchen-Skala von eins bis zehn würde die Titelgeschichte von Petra Thorbrietz in *GEO* wohl noch bei eins oder zwei liegen. Das erklärt einerseits die Empörung ihres Chefredakteurs, der die Kritik – in gewisser Weise zu Recht – für überzogen hielt. Andererseits erklärt es auch die Empörung der Kritiker, die gerade solche vermeintlich harmlosen Artikel in angesehenen Medien als besonders gefährlich einstufen. Schließlich untergraben diese das wissenschaftliche Denken viel subtiler und stoßen so die Türen für Homöopathie und Co. viel weiter auf als jeder Hardliner-Artikel in einem Esoterikmagazin, der ohnehin nur bereits Bekehrte erreicht.

Der Artikel von Thorbrietz steht also programmatisch für eine verbreitete Haltung unter Journalisten: dass die »Schulmedizin« an ihrer Rationalität leide und Erlösung nur die »Alternativmedizin« bringen könne. Die »Schulmedizin« sei kalt, für die Wärme wäre dann die »Alternativmedizin« zuständig. Das ist obendrein eine viel strapazierte Stammtischweisheit – und auch noch exakt die Stoßrichtung der Homöopathie-Verbände. Sie ist vermutlich deshalb so populär, weil sie sich mit der Alltagserfahrung vieler Menschen deckt, dass der übliche Medizinbetrieb in Kliniken und Praxen Defizite in der menschlichen Zuwendung aufweist und die Alternativmedizin gerade dort ihre Stärken hat. Von einer *GEO*-Autorin hätte man allerdings eine etwas differenziertere Analyse erwartet: Denn tatsächlich sind die Defizite der »Schulmedizin« nicht durch ein rationales Vorgehen bedingt, sondern durch Ärzte, die einfach ihren Job schlecht machen, sowie durch Lobbyinteressen, die nicht medizinisch-rational begründet sind.

Eine angemessene Sichtweise auf die »neue Heilkunst« wäre also gewesen, die Medizin nicht in die alten Lager »Schul-« und »Alternativmedizin« einzuteilen, sondern in rationale und irrationale Ansätze – die sich jeweils in beiden Lagern finden. So setzen sich Lobbyisten in der »Schulmedizin« über rationale Schlussfolgerungen hinweg, wenn sie etwa auf der jährlichen Untersuchung zur Früherkennung von Gebärmutterhalskrebs beharren, obwohl längst belegt ist, dass eine Untersuchung im Abstand von zwei bis drei Jahren für die Frauen sinnvoller wäre. Und umgekehrt können einzelne Bereiche der Alternativmedizin, wie etwa die Pflanzenheilkunde, auf rationalen Grundlagen beruhen.

Dass eine rationale Bewertung der Methoden eine empathische, individuell zugeschnittene Behandlung der Patienten nicht ausschließt, sondern vielmehr die Basis dafür ist, kommt Thorbrietz offenbar nicht in den Sinn. Sie unterstellt der »Schulmedizin« vielmehr, dass sich die Ärzte angeblich mehr für Studien als für Patienten interessieren – was für ein Schlag ins Gesicht eines jeden engagierten Arztes, der sein Handeln auf ein solides wissenschaftliches Fundament stellen möchte!

Eine Lanze für die Homöopathie

Thorbrietzs Artikel provozierte eine Flut von Kommentaren. In einer Stellungnahme wehrte sie sich auch gegen den Vorwurf, die Homöopathie hofiert zu haben. Sie habe sie vielmehr ganz bewusst nur in einem Textkasten erwähnt. An anderer Stelle hatte sie solche Bedenken nicht: In einer Kolumne in *Focus online* brach sie im März 2010 eine »Lanze für die Homöopathie«. Gleich zu Beginn ihres Beitrags stellte sie klar: »Achtung – dies ist ein Outing. Ja, ich vertraue der Homöopathie.« Warum auch nicht? Alternative Lehren würden schließlich viele Beispiele kennen, »dass lineare Erklärungsmuster nicht funktionieren, wenn es um Gesundheit und Krankheit geht«. Denn: »Leben ist Chaos – alle Systeme, die sich einer strengen Ordnung unterwerfen, sind zum Untergang verdammt.« Da hätte vermutlich auch *GEOs* Chefredakteur aufgestöhnt.

Homöopathika seien nur Placebos, so Thorbrietz weiter, solange »der Arzt nicht DAS richtige Mittel findet«. Findet er es, »dann kann es sein, wie bei mir geschehen, dass eine chronische Blasenentzündung nach fünf kleinen Milchzuckerbällchen mit ›Nichts‹ drin für immer verschwand – nachdem viele Antibiotika versagt hatten«. Dieser eine Satz führt alle Beteuerungen, sich auf dem Boden der Evidenz zu bewegen, ad absurdum. Schließlich besitzen Erfahrungen praktisch keine Aussagekraft – was leider ebenso für die eigenen Erfahrungen gilt. Es läuft also auf die übliche Formel hinaus: Die evidenzbasierte Medizin ist schön und gut, aber man weiß es besser, denn man hat ja am eigenen Leib erfahren, wie wunderbar die Homöopathie wirkt. Kennzeichnend für überzeugte Anhänger Hahnemanns ist, dass ihnen solche gedanklichen Kurzschlüsse nichts ausmachen, während bei überzeugten Kritikern gelegentlich die Sicherungen durchbrennen.

Mit jenen springt Thorbrietz übrigens ebenso rüde um wie die mit ihr. Gleich zu Beginn ihrer Kolumne kanzelt sie Kritiker als Mitläufer ab, während sie selbst tapfer ihre eigene Meinung zu vertreten glaubt: Sie oute sich, »auch wenn es gerade mal wieder total en vogue ist, sich von dem scheinbaren Nichts zu distanzieren«. Kritiker würden »triumphierend betonen«, dass die Wirkung auf den Placebo-Effekt zurückginge. Sie sei auch verblüfft von deren »eifernder Vehemenz«, mit der diese homöopathische Ärzte »esoterischen Quacksalbern« gleichstellen würden.

Die genüsslichen Schmäher der *Süddeutschen Zeitung* ...

Anders als *GEO* gibt es auch Publikumsmedien, die sich mit der Kritik an der Homöopathie weit vorwagen. Zu ihnen gehört beispielsweise die *Süddeutsche Zeitung*. Ihr wirft etwa Claus Fritzsche, Journalist und nimmermüder Kämpfer für die homöopathische Sache, in seinem Blog »CAM Media. Watch« vor, sie würde komplementärmedizinische Verfahren »regelmäßig und genüsslich schmähen« und dabei »oftmals nur Vorurteile und Klischees bedienen«. Tatsächlich? Wie ein Blick ins Archiv der Zeitung zeigt, ist das bestenfalls die halbe Wahrheit. Denn auch dem ansonsten stets widerborstigen Intelligenzblatt aus München gelingt es nicht – und schon gar nicht in allen Ressorts –, eine klare, rationale Linie einzuhalten.

Es lohnt ein genauerer Blick: In der Suchfunktion auf *sueddeutsche.de* landet der Begriff »Homöopathie« 70 Treffer (10.11.2003 bis 07.05.2012). Das Ressort mit den meisten Treffern ist das »Wissen« mit 26 Beiträgen. Während der Begriff »Homöopathie« in 20 dieser Beiträge nur im Lauftext erwähnt wird, kommt er in sechs als Schlagwort oder im Titel vor. Diese sechs expliziten Homöopathie-Beiträge lassen sich nach der Klarheit ihres Standpunkts in drei Gruppen einteilen.

Die erste Gruppe, der wir nur einen Artikel zuordnen, hält die Wirkung von Homöopathika für unmöglich. So heißt es in dem Beitrag »Heilung nach dem Ähnlichkeitsprinzip« (17. 04. 2007): Das Freisetzen einer Heilkraft durch Verreiben »widerspricht allen Erkenntnissen der Physik« und »gilt als längst widerlegt«. Und »ebenso absurd« sei die Vorstellung, dass sich diese Heilkraft durch Verdünnen potenzieren ließe. Autor des Beitrags ist Colin Goldner, ein klinischer Psychologe, der offenbar immer dann gerufen wird, wenn sich die *Süddeutsche* gegen esoterisches Gedankengut positionieren will. Er hat bereits drei Dutzend kritische Artikel über Alternativmedizin für das Blatt verfasst.

Die zweite Gruppe mit drei Beiträgen steht der Homöopathie kritisch bis ablehnend gegenüber, argumentiert dabei jedoch nicht mit physikalischen Gegebenheiten, sondern vor allem mit fehlenden Wirknachweisen aus klinischen Untersuchungen. Der Artikel »Studie: Homöopathie wirkt nicht besser als Scheinmedikamente« (26. 08. 2005) berichtet von der Veröffentlichung einer Studie von Shang und Egger in der Fachzeitschrift *The Lancet*. Der Beitrag »Experten: Homöopathie streichen« (12. 07. 2010) anlässlich des Vorstoßes von Karl Lauterbach, Kassen die Erstattung der Homöopathie zu verbieten, zitiert beispielsweise den damaligen Vorsitzenden des Gemeinsamen Bundesausschusses Reiner Hess, dass es »nach Hunderten medizinischen Studien bisher keinen klaren Nutzennachweis für die Homöopathie« gebe. Der jüngste Artikel dieser Gruppe trägt als Titel ein Zitat eines interviewten Wissenschaftlers: »Homöopathie ist ein reiner Placebo-Effekt« (01. 02. 2012). Darin verwahren sich zwei immer wieder für die Wirksamkeit der Homöopathie angeführte Kronzeugen, der Mediziner Klaus Linde und der Quantenphysiker Anton Zeilinger, gegen die Vereinnahmung durch die Homöopathen. Über die Prinzipien Hahnemanns heißt es in dem Artikel: »Naturwissenschaftlich ist das alles nicht nachvollziehbar.« Auch seien »viele fest davon überzeugt, dass Globuli und Co. ihnen helfen – auch wenn das weder eindeutig belegt noch plausibel ist«.

... und ihre wohlmeinenden Kollegen

Die dritte Gruppe von Artikeln mit zwei Beiträgen distanziert sich nicht wirklich von der Homöopathie. Die Autoren lassen in ihren Formulierungen durchblicken, dass sie Homöopathie für eine vertretbare und vielleicht sogar wirksame Methode halten. So widerspricht Nina von Hardenberg in ihrem Kommentar »Die Globuli des Herrn Lauterbach« (13.07.2010) dem Vorstoß des SPD-Gesundheitsexperten: »Viele Menschen schätzen sie und spüren auch tatsächlich eine Wirkung. Wen stört es da, dass einige der Tropfen und runden Kügelchen gar keine messbare Menge eines Wirkstoffs enthalten?« Von Hardenberg relativiert damit die Irrationalität der homöopathischen Wirkungsweise, indem sie die stoffliche Wirkung nicht von der Allgemeinwirkung trennt und die Formulierung »keine messbare Menge eines Wirkstoffs« statt der korrekten Formulierung »keinen Wirkstoff« verwendet. Offenbar kann für sie »keine messbare Menge« immer noch eine relevante Menge sein.

Der andere Artikel trägt den Titel »Die Globulisierung und ihre Gegner« (07.04.2005). Autor ist Werner Bartens, der als scharfzüngiger Kritiker der Gesundheitsbranche bereits viel Feind und Ehr errungen hat – mit unzähligen Beiträgen in der *Süddeutschen Zeitung*, mit etlichen Talkshow-Auftritten und mit Büchern wie *Das Ärztehasserbuch*, *Vorsicht Vorsorge!*, *Lexikon der Medizin-Irrtümer*, *Auf Kosten der Patienten* und vielen anderen. Da Bartens so gern den Bissigen gibt, fällt seine Analyse der Homöopathie überraschend handzahm aus. So schreibt er: »Sind die Therapien aber vielleicht dennoch hilfreich? Obwohl nicht klar ist, wie die Homöopathie funktioniert, gibt es bemerkenswerte Berichte über ihre Erfolge.« Er stellt also gar nicht infrage, dass Homöopathie wirkt, sondern lässt nur offen, wie sie wirkt. Kritiker, so Bartens weiter, würden »Einzelfallschilderungen als Anekdoten abwerten«. Liegt seiner Ansicht nach ihr wahrer Wert also über dem einer Anekdote?

Auch beschreibt Bartens sehr anschaulich die Sicht von Anwendern: »Wer erlebt, wie Kinder nach durchwachter Nacht beim Zahnen oder mit Dreimonatskoliken unter Homöopathika plötzlich friedlich schlummern, will nicht wissen, wie die Therapie hilft – Hauptsache, sie tut es.« Am Ende macht er sogar so etwas wie einen Trend zur wissenschaftlichen Anerkennung der Homöopathie aus: »Mit Pauschalurteilen gegen die gesamte Disziplin jedoch hält sich die Fachwelt zusehends zurück.« Als Gewährsmann dient ihm dafür Gerd Antes, Leiter des Deutschen Cochrane-Zentrums. Wie in Kapitel 3 über Wissenschaft geschildert, kann Antes aus methodischen Gründen die Homöopathie nicht rundweg ablehnen, aber er sieht dennoch keine rationale Grundlage für sie.

Wissensfreie Zonen im Intelligenzblatt

Stöbert man außerhalb des »Wissens« in anderen Ressorts der *Süddeutschen Zeitung,* stößt man auf Beiträge, denen jede kritische Reflexion fehlt. So wird im Ressort »Geld« (16.07.2008) neutral vermeldet, dass die Allianz im Rahmen ihrer Tierkrankenversicherungen auch homöopathische Behandlungen übernimmt. Ob der Beitrag ähnlich kommentarlos ausgefallen wäre, wenn die AOK beispielsweise für schwerkranke Versicherte in ihren Leistungskatalog Wallfahrten nach Lourdes aufgenommen hätte? Wohl nicht.

Ein Beitrag im Ressort »München & Region« über Allergien (27.04.2009) lässt neben allerlei fundierten Informationen von Experten auch einen Homöopathen zu Wort kommen, der eine »konservierungs- und farbstoffreiche Ernährung als eine der Ursachen für die steigende Zahl der Allergien« ausmachen darf. Am Ende stellt der Beitrag den »schulmedizinischen« Behandlungen mit Antihistaminika und Kortisonpräparaten als scheinbar gleichwertige Möglichkeiten Akupunktur und Homöopathie gegenüber.

Vollends zum Esoterikforum wird die *Süddeutsche Zeitung* im Ressort »Reise«. Dort findet sich beispielsweise ein Interview mit dem Arzt für Psychiatrie und Homöopathie Nikolaus Hock vom Homöopathisch Therapeutischen Praxis Zentrum in München (Interview 15.04.2005). Es ist bestürzend zu lesen, was der Arzt behaupten darf, ohne dass der Interviewer nachhakt. So sagt Hock: »Im Übrigen sind die Erfolge der Homöopathie nicht in erster Linie auf den berühmten Placebo-Effekt zurückzuführen.« Und auf die Frage, ob man sich als Laie selbst behandeln könne, antwortet er: »Wenn man schon selbst behandelt, sollte man keine hohen Potenzen verwenden.« Nur zur Erinnerung: Hohe Potenzen sind die Kügelchen und Tinkturen gänzlich ohne Wirkstoff.

An ihre Grenzen, so doziert Hock, stoße die Homöopathie etwa in der Chirurgie: »Einen großen Tumor muss man entfernen, da nutzen keine Globuli.« Ein geistiger Lichtblick, sollte man meinen, doch genau genommen offenbart der Satz, wie zappenduster es bei Hock um die kritische Distanz zum eigenen Handeln steht. Denn der Satz suggeriert im Umkehrschluss, dass man also einen kleinen Tumor dank Globuli nicht chirurgisch entfernen müsse. Wichtig scheint dem Arzt dennoch sein seriöses Image zu sein, so sagt er über die Verschreibung der Mittel: »Das hat übrigens nichts mit Esoterik zu tun.« Auf diese Idee wäre der Interviewer wohl auch gar nicht gekommen.

Auf Du und Du mit Impulsgebern

Nun könnte man einwenden, von den Ressorts »Geld«, »München & Region« und »Reise« dürfe man medizinisch-wissenschaftliche Fachkenntnisse nicht erwarten. Offenbar sehen das die Redakteure selbst aber nicht so, da sie gelegentlich solches Fachwissen bemühen – oder besser gesagt: vortäuschen. So weiß die Autorin des Artikels »Kügelchen mit hoher Potenz« (15.04.2005) im Reiseteil: »Das passende Mittel wirkt im Körper wie ein Impulsgeber, der einen Selbstheilungsprozess anstößt. Das funktioniert nicht nur bei harmlosen Erkrankungen wie Husten oder Schnupfen, auch bei schwereren Leiden wie Rheuma oder auch Depressionen hat die Homöopathie ein großes Heilungspotenzial bewiesen.« Selbst mit der neuesten Fachliteratur scheint sie vertraut zu sein. So zitiert sie die Arbeiten eines Forschungsteams aus Südkorea: Das habe »vor Kurzem wahrscheinlich das Wirkprinzip homöopathischer Mittel entschlüsselt«. Dass das »hartgesottene Schulmediziner« wohl nicht überzeugen werde, scheint sie eher als Bestätigung denn als berechtigten Einwand zu empfinden. So zitiert sie an Ende lieber den »Schweizer Arzt A. Vögeli«, der einen Aphorismus für die Ewigkeit prägte: »Die Homöopathie hat keine Grenzen. Es gibt nur begrenzte Homöopathen«.

Es bleibt also festzuhalten, dass der Vorwurf Claus Fritzsches, die *Süddeutsche Zeitung* würde komplementärmedizinische Verfahren »genüsslich schmähen«, bestenfalls für einen Teil der Beiträge zutrifft. Unter dem Strich kann sich die Homöopathen-Gemeinde beim Chefredakteur der Zeitung eher bedanken. Aber immerhin druckt sie auch homöopathiekritische Beiträge. Und damit ist sie nicht allein. So brachten beispielsweise auch *Der Spiegel, Die Zeit* und *Focus* – trotz der von Thorbrietz gebrochenen Lanze für die Homöopathie – bereits ausführliche Artikel, die auf die Unwissenschaftlichkeit der Homöopathie hinwiesen.

Der Warnruf des Johannes Köbberling

Bereits 1997 erschienen in der *Zeit* Auszüge aus der Eröffnungsrede zum Jahreskongress der Deutschen Gesellschaft für Innere Medizin, gehalten von deren damaligem Präsidenten Johannes Köbberling. Überschrieben ist der Beitrag: »Trug der sanften Medizin – Falsche Toleranz ebnet Sektierern den Weg. Ein Warnruf« (25.04.1997). Köbberling tritt keineswegs als Verfechter der »Schulmedizin« auf, mit der er ebenso hart ins Gericht geht, und er verdammt auch nicht die Nutzung der Homöopathie. Sein Anliegen ist allein die Verteidigung des wissenschaftlichen Denkens.

Köbberling redet Klartext: Die heutige Alternativmedizin habe früher als »Kurpfuscherei« gegolten. Er nennt sie »Paramedizin«, später schlägt er auch den Begriff »Glaubensmedizin« vor. Da »die Grenzen zwischen Medizin und Paramedizin für Laien oft schwierig zu erkennen« seien, müssten sich die Ärzte bemühen, »die Grenzen klar zu markieren«. Sie dürften »Missbrauch und Missachtung der Wissenschaft nicht widerspruchslos hinnehmen«. Um deren Bedeutung für die Gesellschaft zu illustrieren, verweist Köbberling auf eine Rede von Karl Jaspers aus dem Jahr 1945: »Der Einbruch des Nationalsozialismus in die Medizin hätte nicht stattfinden können, wären die beiden Pfeiler Wissenschaft und Humanität fest gewesen. Der bereits vorher aufgeblühte Geist der Unwissenschaftlichkeit habe dem Nationalsozialismus die Tore geöffnet.« Jaspers habe über die Vorsicht der Mediziner, sich mit verquerem Gedankengut kritisch auseinanderzusetzen, gestaunt, als ob sie Sorge gehabt hätten, sich »durch radikale Verwerfung von Unwissenschaft zu blamieren«.

Ähnliches Zaudern, weil ja vielleicht doch etwas dran sein könne, macht 50 Jahre später auch Köbberling bei seinen Kollegen aus: »Die Gewöhnung an Missbrauch und Missachtung der Wissenschaft ist heute keineswegs geringer als vor und während der NS-Zeit«, denn: »Man könnte sich ja blamieren, wenn man die Homöopathie als unwissenschaftlich radikal verwirft.« Stattdessen sei »die unheilvolle Gewöhnung an die Missachtung der Wissenschaft viel bequemer«.

Nicht hinzunehmen sei etwa die Binnenanerkennung, die es Homöopathen erlaube, ihre Arzneien nicht nach wissenschaftlichem Standard, sondern gemäß ihrer Lehre zu registrieren und zuzulassen: »Hier müsste ein Aufschrei durch die Wissenschaft gehen«, denn so könne sich »jedes medizinische Sektierertum frei entfalten«. Auch wenn er Dogmatismus in der Medizin ablehne, dürfe es doch »keine Toleranz gegenüber dem Geist der Unwissenschaftlichkeit in der Medizin geben«.

Gefräßiger Aberglaube

Wie prophetisch und doch vergeblich Köbberlings Warnruf war, machten in den vergangenen Jahren etliche Beiträge deutlich, die eine Ausbreitung des »Geistes der Unwissenschaftlichkeit« an den Universitäten kritisch beschrieben. Zu nennen wären hier beispielsweise Titel wie »Rückfall ins Mittelalter« (*Der Spiegel*, 22.11.2010), »Der akademische Geist« (*Die Zeit Wissen*, 01.06.2011), »Forschung und Leere« (*Focus*, 10.10.2011) und »Wehe! Wehe« (*Die Zeit*, 09.09.2010).

In »Wehe! Wehe« bezeichnete es Harro Albrecht, der Medizinredakteur der *Zeit*, als Irrweg, dass »deutsche Hochschulen zunehmend alternative Verfahren lehren«. Sein Fazit: »Der Aberglaube frisst die moderne Medizin.« Als Grund für die Öffnung der universitären Medizin nennt Albrecht deren Wunsch, »auf dem Markt bestehen zu können« und mit »sanfter Medizin den Turnaround zu schaffen«. Firmen und Stiftungen mit alternativmedizinischer Ausrichtung würden mit ihren Sponsorengeldern für Studenten und Professoren obendrein dazu beitragen, die Universitäten »im Ranking der Medizinischen Hochschulen ganz nach oben zu hieven«. Am Ende fragt Albrecht: »Was kommt als Nächstes? Pendeln? Geistheilen?« Und er schließt mit einem düsteren Ausblick: »Die Hokuspokus-Welle rollt. Die Hochschulmedizin ist drauf und dran zu kapitulieren.«

Doch auch die *Zeit* tut sich mitunter schwer, esoterisches Gedankengut ganz aus dem Blatt zu verbannen. So brach drei Monate nach Albrechts Attacke in einem bereits auf der Titelseite angekündigten Schwerpunktthema »Das Geheimnis der Homöopathie« (09.12.2010) im Ressort »Wissen« doch wieder der Wunsch nach Ausgewogenheit durch – was der Zeitung ein überschwängliches Lob der Ersten Vorsitzenden des Deutschen Zentralvereins homöopathischer Ärzte Cornelia Bajic einbrachte: »Dieser Artikel ist ein Meilenstein. Nicht oft beschäftigt sich eines der großen deutschen Leitmedien ausführlich und gleichzeitig differenziert mit der Homöopathie – inklusive Pro- und Kontra-Statements.«

Jenes Pro-Statement, das es Bajic vermutlich besonders angetan hatte, ist überschrieben mit: »Ein Beweis namens ›Ich‹.« Da das »Ich«, also der subjektive Einzelfall, hinsichtlich der Wirksamkeit eines medizinischen Verfahrens keinen »Beweis« liefern kann, macht der Autor Jens Jessen somit ein Paradoxon zu seinem Leitmotiv. Man ahnt also schon, wohin die Reise geht. Der »gelassene Pragmatismus«, für den Jessen plädiert, sieht dann so aus: »Ich bin kein Esoteriker. Ich glaube nicht an die Homöopathie; ich nehme die Kügelchen einfach so.« Jessen bezeichnet zwar das »anthroposophische Gerede vom Ganzheitlichen« als »Humbug« und gibt zu, dass die naturwissenschaftlichen Skeptiker die »Logik und alle medizinischen Argumente auf ihrer Seite« hätten. Aber dass er mit den Kügelchen nicht nur sich, sondern auch Kind und Hund erfolgreich heilen könne, beweise doch, dass sie wirken müssten. Ein Widerspruch? Von wegen! Denn: »Aus dem Umstand, dass sich etwas nicht erklären oder mit gegenwärtigen Methoden nicht nachweisen lässt, folgt keineswegs, dass es nicht existiert.« Ein universell verwendbarer Satz, den sich zum Beispiel sein homöopathisch geheiltes Kind notieren sollte. Wenn es einmal die Schule schwänzt und vom Nachbarn beim Herumlenzen in der Stadt ertappt wird, kann es den Vorwürfen des Vaters forsch entgegnen: Natürlich hätte es die Schulbank gedrückt! Die Erscheinung in der Stadt wäre nur die verschränkte Projektion seines Selbst gewesen. Kann nicht sein? Siehe oben!

Täglich ein Beitrag

Wie viele Publikationen es zur Homöopathie gibt, weiß der Deutsche Zentralverein homöopathischer Ärzte, zumindest wie viele, die unter seiner Mithilfe entstanden sind. Im Jahr 2010 registrierte der DZVhÄ insgesamt 176 Beiträge allein im Printbereich, plus etwa noch einmal so viele in Funk, Fernsehen und im Internet. Im Schnitt erscheint also etwa jeden Tag ein Beitrag unter Mitwirkung des Zentralvereins. Auffällig ist eine Häufung in bestimmten Monaten: Während im Oktober 2010 nur drei Printbeiträge erschienen, waren es im Juli 52, von denen 46 in nur einer Woche gedruckt wurden. Ursache des geballten Medieninteresses war der Vorstoß Karl Lauterbachs, Kassen das Bezahlen der Homöopathie zu verbieten.

»Mitwirkung des DZVhÄ« kann vieles heißen, beispielsweise dass man nur Rede und Antwort stand und die Beiträge deshalb nicht unbedingt im Sinne der Homöopathie ausfielen. So finden sich in der Liste auch der *Zeit*-Artikel von Jörg Albrecht, Meldungen der erklärten Widersacher von der GWUP sowie eine zehnseitige *Spiegel*-Titelgeschichte mit der Überschrift »Der große Schüttelfrust« (12.07.2010). Darin beklagen die Autoren Markus Grill und Veronika Hackenbroch, wie populär die Homöopathie sei, obwohl sie auf »irrational scheinenden« Grundprinzipien beruhe und inzwischen Hunderte Studien »nicht den geringsten überzeugenden Beweis« für eine über den Placebo-Effekt hinausgehende Wirkung erbracht hätten.

Mit den meisten Beiträgen allerdings dürfte der DZVhÄ sehr zufrieden sein. Denn während das übliche Argumentationsschema à la Thorbrietz und Jessen – 1. von Esoterik abgrenzen, 2. Erfahrung als Beweis anführen, 3. den Widerspruch mit der Unvollständigkeit des Wissens erklären – immerhin ein gewisses Problembewusstsein dafür erkennen lässt, dass die Homöopathie den Naturgesetzen widerspricht, zeigen viele Artikel in weniger anspruchsvollen Publikationen nicht einmal diesen Grad an Reflexion. Unzählige Redaktionen sehen offenbar auch keinen Anlass, die Lehre der Homöopathie ernsthaft zu hinterfragen. Selbst wenn sie erwähnen, dass manche die Homöopathie für Aberglauben hielten, dann wohl eher, um dem Protokoll Genüge getan zu haben. Mit einem Verweis auf positive wissenschaftliche Studien ist das Weltbild dann auch schnell wieder in Ordnung.

Brigitte und die *WAZ*-Frau

So wohnt ein wohlwollender Geist, vergleichbar mit dem im Reise-Ressort der *Süddeutschen Zeitung*, auch in den Redaktionen mancher regionaler Tageszeitungen. Die größte von ihnen, die *Westdeutsche Allgemeine* (*WAZ*) aus dem Ruhrgebiet, beschäftigt als Medizinredakteurin die Heilpraktikerin Petra Koruhn. Sie füllt eine wöchentliche Kolumne im Wochenendteil mit Ratschlägen aus der Globuli- und Kräuterküche, wobei sie jede Heilwirkung, die in der Alternativszene kolportiert wird, als verbrieftes Wissen an die Leser weitergibt. So empfahl sie unter der Überschrift »Mit Globuli gegen Husten« (19.05.2012) zwölf verschiedene D12-Präparate, je nach Ausprägung und Stadium der Erkältung, zum Beispiel: »Wenn zu Halsschmerzen noch ein stark übel riechender Atem kommt, muss man an eine Hals- und Mandelentzündung (Tonsillitis) denken – Mercurius solubilis D12.« Offenbar stört sich keiner in der Redaktion der *WAZ* daran, dass ihre Medizinredakteurin bei Mandelentzündung zu Quecksilber in einer Verdünnung von 1 zu 1000000000000 rät. Im Gegenteil: Kürzlich gab der *WAZ*-Verlag Koruhns Kolumnen als Buch heraus.

Wenig Neigung, einen mutmaßlich großen Teil ihrer Leserschaft zu verprellen, zeigen auch Frauenmagazine. Wenn die *Brigitte*, eines der anspruchsvollsten unter ihnen, unter dem Titel »Homöopathie: Alles Aberglaube?« (*Brigitte.de*, Stand 04.04.2012) Antworten gibt, heißt das eben nicht, dass man nun eine kritische Auseinandersetzung mit der Heilslehre erwarten darf. Neun der zehn Fragen dienen vielmehr dem »Verstehen« der Homöopathie. Zum Beispiel: »Gegen welche Krankheiten ist die Homöopathie geeignet?« Antwort: »Die Stärke dieser Behandlungsmethode liegt auf dem Gebiet chronischer Krankheiten und der Befindlichkeitsstörungen wie Kopfschmerzen und Migräne, Gelenkbeschwerden, Erschöpfungszuständen, niedrigem Blutdruck, Schlafstörungen und Nervosität. Auch gegen Allergien kann die Behandlung nützen.« Zudem geht es um praktische Dinge, etwa darum, wo man einen guten Homöopathen findet.

Nur bei einer Frage wagt sich die Redaktion vor: »Ist die Wirkung der Homöopathie bewiesen?« Die Antwort in voller Länge: »Jein. Die bisher veröffentlichten methodisch einwandfreien Studien haben widersprüchliche Ergebnisse gebracht. Das größte Rätsel der Homöopathie ist aber nach wie vor nicht gelöst: Wieso kann ein Medikament in so starker Verdünnung überhaupt eine Wirkung erzielen? Schließlich befindet sich in hoch potenzierten Homöopathika rein rechnerisch kein einziges Molekül der Substanz mehr. Dazu gibt es mehrere Theorien, z.B. dass die Wirkstoffmoleküle eine Art Abdruck im Lösungsmittel hinterlassen.« Alle zehn Antworten hätten eins zu eins aus der Feder des DZVhÄ stammen können.

Dieser Schmusekurs mit der Homöopathie ist umso verblüffender, als *Brigitte.de* in medizinischen Dingen sehr wohl kratzbürstig sein kann, wie ein Beitrag über die HPV-Impfung (31.01.2008) zeigt. Zum Hintergrund: Die HPV-Impfung wurde entwickelt, um Frauen vor Gebärmutterhalskrebs zu schützen. Große Studien haben belegt, dass bei rechtzeitig geimpften Frauen bestimmte Krebsstadien nicht auftreten. Die Ergebnisse der Studien lassen den Schluss zu, dass die Impfung höchstwahrscheinlich 70 Prozent der Todesfälle an Gebärmutterhalskrebs verhindern kann. Eine Erfolgsgeschichte, wie man sie beim Thema Krebs nur alle Jubeljahre einmal vermelden darf. Und was schreibt *Brigitte.de?* Bei der HPV-Impfung sei eine ausführliche Aufklärung der Frauen darüber zu fordern, »dass Nutzen und Risiken der Impfung noch nicht vollständig erforscht sind«.

Umschauen und beobachten

Nicht alle Publikumsmedien müssen sich vorwiegend an den Wünschen der Leser orientieren. Die Gesundheitsmagazine beispielsweise, die in Apotheken ausliegen, werden von den Apothekern bezahlt. Da sie vom Verkauf von Homöopathika profitieren, ist es also in ihrem Interesse, dass diese Magazine homöopathiefreundlich berichten. So zählt ein Artikel in der *Apotheken-Umschau* auf, was Globuli vermögen (05.12.2011): Bei leichten, akuten Beschwerden erzielten sie »oft gute Erfolge«, typische Frauenleiden ließen sich »lindern«, und auch bei Schlafstörungen, Magen-Darm- oder Hautproblemen könne »ein Versuch mit den passenden Kügelchen erfolgreich« sein.

Da solche Beiträge zum Medienalltag gehören, haben Medizinjournalisten als eine Art Selbstkontrolle das Internetportal *medien-doktor.de* ins Leben gerufen. So wollen sie den Desinformationen über neue Verfahren und Medikamente etwas entgegensetzen und das Bewusstsein für journalistische Qualität schärfen. Für das Portal bewerten aus einer Gruppe von Gutachtern, zu denen auch wir beide gehören, je zwei Gutachter Beiträge nach 13 festgelegten Kriterien. Ein Kriterium ist beispielsweise, wie aussagekräftig die Erkenntnisse sind, über die der Autor berichtet. Je nachdem, wie viele der Kriterien erfüllt sind, erhält ein Text eine Bewertung zwischen null und fünf Sternen. Das Portal unterscheidet nicht zwischen Beiträgen über »alternative« oder »schulmedizinische« Verfahren. Während der Durchschnitt aller Texte bei 2,8 Sternen liegt, kommen die knapp ein Dutzend Beiträge über Bioresonanz, Heiler, Akupunktur und Ähnliches im Schnitt nur auf 1,2 Sterne. Beiträge über »alternativmedizinische« Verfahren scheinen also insgesamt von besonders schlechter Qualität zu sein.

Eine Medienbeobachtung der anderen Art betreibt der Journalist Claus Fritzsche, also jener, der die *Süddeutsche Zeitung* der genüsslichen Schmähkritik bezichtigte. Sein Blog *CAM Media.Watch* folgt dem Slogan: »Komplementärmedizin in den Medien, kritisch rezensiert.« Wenn Fritzsche schreibt, »mancher Journalist lässt ein Wissenschaftsbild erkennen, das ungefähr um die Zeit von 1950 stehen geblieben ist«, meint er nicht etwa die homöopathiefreundlichen Kollegen, sondern diejenigen, die leicht übersähen, »zu welchen Wundern das ›System Mensch‹ fähig ist«, wenn es »durch Impulse sanft zur Selbstregulation angeregt wird«. Da alle medizinischen Richtungen ihre »hellen und dunklen Seiten« hätten, werden seiner Ansicht nach »weder blumige Lobeshymnen noch investigative Schmähschriften« der Komplexität gerecht. Er fordert also das, was ohnehin die meisten Journalisten praktizieren: rationale und irrationale Verfahren gleich ernst zu nehmen.

Etwas anderes stünde Journalisten auch gar nicht zu, meint Harald Walach, Stiftungsprofessor der Pharmafirma Biologische Heilmittel Heel GmbH am »Institut für Transkulturelle Gesundheitswissenschaften« der Europa-Universität Viadrina Frankfurt (Oder). Walach hat bislang vier der gut 30 Blog-Beiträge geschrieben. In seinem ersten Beitrag (16.08.2011), überschrieben »Journalistische Piraterie und Komplementärmedizin«, ermahnt er die Journalisten, bei ihren Leisten zu bleiben: Wenn es schon Fachleuten nicht gelänge, »klare Antworten zu finden«, dann sei eine Sache eben noch nicht geklärt – in seinem Weltbild ringen offenbar das naturwissenschaftliche und das esoterische System gleichberechtigt miteinander um die Wahrheit. Es sei deshalb, so Walach, »nicht nur schlechter journalistischer Stil«, sondern »krasse journalistische Inkompetenz«, wenn man »den gordischen Knoten des Zanks« durchschlage und der »verwirrten Öffentlichkeit« erkläre, »wie sich die Sache nun wahrlich verhalte«.

Kurz danach hatte Walach dann doch noch Grund zur Freude. Er lobte die »große Sachkenntnis«, die Petra Thorbrietz in ihrem *GEO*-Artikel »Die neue Heilkunst« zeigte (02.09.2011): »Sachlich ist dieser Artikel einer der fundiertesten in der Publikumspresse über das Thema, den ich seit langer Zeit gelesen habe.« Bei Thorbrietz spricht Walach auch nicht von »krasser Inkompetenz«, wenn sie Stellung bezieht: »Dass sie sich dabei positioniert und als Sympathisantin dieser Bewegung zu erkennen gibt, ist verständlich und macht den Artikel transparent.«

Im Revier von Gräfe und Unzer

Erstaunlich wenig Kritisches ist in Fritzsches Blog über die unzähligen positiven Bücher zur Homöopathie zu lesen, obwohl er sich doch auch gegen »blumige Lobeshymnen« verwahrt. Denn in Buchhandlungen und Büchereien sind solche reichlich – um nicht zu sagen ausschließlich – zu finden, wie eine Stichprobe verdeutlicht: Im Katalog der Stadtbücherei Lüneburg führt der Suchbegriff »Homöopathie« zu 45 Treffern (Stand 31.05.2012). Darunter sind einige Bücher, die Homöopathie nur am Rande berühren, wie etwa *Gesunde Augen. Sehstörungen auf natürliche Weise heilen* (Oesch, 2009) und *Die Hebammen-Sprechstunde* (Stadelmann, 2005). Die meisten aber widmen sich ausschließlich der Homöopathie. Da gibt es zum einen nicht weiter spezifizierte Werke wie *Das große Homöopathie-Handbuch* (Gräfe und Unzer, 2007), *Homöopathie. Ein praktischer Ratgeber für den Alltag* (Hugendubel, 2005) und *Homöopathie – der leichte Einstieg* (Knaur, 2007). Andere grenzen ihr Thema etwas ein, wie *Homöopathie für die häufigsten Schwachstellen* (Gräfe und Unzer, 2011) und *Leitsymptome in der homöopathischen Therapie* (Thieme, 2004). Wieder andere beschränken sich entweder auf einzelne Patientengruppen oder auf spezielle Anwendungsgebiete wie die Seele, das Zappelphilippsyndrom, psychische Erkrankungen, Potenzstörungen, Krebs und Durchblutungsstörungen.

Eines der Werke, das *Pschyrembel Wörterbuch Naturheilkunde und alternative Heilverfahren* (de Gruyter, 2000), nimmt keine dezidiert positive Haltung ein, da es die Heilmethoden nicht bewertet, sondern um sachliche Beschreibungen bemüht ist. So heißt es zum Stichwort Homöopathie: »... nicht die Besserung einzelner Symptome ist der Indikator einer Heilung, sondern die Verschiebung der Hauptmanifestation des zugrunde liegenden Krankseins zu weniger lebensbeeinträchtigenden Formen.« Werke, die das Gedankengebäude Hahnemanns tatsächlich in Zweifel ziehen, sucht man jedoch vergebens. Dabei gäbe es sie durchaus, etwa *Homöopathie kritisch betrachtet* von Wolfgang H. Hopff (Thieme, 1991) oder *Homöopathie. Was leistet sie wirklich?* von Otto Prokop (Ullstein 1995). Dass diese Bücher bereits etwas betagter sind, kann nicht der Grund für die Nichtbeachtung sein. Schließlich erschien das älteste Werk, das die Bücherei Lüneburg unter dem Stichwort »Homöopathie« vorhält, die Biografie *Samuel Hahnemann. Idee und Wirklichkeit der Homöopathie* von Herbert Fritsche (Klett, 1954), knapp 40 Jahre vor Hopffs Buch.

Einer der Verlage, die den Nerv des Publikums besonders gut treffen, ist Gräfe und Unzer, wie ein Blick in die Bestsellerlisten der Media Control GfK zeigt: In der 9. Kalenderwoche 2012 beispielsweise stammen neun der zehn Bestplatzierten zum Thema Homöopathie aus dem Hause GU, Slogan: »Willkommen im Leben.« Unter ihnen finden sich auch die beiden Homöopathie-Toptitel mit je über 100000 verkauften Exemplaren: Einsam an der Spitze rangiert der 2005 erschienene Dauerbrenner *Homöopathie Quickfinder* von Dr. med. Markus Wiesenauer, Arzt für Allgemeinmedizin im schwäbischen Weinstadt, Stadtteil Strümpfelbach. Für 14,99 Euro weist das fröhlich bunte, nahezu quadratische, 152 Seiten starke Büchlein »den schnellsten Weg zum richtigen Mittel«. Aufrechten Homöopathen, die das ausführliche Gespräch zwischen Arzt und Patient für unabdingbar halten, muss schon der Begriff »Quickfinder« ein Graus sein – schließlich bringt er genau jene Krankheit-Pille-Ex-und-Hopp-Mentalität zum Ausdruck, die sie an der »Schulmedizin« so verabscheuen.

Sei's drum, das Publikum ist begeistert: In den nicht einmal sieben Jahren seiner Existenz hat sich der *Homöopathie Quickfinder* knapp 300000-mal verkauft und damit dem Verlag einen Millionenumsatz beschert. Auch das zweite Buch mit einer Auflage über den magischen 100000 stammt aus der Feder von Wiesenauer: *Quickfinder Homöopathie für Kinder.* Kein Wunder, dass der Verlag mit dem markanten GU-Logo sein Homöopathie-Sortiment hegt und pflegt: Der Begriff »Homöopathie« führt in der Suchfunktion der Verlagshomepage zu 35 Treffern (Stand 31.07.2012).

Der Papa vom kleinen Medicus und sein Freund, der Ranga

Aber es müssen gar nicht immer die expliziten Homöopathie-Ratgeber sein, die den Kügelchen huldigen. Auch in scheinbar unverdächtigen Medizinwerken für den Hausgebrauch nehmen sich die Autoren der Homöopathie freundlich an. Ein prominentes Beispiel ist der Mediziner Dietrich Grönemeyer, Professor für Radiologie und Mikrotherapie an der Universität Witten/Herdecke, angesiedelt mit seinem privaten »Grönemeyer-Institut für Mikrotherapie« auf dem Gelände der Universität Bochum. Dietrich Grönemeyer, Bruder der singenden Ruhrpott-Ikone Herbert, ist fleischgewordener Pluralismus: Er schafft es wie kein Zweiter, alle mehrheitsfähigen Schlagwörter – wie sanft, liebevoll, zugewandt, Kinder und Zukunft – mit den ebenfalls mehrheitsfähigen Medizinbegriffen Rückenschmerzen, Hightech und Naturheilkunde in seinen All-in-one-Büchern zu verwursten. So ist er sowohl ein Fürsprecher der Apparate- als auch ein Meister der Kuschelmedizin. Hauptsache, es menschelt.

Dabei begnügt sich Grönemeyer nicht damit, sich in den Regalen der Gesundheitsabteilungen mit immer neuen Machwerken wie *Mein Rückenbuch – Das sanfte Programm zwischen Hightech und Naturheilkunde, Dein Herz – Eine andere Organgeschichte* und *Lebe mit Herz und Seele: Sieben Haltungen zur Lebenskunst* breitzumachen. Nicht einmal die Buchhandlungen können Grönemeyers Expansionsdrang befriedigen. So treibt sein Segelohrenkobold, ein Junge namens Nanolino alias der »kleine Medicus«, sein Unwesen nicht nur in diversen Büchern und Hörbuchern, sondern auch in einem Spiel, einem Bewegungsprogramm für den Kindergarten, einem Wochenkalender und einem Musical.

Verheerend an Grönemeyers Botschaft ist die Verquickung von Wissen und Spekulation, die der Laie nicht durchschaut. So muss der Leser glauben, dass Akupunktur, Ayurveda und Homöopathie tatsächlich wissenschaftlich anerkannte Verfahren sind. Im *Kleinen Medicus* (Rowohlt, 2005) bezeichnet Grönemeyer beispielsweise »Spritzen- oder Akupunkturnadelsetzen« als Handwerk des Arztes, so als wären Tetanusimpfungen und Körpermeridiane gleich real. In seinem 2008 erschienenen, 608 Seiten starken Wälzer *Grönemeyers neues Hausbuch der Gesundheit* (Rowohlt) schreibt er zum Thema Homöopathie: »Es gibt ernstzunehmende Studien, die eine

Wirksamkeit von Homöopathika belegen – obwohl niemand weiß, warum! Auch hier gilt für mich: Wer heilt, hat recht!« So handlich kann Wissenschaft sein.

Trotzdem gilt Grönemeyer dem Laienpublikum als hochseriöse Kapazität: Schließlich ist er Universitätsprofessor, Gründungsmitglied und Vorstandsvorsitzender des »Wissenschaftsforums Ruhr« und immer gern gesehener Gast im Fernsehen, wo er den berühmten Professor und Gesundheitspapst geben darf. Dabei bieten ihm mitunter selbst Journalisten ein Forum, die sich ansonsten ganz klar von Homöopathie und anderer Esoterik distanzieren. So war Grönemeyer am 10. März 2009 als Experte Gast in der Sendung »Die Quarks-Arena«, in der es um »Die größten Gesundheitsirrtümer« ging. Der sonst so kritische Gastgeber Ranga Yogeshwar stand dabei offensichtlich auf vertrautem Fuße mit »dem lieben Dietrich«. Ein medialer Ritterschlag erster Klasse – wie sollte der Zuschauer da jemals an der wissenschaftlichen Erdung Grönemeyers zweifeln?

Wiedersehen bei Springer

Anders als die meisten populären Medien, die Wissen und Glauben eher pluralistisch vermengen als klar trennen, separieren die Fachmedien die Welten deutlicher. Sie bieten also zum einen Fachliteratur an, die sich nach den Regeln der evidenzbasierten Medizin richtet, und daneben auch Bücher und Zeitschriften, denen vor allem die Erfahrungen von Ärzten und Patienten als Maßstab dienen. Offenbar wollen die großen medizinischen Fachverlage wie Elsevier, Thieme und Springer – der nichts mit dem Axel Springer Verlag zu tun hat – auch im komplementärmedizinischen Themenspektrum Geld verdienen. Solange sich niemand daran stört, ist das eine klassische Win-win-Situation: Die Alternativsparten bescheren den Verlagen zusätzliche Umsätze und den Anthroposophen, Homöopathen und Akupunktierern wissenschaftlich seriös wirkende Plattformen. So darf ein Artikel, der etwa in einer Springer-Zeitschrift erschienen ist, sich im Glanze des guten Namens sonnen, den der Verlag ansonsten genießt.

Unter den 81 deutschsprachigen Fachzeitschriften, die beispielsweise Springer herausgibt, finden sich auch die beiden Titel *Chinesische Medizin* und *ProMed Komplementär*. In Letzterer werden etwa zwei homöopathische Komplexmittel zur »wirksamen und völlig nebenwirkungsfreien« Behandlung von Gebärmutterhalskrebs angepriesen (Volume 17, Heft 4, 2010). Inzwischen ist die Zeitschrift in der österreichischen *ÄrzteWoche Spezial – Komplementärmedizin* aufgegangen.

Ein Springer-Autor ist uns bereits begegnet: Markus Wiesenauer. Sein Buch *PhytoPraxis*, inzwischen in der vierten Auflage erschienen, ist als Ratgeber für Ärzte gedacht, deren Patienten nach etwas Pflanzlichem fragen. Das »hilfreiche Nachschlagewerk«, so die Kurzbeschreibung des Verlags, ermögliche »eine hochwirksame, risikoarme und kostengünstige Behandlung, die zugleich eine hohe Patientenzufriedenheit sicherstellt«. Im Vorwort zur ersten Auflage umschreibt Wiesenauer seinen pluralistischen Ansatz so: Er stelle zwar die »rationale Phytotherapie in den Mittelpunkt«, beziehe aber auch »Erfahrungswissen« mit ein. Etwas weiter unten im Vorwort wird er noch deutlicher: Der »eigentliche Maßstab für eine gesicherte therapeutische Wirksamkeit« müsse »die kontinuierliche Evaluation am Patienten im Alltagsleben« sein. Mit anderen Worten: Wenn der Patient sagt »Herr Doktor, das hat mir geholfen«, dann hat es auch wirklich geholfen.

Wiesenauer ist nicht nur erfolgreicher Buchautor, wie in seinem Porträt auf der Verlagshomepage zu lesen ist: Er war auch langjähriges Kommissionsmitglied des Bundesinstituts für Arzneimittel und Medizinprodukte (BfArM) sowie Lehrbeauftragter an den Universitäten Ulm und Göttingen.

Des Geistes reine Lehre

Neben den Gemischtwarenläden wie Springer tummeln sich in der Verlagsbranche natürlich auch Häuser, die ausschließlich auf glaubensmedizinische Produkte setzen. Zeitschriften aus diesen Verlagen haben für Autoren zwar den Nachteil, dass darin veröffentlichte Artikel wohl kaum die Medizinerlaufbahn an einer Universitätsklinik befördern dürften. Andererseits haben sie den Vorteil, dass nahezu jeder Beitrag gedruckt wird, auch wenn er noch so phantastische Ideen verbreitet. So befasst sich die Zeitschrift *Co'med* aus dem gleichnamigen Verlag, wie es in der Selbstdarstellung heißt, nicht nur mit der »traditionellen Naturheilkunde«, sondern auch mit »energetischen Regulationsverfahren« – und das kann so ziemlich alles sein.

Homöopathie belegt in *Co'med* eine ständige redaktionelle Rubrik. So berichtete im April-Heft 2012 die Homöopathin Rosina Sonnenschmidt über »Die 9 neuen Mineralsalze – Neue Wege der Immunstärkung (Teil 1)«. Die Autorin hat mit einer akademisch ausgebildeten Ärztin, die auch Homöopathie anbietet, außer der Aufgeschlossenheit gegenüber den Lehren Hahnemanns nichts mehr gemein. Die nach eigenen Angaben in Musikethnologie, Indologie und Ägyptologie promovierte Heilpraktikerin war 13 Jahre lang Schülerin einer Zen-Meisterin, hat sich drei Jahre lang in Kinesiologie, einer spekulativen Diagnose- und Heilslehre, die die Muskelspannung in den Mittelpunkt stellt, ausbilden lassen, beschäftigte sich mit »ganzheitlicher Vogelheilkunde«, absolvierte ein achtjähriges Privatstudium in Homöopathie, nahm teil an »Medial- und Heilerschulungen« zum Erlernen spirituellen Heilens bei diversen Lehrern, leitet seit 1994 zusammen mit einem Kollegen eine eigene »Medial- und Heilerschulung« und betreibt seit 1999 eine »Naturheilpraxis für Homöopathie«. Auch sie findet im homöopathischen Kosmos Anerkennung: Die »Kaiserliche

Homöopathiegesellschaft Japans« ernannte sie im Jahr 2009 zum »Ehrenmitglied«.

Heiterkeit angesichts solch spirituell-homöopathischen Expertentums ist nicht angebracht. So finden sich in ihrer Publikationsliste zwischen Schriften wie »Radionischer Energietest« und »Der Mutteratem in der Familienaufstellung« auch Werke wie »Homöopathisches Krebsrepertorium« und »Radioaktivität und Homöopathie«. Menschen wie Sonnenschmidt nehmen das Credo der Homöopathie, dass Unvereinbarkeit mit Naturgesetzen kein therapeutischer Hemmschuh sein darf, wörtlich und wagen sich auf Gebiete vor, in die ihnen etwa die Ärzte des DZVhÄ wohl niemals folgen würden.

Sonnenschmidt ist kein Einzelfall. So bietet *Co'med* auch der Frankfurter Fachärztin für Allgemeinmedizin Juliane Sacher ein Forum, die seit Jahren ungestraft die Mär verbreitet, dass es den HI-Virus gar nicht gibt und er somit auch nicht die Ursache von AIDS sein kann. In ihrem *Co'med*-Beitrag »Die Förderung der körpereigenen Fähigkeit, Tumorzellen zu eliminieren« (08/07) wirbt sie für ein Pflanzenpräparat zur »begleitenden Behandlung von Tumoren«. So lässt sich in der Fachliteratur ohne Mühe eine Brücke schlagen von den hochwissenschaftlichen Fachverlagen bis hin zu den Verlegern von Esoterikpostillen, die ein Gedankengut verbreiten, für das sich Ärzte schon vor Gericht verantworten mussten. Auf Homöopathie trifft man überall.

Ein Ort für kritische Literatur

Wer nach den wenigen homöopathiekritischen Büchern und Zeitschriften sucht, die es auch gibt, wird also in Buchhandlungen und Büchereien kaum fündig. Erfolg hat man vielmehr dort, wo man ihn nicht unbedingt erwarten würde: in der Bibliothek der Carstens-Stiftung, untergebracht in einem Nebengebäude des Knappschaftskrankenhauses Essen-Mitte.

Die Bibliothek ist nach Eigenangaben »Europas größte Fachbibliothek für Komplementärmedizin«. Sie beherbergt »mehr als 7500 Bücher, etwa 800 Dissertationen, über 180 Zeitschriftentitel sowie eine umfangreiche Sammlung wissenschaftlicher Artikel auf dem Gebiet der Komplementärmedizin«. Sie ist einer der wenigen Orte, an denen man nicht nur die positive Literatur zur Homöopathie, sondern auch kritische Werke studieren kann. Selbst die Vereinszeitschrift der GWUP, *Der Skeptiker*, wird hier archiviert.

Den größten Medienbereich aber deckt nicht einmal die Bibliothek der Carstens-Stiftung ab: den der Romane und Spielfilme. Dabei beschränkt sich die Verbreitung der Homöopathie in den Medien keineswegs nur auf Sachbeiträge. Immer wenn beispielsweise in Fernsehserien und Filmen Ärzte auftreten, gilt Homöopathie-Alarmstufe rot. Auch in den Fernsehpraxen gehört Pluralismus offenbar zum guten Ton. Ohne dass Ärzte speziell als »alternativ« eingeführt werden würden, verschreiben sie Kügelchen so geläufig wie Aspirin. In der Vorabendidylle von »Unser Charly« etwa, in der Schimpanse Charly Woche für Woche vor ländlicher Heile-Welt-Kulisse Schabernack treiben darf, geht es in der Folge vom 05.05.2012 um einen Papagei, der seinen Partner verloren hat und nun einsam ist. Einen zweiten Papagei will der Besitzer aber partout nicht haben. Darauf die sympathische Ärztin: »Da fällt mir nur ein homöopathisches Mittel ein, das ich verschreiben könnte.«

10 Es lebe die Ratio: 3 x 10 Hilfestellungen

In den neun zurückliegenden Kapiteln haben wir zunächst begründet, warum Homöopathie eine Frage des Glaubens ist. Wir haben außerdem dargelegt, wie sehr die 200 Jahre alte Heilslehre heute mehr denn je alle Bereiche des Gesundheitswesens durchdringt. »So gefährlich ist die Lehre von den weißen Kügelchen«, heißt es im Untertitel unseres Buches. Wir meinen damit, dass die Homöopathie vor allem unser wissenschaftlich-rationales Denken und Handeln untergräbt und als Einfallstor für irrationale Ansichten dienen kann. Denn wenn man spezifische Wirkungen der Homöopathika, obwohl unmöglich, für möglich hält, verliert man die verlässlichen Kriterien, die uns die Naturgesetze, die Mathematik und die Logik vorgeben – wir verlieren damit die einzige allgemeingültige und objektive Entscheidungsgrundlage. Wir müssen uns stattdessen auf subjektive Kriterien verlassen, auf unser Gefühl, auf das Hörensagen, auf unsere Erfahrung. Und damit werden wir manipulierbar: Wer an Homöopathie glaubt, kann kein übersinnliches Phänomen, keinen faulen Zauber, kein rhetorisches Blendwerk und keine Verschwörungstheorie argumentativ entkräften, weil er nicht sagen kann, warum die Homöopathie glaubwürdiger sein soll als jene Behauptungen.

In diesem abschließenden Kapitel möchten wir Hilfestellungen im Umgang mit der Homöopathie geben. Zunächst werden wir unsere über das Buch verstreuten Schlussfolgerungen noch einmal bündeln. Wir haben dazu zehn Anregungen für die einzelnen Akteure im Gesundheitswesen formuliert. Anschließend möchten wir jenen zur Seite stehen, die sich in ein Gespräch mit Anhängern der Homöopathie verwickelt sehen. Wir geben ihnen zehn Antworten auf häufig vorgebrachte Argumente ihrer Befürworter. Und schließlich fassen wir noch einmal in zehn Gruppen die wichtigsten Quellen zusammen, die sich für eine vertiefende Auseinandersetzung mit der Homöopathie eignen.

10 Anregungen

In den einzelnen Kapiteln unseres Buches haben wir bereits hier und da aus unseren Rechercheergebnissen Schlussfolgerungen gezogen. Sie sind unserer Ansicht nach dazu geeignet, die Gesundheitsversorgung ehrlicher, klarer, nachvollziehbarer, rationaler, zurückhaltender und vor allem auch den Patienten zugewandter zu machen. Wir haben aus diesen Überlegungen im Folgenden zehn Anregungen formuliert.

1. Für die Patienten: Keine unrealistischen Erwartungen hegen

Gesundheitspolitiker, Kassenmanager, Ärzte und Apotheker handeln weniger rational, als man annehmen darf. Sie richten sich auch stark nach den Wünschen der Patienten, und zwar selbst dann, wenn diese unrealistisch sind. Das ist insofern verständlich, als Kranke auch Wähler und Kunden sind. Wenn Patienten also etwas fordern, fällt es jenen, die über Gesundheitsmaßnahmen entscheiden oder sie anbieten, mitunter schwer, sich auf ihre Expertise zu besinnen und die Forderungen abzulehnen.

Wir möchten deshalb Patienten zu mehr Realismus aufrufen. Es ist unrealistisch, medizinische Maßnahmen zu erwarten, die nur nützen, aber nicht schaden. Um es in aller

Deutlichkeit zu sagen: Solche Verfahren gibt es nicht. Selbst ein Pflaster ziept, wenn man es abzieht. Patienten sollten also akzeptieren, dass sie für jede wirksame Therapie auch Nebenwirkungen in Kauf nehmen müssen. Der Ruf nach »sanfter« Medizin führt unweigerlich zu Maßnahmen und Verfahren wie der Homöopathie, auf die man ebenso gut verzichten könnte. Auch der Anspruch, dank präventiv wirkender Mittel immer gesund und beschwerdefrei zu sein, geht an der Wirklichkeit vorbei. Ärzte und Apotheker können diesen Anspruch zwar nicht erfüllen, empfehlen aber gern Globuli, weil sie damit zumindest keinen Schaden anrichten.

2. Für die Medizin: Wissenschaft und Glauben trennen

Astronomen, Physiker und Chemiker haben längst ihren esoterischen Ballast abgeworfen: Sie suchen nicht mehr nach dem Einfluss der Sterne auf unser Schicksal, nach dem Perpetuum mobile oder nach einem Verfahren der Alchemie, das Dreck in Gold verwandelt. Auch in anderen Bereichen des Lebens werden Wissen und Glaube klar getrennt: Ein gläubiger Flugzeugingenieur mag in der Kirche um Gottes Beistand für den Jungfernflug seines neuen Fluggeräts bitten, aber er wird es nicht nach himmlischen Eingebungen, sondern nach den Gesetzen der Aerodynamik konstruiert haben. Wenn Schriftsteller Zeitreisen beschreiben oder Raumschiffe mit Überlichtgeschwindigkeit durchs Weltall düsen lassen, dann ist das kein realistischer Blick in die Zukunft, sondern Science-Fiction. Und wenn der Leiter einer polizeilichen Sonderkommission, wie 2008 bei der Untersuchung der Neonazimorde geschehen, einen Geisterbeschwörer engagiert, der Kontakt zu einem Toten aufnimmt, um so Hinweise auf die Täter zu gewinnen (siehe *Süddeutsche Zeitung*, 20.6.2012), dann wird das nicht als innovativer Ermittlungsansatz, sondern als weiteres Indiz für das Versagen der Polizeiarbeit gewertet.

Nicht so in der Medizin: Hier steht der Pluralismus hoch im Kurs, der besagt, dass Wissenschaft und esoterische Verfahren wie die Homöopathie gleichberechtigt nebeneinander existieren oder noch besser: gemeinsam eine ganzheitliche Patientenversorgung sicherstellen können. Die Ärzte und Apotheker, die im Gesundheitswesen die medizinische Fachkompetenz für sich beanspruchen, sollten Magie und Esoterik ebenso kategorisch ablehnen, wie es in den anderen Lebensbereichen und Wissenschaften geschieht. Sie sollten sich konsequent der evidenzbasierten Medizin verpflichten und entsprechend handeln. Nur wenn sie ihr Wissen und Handeln objektiv belegen können, verdient ihre Fachkompetenz Vertrauen. Wenn sie dagegen Lehren wie die Homöopathie befolgen, verlieren sie ihre Glaubwürdigkeit. Deshalb sollten sie sich schon aus Eigeninteresse klarmachen: Wissenschaft und Glaube sind zwei Paar Schuhe und nicht rechter und linker Schuh desselben Paars.

3. Für die Wissenschaft: Scientabilität prüfen

Wer eine Behauptung aufstellt, sollte sie belegen können. Je unwahrscheinlicher die Behauptung ist, desto stichhaltiger sollte der Beleg sein. Behauptet beispielsweise der Nachbar, ein Hirsch habe in seinem Garten gestanden, wird man ein Foto als Beweis akzeptieren, behauptet er jedoch, es sei ein Einhorn gewesen, wird man sich mit einem Foto wohl nicht begnügen, und wenn es von noch so guter Qualität ist. In der Medizin gilt diese simple Alltagsregel nicht: Hier werden dieselben Methoden auf alle Verfahren und Substanzen angewendet, von denen man sich eine Wirkung erhofft, unabhängig davon, wie wahrscheinlich oder unwahrscheinlich diese ist. Konkret heißt das: Ob Verfahren plausibel, unplausibel oder, wie die Homöopathie, nach den Gesetzen der Physik, der Chemie und der Logik sogar unmöglich sind, spielt bislang keine Rolle – sie werden alle nach den Methoden der evidenzbasierten Medizin in klinischen Studien überprüft. Übersehen wird dabei, dass diese Methoden zwar unverzichtbar sind, um Nutzen und Schaden medizinischer Maßnahmen zu ermitteln, aber bei Weitem nicht aussagekräftig und fehlerresistent genug, um die Gesetze der Naturwissenschaften aushebeln oder bestätigen zu können. Dass es tatsächlich auch Studien gibt, die hohen wissenschaftlichen Ansprüchen genügen, aber trotzdem eine spezifische Wirkung der Homöopathie nahelegen, erlaubt nur den Schluss, dass die Studien methodisch nicht perfekt oder die Ergebnisse bloßer Zufall waren.

Bevor man eine klinische Studie plant, sollte man also fragen, ob die vermutete Wirkung, die man überprüfen möchte, im Einklang mit den gesicherten Erkenntnissen der Naturwissenschaften steht. Wenn diese Voraussetzung nicht gegeben ist, haben klinische Studien keinen Sinn, da ihre Aussagen für den Nachweis einer spezifischen Wirkung irrelevant sind – so irrelevant wie Fotos von Einhörnern. Man muss vielmehr Experimente konzipieren, die aussagekräftig genug sind, um die gesicherten Erkenntnisse widerlegen zu können. Nur wenn eine vermutete Wirkung diese Hürde genommen hat, sind medizinische Studien sinnvoll. Die Eigenschaft einer Theorie, eines Verfahrens oder einer Substanz, diese naturwissenschaftliche Plausibilitätsprüfung bestehen zu können und sich deshalb für klinische Studien anzubieten, möchten wir »Scientabilität« nennen. Damit es nicht weiterhin zu einer Missinterpretation vermeintlich positiver Studien kommt, schlagen wir also vor, eine Prüfung der Scientabilität klinischen Studien voranzustellen.

4. Für die Praxis: Von Homöopathie lernen

Anhänger der Homöopathie glauben, dass die potenzierten Substanzen, die sie in Form von Globuli, Tinkturen oder sonstigen Darreichungen zu sich nehmen, heilsame Kräfte entfalten. Das ist nach den gesicherten Erkenntnissen der Naturwissenschaften ein Trugschluss. Nicht die Substanzen selbst, sondern bestenfalls die Placebo-Effekte lindern mehr oder weniger deutlich die Beschwerden. Daraus lässt sich folgern, dass viele Patienten auch ganz ohne Einnahme eines Mittels gesund geworden wären, schlimmstenfalls etwas später. Dem Trugschluss, die Arznei selbst haben sie gesunden lassen, können natürlich auch Menschen unterliegen, die wissenschaftlich geprüfte, konventionelle Arzneien zu sich nehmen. Auch sie profitieren von den Placebo-Effekten, und auch sie wären wohl in vielen Fällen ohne die Mittel wieder gesund geworden.

Einen Beweis für diese These liefern ausgerechnet Menschen, die konsequent auf Homöopathie setzen. So berichtet die Berliner Apothekerin Anke Grabow in der *Pharmazeutischen Zeitung* (34/2010), dass ihr Sohn mit 14 Jahren das erste Mal eine Tablette einnahm, und zwar eine Schmerztablette nach einer Blinddarmoperation. Sie hatte ihn bis dahin »immer mit naturheilkundlichen Mitteln behandelt«, wie es in dem Artikel heißt. Wie Grabow haben Millionen Menschen die Erfahrung gemacht, jahrelang auch ohne Medikamentenschlucken durchs Leben zu kommen.

Das heißt also: Wohl die meisten kranken Menschen, die mit Homöopathika »geheilt« wurden, hätten auch eine geprüft wirksame Therapie nicht gebraucht, die sie vermutlich bekommen hätten, wären sie zu einem streng naturwissenschaftlich ausgerichteten Arzt gegangen. Daraus lassen sich zwei Schlüsse ziehen. Erstens: Wenn ein geprüft wirksames Medikament unnötig ist, wäre der Patient mit einem Homöopathikum besser dran, schließlich hat das Medikament ganz sicher Nebenwirkungen, das Homöopathikum jedoch nicht. Zweitens: Am besten ist dran, wer weder das eine noch das andere in Anspruch nimmt. Dann spart er Zeit, Geld und Nerven. Abwarten und Nichtstun ist eine immer noch weit unterschätzte Therapie-Option. Und der Placebo-Effekt, den man dann verschenkt? Denkbar wäre, dass man sich, wenn man Bagatellerkrankungen hinnimmt und nicht weiter beachtet, von erfreulicheren Dingen so ablenken lässt, dass die Beschwerden ebenso gelindert werden wie durch die Placebo-Effekte einer Behandlung.

5. Für die Ärzte: Gespräche ausreichend vergüten

Das kassenärztliche Handeln ist streng geregelt. Jede Untersuchung, Verschreibung und Behandlung ist in einem Katalog, dem sogenannten Einheitlichen Bewertungsmaßstab, beschrieben und mit einem Punktwert versehen, der später in das Honorar des Arztes umgerechnet wird. Den Einheitlichen Bewertungsmaßstab legt ein Gremium fest, das zu gleichen Anteilen mit Vertretern der Ärzteschaft und der Kassen besetzt ist. Seit Jahren wird von verschiedenen Seiten beklagt, dass eine ärztliche Handlung entschieden zu kurz kommt: das Gespräch. Das Abrechungssystem, das von den Ärzten mitgetragen wird, belohnt Aktivität, am besten mit Geräteeinsatz. Wenn ein Mediziner sich dagegen in Ruhe mit seinem Patienten unterhält und ihm am Ende rät abzuwarten, geht er nahezu leer aus. Will er das Gespräch honoriert bekommen, ist es für ihn hochattraktiv, es dem Patienten als »homöopathische Anamnese« privat in Rechnung zustellen.

Diese Situation ist ein Unding, weil sie Ärzte, die die ärztlichen Tugenden Zuwendung und Zurückhaltung praktizieren wollen, dazu drängt, Zuflucht zu Therapieformen wie der Homöopathie zu suchen. Mediziner und ihre Verbände sollten also in ihrem eigenen Interesse dafür sorgen, dass das Gespräch und das zurückhaltende Therapieren im Gesundheitssystem einen angemessenen Stellenwert bekommen.

6. Für die Industrie: Esoterik kennzeichnen

Verbraucherschutz gewinnt immer mehr an Bedeutung. Produktzusammensetzungen und Inhaltsstoffe müssen deklariert werden, irreführende Werbung ist verboten. Immer wieder sind auch einfache Symbole im Gespräch, die den

Verbraucher leicht verständlich und schnell informieren sollen. Auch die Beziehungen des Arzneimittelmarkts zum Verbraucher sind geregelt. Hier werden grob zwei Bereiche unterschieden: die verschreibungspflichtigen und die frei verkäuflichen Medikamente. Bislang ist es in Deutschland verboten, außerhalb von Fachkreisen für verschreibungspflichtige Medikamente zu werben. So wird man eine Anzeige für ein Antibiotikum in der Fernsehzeitung vergeblich suchen. Frei verkäufliche Mittel aber, ob Schnupfenmittel, Kopfschmerztabletten oder Hustensaft, die sich der Patient in Eigenverantwortung in der Apotheke besorgen kann, dürfen auch beworben werden.

Trotz vielfältiger Angaben in der Werbung und auf den Packungen kann der Patient nicht beurteilen, wie gesichert die Versprechungen des Herstellers sind. Wenn er nicht weiß, was »homöopathisches Arzneimittel« bedeutet, kann er an der Art der Aufmachung nicht erkennen, dass es sich hierbei um Glaubensmedizin handelt. Um den Verbrauchern eine Orientierungshilfe zu geben, möchten wir eine Kennzeichnungspflicht anregen. Man könnte beispielsweise einen bis drei Punkte vergeben: drei Punkte für Mittel, deren spezifische Wirksamkeit ausreichend gut belegt ist, Beispiel: diverse Kopfschmerzmittel. Zwei Punkte gäbe es für Mittel, deren Wirksamkeit zwar theoretisch möglich und nach Stand der Forschung auch plausibel, aber nicht ausreichend gut belegt ist, Beispiel: diverse pflanzliche Mittel. Nur einen Punkt erhielten Mittel, deren Wirksamkeit nach Stand des Wissens unmöglich oder nicht plausibel ist und die sich stattdessen rein auf Erfahrung berufen, Beispiel: Homöopathika. Wahlweise könnte man die Mittel der letzten Gruppe auch mit einem kleinen Einhorn kennzeichnen.

7. Für die Apotheken: Auf Pharmakologie besinnen

Jeder Apotheker durchläuft eine naturwissenschaftlich fundierte Ausbildung. Er lernt viel über Physik, Chemie, Medizin und erfährt, welche Substanzen an welcher Stelle und auf welche Art in den Stoffwechsel eingreifen. Später im Beruf jedoch tritt die Wirkungsweise der Medikamente, die er verkauft, in den Hintergrund, und er wird mit ganz anderen Dingen konfrontiert. Es geht dann mehr um die pharmazeutischen Belange, etwa darum, in welchen Darreichungsformen die Arzneien angeboten werden, wie die Medikamente zu lagern sind, ferner um Buchhaltung, Mitarbeiterführung, Marketing, Inneneinrichtung und so weiter. Vor allem aber hat er auch Kunden zu bedienen, die nicht so ernstlich krank sind, dass sie zum Arzt gehen wollen, die sich aber doch so plagen, dass sie vom Apotheker ein Mittel gegen ihre Beschwerden erbitten.

Zugegeben, der Apotheker ist Dienstleister und Unternehmer, und so kann er es sich im Grunde nicht leisten, den Kunden ohne Einkauf wieder wegzuschicken. Andererseits sollte er einem Berufsethos folgen und zu keinen Mitteln raten, die seiner Ausbildung widersprechen. Wenn er Homöopathika und ähnliche Produkte an die Kunden abgibt, sollte er sie zumindest darauf aufmerksam machen, dass es sich um Glaubensmedizin handelt.

8. Für die Politik: »Besondere Therapierichtungen« streichen

Ihren hohen Durchdringungsgrad im deutschen Gesundheitswesen verdankt die Homöopathie vor allem dem in diversen Gesetzen und Regelwerken festgeschriebenen Passus von den »besonderen Therapierichtungen«, der Homöopathie, Anthroposophie und Phytotherapie auf eine Stufe mit wissenschaftlich geprüften Verfahren stellt. Damit wollte der Gesetzgeber klinische Ergebnisse gleichwertig neben die medizinischen Erfahrungen stellen. So darf heute eine Pharmafirma von ihren homöopathischen Mitteln behaupten, dass sie wirksam sind, auch wenn sie nur innerhalb der Homöopathen-Gemeinde für wirksam gehalten werden.

Was bei der Verabschiedung des Gesetzes politisch opportun schien, dient heute als fachliche Legitimation. Das Siegel der »besonderen Therapierichtungen« erlaubt es Ärzte- und Apothekerverbänden, Kassen und Pharmafirmen, die Homöopathie in ihren Strukturen zu verankern. Das Recht ist schließlich auf ihrer Seite. Dieses Recht ist eines Staates, der sich rationalen Grundsätzen verschrieben hat, nicht würdig. Es gehört ohne Wenn und Aber abgeschafft.

9. Für die Kassen: An Wissenschaft ausrichten

Krankenkassen stecken in einem bedauernswerten Dilemma. Obwohl vom Gesetzgeber zum Wettbewerb gezwungen, haben sie kaum Möglichkeiten, sich gegenüber der Konkurrenz zu profilieren. Auch sind sie wie kaum ein anderer Akteur im Gesundheitswesen von den Launen ihrer Kunden abhängig. Einen bewährten Arzt und auch einen vertrauten Apotheker gibt mancher vielleicht weniger schnell auf als eine anonyme Kasse. Also versuchen sich die Kassen statt etwa mit spröder Sparsamkeit lieber mit populistischen Extras beim Kunden anzubiedern. Die Homöopathie ist dafür wie geschaffen: Sie kostet wenig, sie gibt weit mehr als jedes Großgerät dem Kunden das Gefühl, mit menschlicher Zuwendung betreut zu werden, sie ist gut etabliert, sie schadet nicht – und wer weiß, vielleicht verzichtet mancher homöopathisch behandelte Kunde sogar auf teurere Medikamente.

Zu diesem ökonomischen Dilemma gesellt sich ein inhaltliches, das die Kassen zu einem Spagat zwingt: Bei allem Populismus müssen sie sich natürlich auch solide Wissenschaft auf die Fahnen schreiben, denn nur mit dem fehlenden Nachweis eines Nutzens können sie es rechtfertigen, Leistungen nicht zu bezahlen. Doch dieser Spagat ist nur so lange zu meistern, wie die Kunden den Widerspruch zwischen wissenschaftsbasierter Medizin und Homöopathie nicht erkennen und solange sie sich nicht daran stören, dass die gesetzlichen Krankenkassen bei aller angeblichen Wissenschaftsfundierung die Homöopathie freiwillig bezahlen. Da fragt man sich als Versicherter: Sind sie nun überzeugt oder nicht? Hier sollten Kassen den Mut haben, eine klar nachvollziehbare, wissenschaftlich ausgerichtete Strategie zu verfolgen: Bezahlt wird, was laut Gesetzgeber bezahlt werden muss, und darüber hinaus nur, was nachweislich nützt.

10. Für die Medien: Redaktionen sensibilisieren

Guter Journalismus kommt, wie gute Wissenschaft, nicht ohne stichhaltige Belege aus. Eine einfach dahingeschriebene, ungeprüfte Behauptung schwächt den ganzen Beitrag, denn die Glaubwürdigkeit bleibt auf der Strecke. Ein Artikel kann dann nicht mehr als verlässliche Informationsquelle dienen. Diese Grundsätze werden weitgehend eingehalten: Keine Redaktion würde das Foto eines Einhorns bringen und von einer »spektakulären Entdeckung« schreiben, keine Zeitung würde die Horoskopseite in den Politikteil stellen, um das Weltgeschehen nach der Konstellation der Sterne zu deuten, und kein Automagazin würde seine Leser dazu auffordern, ihr Gefährt mit Weihwasser segnen zu lassen, um Unfällen vorzubeugen.

Geht es um Medizinthemen, zeigt man sich jedoch erstaunlich tolerant gegenüber Glaubenslehren. Zwar wird intensiv über die wissenschaftlichen Belege für Nutzen und Schaden von Impfungen, Gentechnik, Elektrosmog und Zahnfüllungen diskutiert, sobald aber »alternative« Verfahren berührt werden, die für viele Leser mehr eine Angelegenheit des Herzens als der Vernunft sind, hakt in den Redaktionen der kritische Geist immer wieder aus. Auch wenn man in besonders aufgeklärten Publikationen schon einmal einen Beitrag findet, der strikt an die Ratio appelliert, gibt es kaum eine Redaktion, die sich durchweg auf dem Boden der Naturwissenschaften und der Logik bewegt. Wir regen deshalb an, auch Gesundheitsbeiträge grundsätzlich nach rationalen Prinzipien zu verfassen.

10 Antworten

Eine Warnung vorneweg: An den fruchtlosen Gesprächen über Homöopathie sind schon Freundschaften zerbrochen und vielleicht auch Ehen gescheitert. Wenn Sie dennoch für ein Gespräch mit einem Homöopathie-Anhänger gewappnet sein möchten, finden Sie im Folgenden einige vielleicht nützliche Antworten auf häufig vorgebrachte Argumente.

Die erste vermeintliche Trumpfkarte, die Anhänger der Homöopathie in jeder Diskussion ausspielen, ist ihre »Erfahrung«: Sie hätten nun mal am eigenen Leib erfahren, dass Homöopathie wirkt. Und sie wüssten auch von anderen Menschen und von Kindern und von Tieren, dass sie wirkt. Das sagen auch Menschen, die angeblich Esoterik ablehnen. Erfahrung ist im Alltag tatsächlich ein unverzichtbarer Ratgeber, weil sie Zusammenhänge zwischen Ereignissen herstellt und einem so erklärt, wie die Welt funktioniert. Für die Medizin gilt das meist nicht: Wenn *mit* der Mitteleinnahme eine Besserung eintritt, heißt das noch lange nicht, dass es einem *wegen* der Einnahme besser geht. Die simple Annahme, die Koinzidenz mit Kausalität gleichsetzt, ist ein unzulässiger Kurzschluss, da es für die Besserung der Beschwerden viele Gründe geben kann. Das homöopathische Mittel ist dabei der unwahrscheinlichste.

Die zweite vermeintliche Trumpfkarte wird ausgespielt, wenn man darauf hinweist, dass homöopathische Mittel unmöglich wirken können. Dann kontern Homöopathie-Anhänger stets damit, dass es eben viele Dinge zwischen Himmel und Erde gibt, die sich der Mensch nicht erklären kann. Das stimmt zwar, doch um die Paradigmen der

Homöopathie zu akzeptieren, muss man nicht nur neue Naturgesetze definieren, sondern auch alte, die sich bereits widerspruchsfrei bewährt haben, über Bord werfen. Es müsste also Dinge zwischen Himmel und Erde geben, die sich der Mensch bislang zwar zur vollsten Zufriedenheit, aber dennoch völlig falsch erklärt hat.

In vertiefenden Gesprächen kommen noch weitere Argumente zur Sprache, die wohl jenen ähneln, die die World Homeopathy Awareness Organisation (WHAO) auf ihrer Webseite aufführt. Die Organisation wurde 2005 gegründet, um die Verbreitung der Homöopathie weltweit voranzutreiben. Sie koordiniert die jährliche World Homeopathy Awareness Week, die die Öffentlichkeit auf die Homöopathie aufmerksam machen möchte. Die WHAO hat »zehn gute Gründe, die Homöopathie zu nutzen«, formuliert. Wir möchten im Einzelnen darauf antworten.

»1. Keine Nebenwirkungen:

Der Zubereitungsprozess des Potenzierens entfernt alle Giftigkeit aus jeder Substanz. Sie ist sicher für alle Altersstufen und während der Schwangerschaft. Dennoch wird dazu geraten, sich bei einem qualifizierten Heilkundigen in Behandlung zu begeben.«

Stimmt in den allermeisten Fällen. Doch wenn die Wirkung der Giftigkeit entfernt wird, schwindet auch jede andere. Denn woher sollen das Wasser und der Alkohol wissen, welcher Aspekt der Wirkung nützlich ist und deshalb nicht verdünnt werden darf?

»2. Sanft:

Heilung durch Homöopathie ist ein sanfter Prozess, und die Ergebnisse sind oft kräftig und lang anhaltend.«

Kommt darauf an. Erstens: »Sanft« ist relativ. Die verwendeten Ausgangssubstanzen sind zum Teil eklig, giftig und oft genug pure anorganische Chemie. Allerdings kommt durch das Verdünnen davon beim Patienten so gut wie nichts mehr an. Zweitens: Auch »Heilung« ist relativ. Wenn man damit die gesamte homöopathische Behandlung meint, ist es nicht ausgeschlossen, dass der Placebo-Effekt eine Heilung beschleunigt, und wenn man nicht wieder krank wird, hält der Zustand auch lange an. Wenn man damit aber das potenzierte Mittel an sich meint, kann man nicht einmal von einem »Prozess«, geschweige denn von »Ergebnissen« sprechen. Denn ein Wirkstoff, der nicht in ausreichender Menge eingenommen wird, kann auch im Körper keinen Prozess in Gang setzen und deshalb auch keine Ergebnisse erzielen.

»3. Ganzheitlich:
Homöopathie bedenkt und behandelt den ganzen Menschen. Oft löst ein Mittel oder eine Folge von (einzelnen) Mitteln alle Beschwerden.«

Das ist Dogmatismus und Esoterik in Reinkultur. Ein Homöopath sucht nicht nach einer Krankheit, sondern nach der »gestörten Lebenskraft«. Das hält er dann für »ganzheitlich«. Es gibt aber keine Lebenskraft im homöopathischen Sinne. Zwar kann die körperliche und seelische Verfassung eines Menschen den Ausbruch von Krankheiten begünstigen, was aber nichts daran ändert, dass es letztlich Bakterien, Viren, Gendefekte, Stoffwechselstörungen und andere Faktoren sind, die Krankheiten verursachen. So werden einerseits auch die vitalsten Menschen einmal krank, und so können andererseits in einer keimfreien Umgebung selbst Menschen ohne Immunsystem überleben.

»4. Preiswert:
Homöopathische Arzneien kosten normalerweise überraschend weniger als allopathische Mittel und die meisten Pflanzenheilmittel/Zusatzstoffe.«

Dafür, dass nichts oder kaum etwas drin ist, sind Homöopathika ganz schön teuer. Genau genommen sind Globuli vermutlich die teuersten Süßigkeiten der Welt. Manchmal muss man auch etliche nacheinander ausprobieren, sodass sich die Kosten addieren.

»**5. Präventiv:**
Indem Homöopathie das Immunsystem und die allgemeine Gesundheit stärkt, verbessert sie die Widerstandskraft eines Menschen gegen Infektionen und mögliche Krankheiten.«

Das sind wohlfeile, aber völlig haltlose Floskeln der »Alternativmedizin«. Das Immunsystem wird gezielt durch Erreger oder Impfstoffe stimuliert, aber nicht allgemein durch irgendwelche Substanzen, und schon gar nicht durch die »geistartigen Heilkräfte« der Homöopathie.

»**6. Ohne Tierversuche:**
Menschen reagieren anders auf Medikamente als Tiere. Die gesamten homöopathischen Arzneien sind an gesunden Menschen getestet.«

Das stimmt. Aber was sagt uns das? Es sagt uns, dass die homöopathischen Arzneien garantiert wirkungslos sind, weil kein vernünftiger Proband sich Wirkungen aussetzt, die er vorab nicht kalkulieren kann. Er wird also die Substanz für den Test bis zur garantierten Unwirksamkeit verdünnen. Die Bezeichnung »Test« ist auch etwas hoch gegriffen, »subjektiver Befindlichkeitsbericht« wäre treffender: Denn die Probanden nehmen die Mittel über Tage oder Wochen ein und horchen in sich hinein, wie es ihnen geht.

»**7. Einfach einzunehmen:**
Homöopathische Arzneimittel werden als kleine, gut schmeckende Kügelchen, die sich im Mund auflösen, verabreicht, über den Geruchssinn oder in flüssiger Form. Kapseln, Pulver und Pillen sind ebenfalls erhältlich.«

Das stimmt. Man kann sogar mit Fug und Recht behaupten, dass die Einnahme homöopathischer Arzneimittel nicht nur einfach, sondern sogar völlig narrensicher ist. Denn man kann die Mittel nicht überdosieren, und es macht auch nichts, wenn man sie verwechselt oder vergisst.

»**8. Mit Patientenbeteiligung:**
Ein Homöopath stellt viele Fragen, nicht nur über die Symptome, die einem Menschen Beschwerden verursachen, sondern auch darüber, wie dieser auf die Beschwerden reagiert, sowie über seinen gesamten Gesundheitszustand und seinen Lebensstil.«

Korrekt. Tatsächlich sollten auch Nicht-Homöopathen wohl mehr auf den gesamten Gesundheitszustand, die psychische Verfassung und den Lebensstil ihrer Patienten achten. Aber ein Homöopath fragt auch nach Gewohnheiten und Absonderlichkeiten, die meist nichts mit der Krankheit zu tun haben, sondern ihm nur dazu dienen, einen Anhaltspunkt für seine Mittelauswahl zu bekommen.

»**9. Unverzichtbar für erste Hilfe:**
Homöopathische Arzneimittel können sicher und überall angewandt werden bei blauen Flecken, kleinen Verbrennungen, Verstauchungen, Insektenbissen, Magenverstimmungen und mehr.«

Da homöopathische Arzneimittel keine Nebenwirkungen haben, können sie grundsätzlich sicher und überall angewandt werden. Die Frage ist aber: Wie alarmierend wenig Vertrauen muss jemand in seinen Körper haben, wenn er meint, bei blauen Flecken, kleinen Verbrennungen und ähnlichen Bagatellen mit Arzneimitteln nachhelfen zu müssen, und diese Hilfe gar »für unverzichtbar« hält?

»**10. Die Medizin der Zukunft:**
Mit über 3000 homöopathischen Arzneimitteln und ständig neu hinzukommenden Substanzen ist die Homöopathie eine wachsende Kunst. Anders als die allopathische Medizin, die jedes Jahr Arzneien vom Markt nimmt, da neue Nebenwirkungen entdeckt werden, verwenden Homöopathen noch dieselben Arzneien, die

sie schon vor 200 Jahren verwendet haben, zusammen mit neuen Medikamenten, um ihren Bereich zu erweitern.«

Das stimmt nicht ganz: Manche Mittel, die Samuel Hahnemann noch als wirksam beschrieben hat, sind heute nicht mehr gebräuchlich, wie beispielsweise Magnete. Aber abgesehen davon: Dass man an 200 Jahre alten Ansichten festhält, die heute genauso spekulativ wie damals sind, sieht eher nach einem Erstarren in Dogmen aus. Der Wert der homöopathischen Arzneien für die Gesundheit lässt sich vielmehr so beschreiben: Wenn sie der Gesundheit schaden, dann nur, weil sie Alkohol oder Zucker enthalten. Wenn sie der Gesundheit nützen, dann nur wegen ihrer Placebo-Wirkung – und vielleicht auch, weil man zum Arzt oder Apotheker zu Fuß gegangen ist.

10 Quellen

Es gibt vermutlich Tausende Bücher und Artikel zur Homöopathie, und zwar sowohl für Laien als auch für Fachleute. Wir haben unsere Quellen bereits an den entsprechenden Stellen im Text so weit kenntlich gemacht, dass man sie mithilfe des Internets leicht ausfindig machen kann. Falls wir eine Quelle aus Versehen nicht ausreichend oder gar nicht angegeben haben, bitten wir dies zu entschuldigen.

Im Folgenden haben wir noch einmal die wichtigsten zusammengestellt, damit Sie sich weiter in das Thema einlesen können.

1. Bücher des Meisters

Samuel Hahnemann: *Organon der Heilkunst.* marixverlag GmbH 2005, 6. Auflage, nach der Ausgabe Leipzig 1921

Samuel Hahnemann: *Die chronischen Krankheiten, Ihre eigentümliche Natur und homöopathische Heilung.* Karl F. Haug Fachbuchverlag 1996, nach der 2. Auflage von 1835

Samuel Hahnemann: *Reine Arzneimittellehre.* Karl F. Haug Fachbuchverlag 1995

2. Bücher der Widersacher

Wolfgang H. Hopff: *Homöopathie kritisch betrachtet.* Georg Thieme Verlag 1991

Martin Lambeck: *Irrt die Physik? Über alternative Medizin und Esoterik.* Verlag C. H. Beck 2005

Otto Prokop: *Homöopathie – Was leistet sie wirklich?* Ullstein 1995

Irmgard Oepen, Krista Federspiel, Amardeo Sarma, Jürgen Windeler (Hrsg.): *Lexikon der Parawissenschaften: Astrologie, Esoterik, Okkultismus, Paramedizin, Parapsychologie kritisch betrachtet.* Lit Verlag 1999

3. Fachartikel

Klaus Linde et al.: »Are the clinical effects of homoeopathy placebo effects? A meta-analysis of placebo-controlled trials«, in: *The Lancet* 1997, Band 350, Seite 834

Aijing Shang et al.: »Are the clinical effects of homoeopathy placebo effects? Comparative study of placebo-controlled trials of homoeopathy and allopathy«, in: *The Lancet* 2005, Band 366, Seite 726

Harald Walach et al. (z. B. Wilhelm Gaus): »Classical homeopathic treatment of chronic headaches«, in: *Cephalalgia* 1997, Band 17, Seite 119

4. Biografien

Martin Dinges (Hrsg.): *Weltgeschichte der Homöopathie. Länder – Schulen – Heilkundige.* C. H. Beck 1996

Robert Jütte: *Samuel Hahnemann: Begründer der Homöopathie.* Deutscher Taschenbuch Verlag 2005

Hans Ritter: *Samuel Hahnemann – Begründer der Homöopathie, Sein Leben und Werk in neuer Sicht.* Karl F. Haug Fachbuchverlag 1986

Christian Weymayr: »Gleiches mit Gleichem heilen – Samuel Hahnemann und die Homöopathie«, in: *Hippokrates, Dr. Röntgen & Co.*, Bloomsbury Kinderbücher und Jugendbücher 2007

5. Blogs (pro Homöopathie)

CAM Media.Watch, Herausgeber: Claus Fritzsche, http://www.cam-media-watch.de

DZVhÄ Homöopathie.Blog, Herausgeber: Deutscher Zentralverein homöopathischer Ärzte, http://dzvhae-homoeopathie-blog.de

6. Blogs (contra Homöopathie)

GWUP/die Skeptiker, Herausgeber: Gesellschaft zur wissenschaftlichen Untersuchung von Parawissenschaften e. V. (GWUP), http://blog.gwup.net

RatioBlog, Herausgeber: Michael Hohner, http://www.ratioblog.de

7. Medien (Suchbegriff Homöopathie)

GEO, http://www.geo.de

Der Spiegel, http://www.spiegel.de

Süddeutsche Zeitung, http://www.sueddeutsche.de

Die Zeit, http://www.zeit.de

8. Verbände

Deutscher Zentralverein homöopathischer Ärzte e. V. (DZVhÄ), http://www.dzvhae.de

Verband klassischer Homöopathen Deutschlands e. V. (VKHD), http://www.vkhd.de

9. Unterstützer und führende Unternehmen

Biologische Heilmittel Heel GmbH, http://www.heel.de

Carl und Veronica Carstens Stiftung, http://www.carstens-stiftung.de

Deutsche Homöopathie-Union, Karlsruhe, http://dhu.de

Dialogforum Pluralismus in der Medizin, http://www.dialogforum-pluralismusindermedizin.de

10. Behörden, Gesetze und Regeln

Bundesinstitut für Arzneimittel und Medizinprodukte (BfArM), http://www.bfarm.de

Gesetz über den Verkehr mit Arzneimitteln (Arzneimittelgesetz – AMG), letzte Änderung 10.07.2012, http://www.juris.de/purl/gesetze/_ges/AMG

Homöopathisches Arzneibuch, Deutscher Apotheker Verlag 2007

Sozialgesetzbuch V (SGB V), § 92, http://www.gesetze-im-internet.de/sgb_5/_92.html